노인시설 경영

Elderly Facility Management

오승은 · 고국진 · 김인아 · 이에리쟈 공저

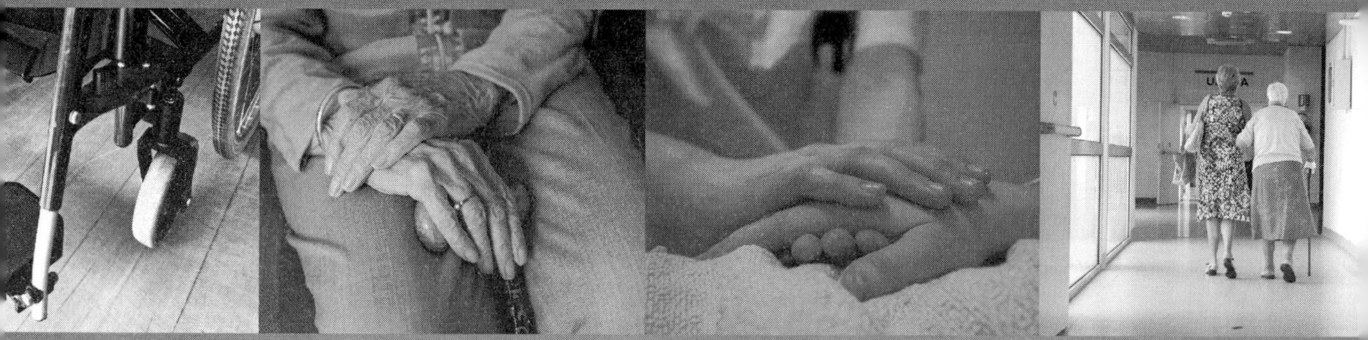

계축문화사

PREFACE

머리말

우리나라는 기대수명의 증가로 급속하게 고령화되고 있으며 2017년부터 고령인구가 유소년 인구를 추월하여 2025년에는 1천만 명을 돌파할 전망이다. 이에 따라, 보건복지부에서는 '제4차 저출산 · 고령사회 기본계획(2021~2025)'을 수립하여 고령화 문제에 대한 여러 측면에서의 정책마련 및 전략을 수립하였다.

핵가족화, 맞벌이 가구의 증가 등 사회구조의 변화와 함께 돌봄에 대한 책임의 패러다임이 가족에서 사회로 변화되기 시작하였다. 이에 국가에서는 2008년부터 노인장기요양보험제도가 시작되었고, 2012년 치매검진사업을 위한 중앙치매센터, 광역치매센터, 치매안심센터의 치매전달체계가 구축되었고, 다양한 서비스를 제공하고 있다. 2013년 지역사회 통합건강증진사업을 통해 기존의 방문간호 등을 통합 운영하였고, 2020년부터 보건소 중심의 AI · IoT기반 어르신 건강관리서비스 제공을 위한 시범사업이 진행 중이다. 또한 2020년에는 노인맞춤돌봄서비스를 통합 개편하고 2025년에는 지역사회 통합돌봄의 실현을 앞두고 있는 시점이다. 사회서비스정책 측면에서 본다면, 돌봄 서비스의 부족 등에 따라 사회서비스를 재정비하면서 동시에 사회서비스의 기본이 되는 돌봄 서비스의 질과 양에 대해 다양한 정책 전략을 마련하는 시기이기도 할 수 있겠다.

이에 '노인시설 경영' 에서는 노인 돌봄을 위한 다학제적인 접근을 통해 구체적인 내용들을 한권에 정리하고자 하였다. 제1부에서는 다양한 관점에서의 '노인에 대한 이해'를, 제2부에서는 '노인의 질병예방 및 건강증진'을 위한 간호학적인 측면에서의 케어의 근거를 담고자 하였으며, 제3부에서는 우리나라 '노인 보건복지 관련 제도'를 소개하여 제도 안에서 시행되고 있는 노인 돌봄을 위한 다양한 정책을 이해하도록 하였다. 마지막 제4부에서는 실질적인 노인 돌봄을 위한 '노인시설 창업 및 경영'의 법적인 근거와 함께 시설경영 및 창업을 위한 마케팅 및 실무관리 등을 국 · 내외 노인시설의 다양한 운영사례와 함께 소개함으로써 실무를 위한 준비서가 되도록 각 분야의 전문가들이 준비를 하였다.

본 교재를 통해 가정 내 돌봄이 사회적 돌봄으로 전환되는 과정에서 노인 대상자의 존엄성을 보장하고 지속가능한 돌봄 체계를 이해하고, 질 높은 간호서비스 및 케어를 위한 기본방향을 제시함으로써 간호학뿐만 아니라 다학제적인 교육서로 다양하게 활용되기를 바란다.

마지막으로 본 교재가 출간될 수 있도록 많은 지원을 해주신 계축문화사의 관계자 분들께 감사를 드린다.

2021년 12월
저자 일동

CONTENTS

차 례

제1부 노인에 대한 이해

제3부 노인 보건복지 관련 제도

제1부

1

노인에 대한 이해

제1장

인구 고령화에 따른 변화

학습목표

1. 인구 고령화에 따른 인구 구성 변화에 대해 설명할 수 있다.
2. 인구 고령화에 따른 가족과의 관계 변화를 설명할 수 있다.
3. 인구 고령화에 따른 노인 부양 문제에 대해 설명할 수 있다.

인간은 나이가 들면서 신체의 세포, 조직, 기능 등이 저하되는 과정을 겪게 되는데 이를 노화라고 한다. 이러한 노화가 진행되어 신체적, 심리적 능력 등이 일정 수준 이하에 이르거나 기능이 감소된 사람을 노인이라 한다. 노인은 신체적인 특성, 사회적 역할과 지위, 심리적 특성, 나이 등 여러 가지 요소를 감안하여 정의하지만 통상적으로 인구지표 및 국가 간의 통계자료 비교에 있어서 노인에 대한 기준은 나이를 기준으로 65세 이상 대상자를 지칭하고 있다.

1960년대 이후 과학과 보건의료기술의 발달로 노인 인구는 전 세계적으로 증가 추이를 보이고 있으며 우리나라는 출산율 저조와 평균수명 연장으로 경제협력개발기구(OECD) 국가 중 가장 빠른 속도로 인구 고령화가 진행 중이다. 이러한 노인 인구가 급증하면서 그 어느때 보다 사회적으로나 경제적, 의료적으로 노인 문제에 대한 관심이 고조되고 있으며 노인 관련 정책과 노인시설 창업 등에 있어 새로운 전환기를 맞이하고 있다.

1 인구 구성 변화

1) 노인 인구의 증가

인구 고령화 사회라는 것은 고령화 사회(aging society)와 고령 사회(aged society), 초고령 사회(super-aged society)로 분류할 수 있다. UN의 고령화 사회 분류 기준에 따르면 고령화 사회는 전체 인구에서 65세 이상 노인 인구가 차지하는 비율이 7% 이상 14% 미만인 사회를 의미하며, 고령 사회는 14% 이상 20% 미만인 사회를 그리고 초고령 사회는 20% 이상인 사회를 의미한다. 고령화 사회에서 고령 사회로, 고령사회에서 초고령 사회로 도달하는 데 소요되는 기간을 통해 그 사회의 인구 고령화 속도를 평가한다.

2015년 UN 인구추계에 따르면, 총 세계인구 중 65세 이상의 노인인구 비율은 2010년 7.6%로 고령화 사회가 되었고, 2025년 10.2%, 2045년 13.8%, 2055년에는 15.2%에 도달할 것으로 예측하였고, 우리나라의 경우 2000년에 7.3%로 고령화 사회가 되었고, 2025년 19.3%, 2045년 30.9%, 2055년에는 32.2% 도달할 것으로 전망하고 있다. 이렇듯 우리나라 인구 고령화 속도는 세계 인구 고령화 추세에 비해 급격한 폭으로 증가하고 있다(UN, 2015)(표 1-1).

[표 1-1] 세계 및 우리나라 인구추세 (단위 : 만 명)

년도	1990	2000	2010	2015	2025	2035	2045	2055	2065
세계	6.1	6.8	7.6	8.3	10.2	12.4	13.8	15.2	15.6
한국	5.0	7.3	11.1	13.1	19.3	26.1	30.9	32.2	32.2

출처 : Suggested citation: United Nations, Department of Economic and Social Affairs, Population Division (2015). World Population Prospects: The 2015 Revision, DVD Edition.

그러나 2017년 통계청 자료에 의하면 우리나라의 65세 이상 노인 인구 구성비는 2000년에 7.3%로 고령화 사회로 진입한 이후 18년 만인 2018년에는 14.3%로 고령 사회에 진입하였고, 고령 사회 7년 만인 2025년에는 20.3%로 본격적인 초고령 사회에 도달할 것으로 전망하고 있다. 또한 2052년이면 노인 인구 구성비가 40.5%로 2025년에 비해 2배의 증가를 보일 것이며 2067년에는 전체 인구 대비 46.5%에 도달할 것으로 예측하고 있다. 반면, 일본의 경우 1970년 고령화 사회에 진입 이후 1994년에 고령 사회, 2006년에는 초고령 사회에 진입하였고 미국의 경우 1942년 고령화 사회 진입 후 73년이 지난 후에 고령 사회, 94년 후인 2036년에 초고령 사회 진입을 전망하고 있다. 프랑스의 경우 1864년에 고령화 사회 진입 이후 115년이 지나서야 고령 사회로 진입하였다. 이와 같이 선진국인 일본, 미국, 프랑스, 독일 등 세계 다른 나라의 노인 인구 증가 속도에 비해 우리나라의 노인 인구는 짧은 시간 안에 매우 급격하게 증가하고 있다(통계청, 2017)(표 1-2).

[표 1-2] 세계 국가별 인구 고령화

구분	도달연도(년)			증가 소요 기간 (년)	
	7% ~ 14% 미만	14% ~ 20% 미만	20% 이상	7%~14%	14%~20%
한국	2000	2018	2025	18	7
일본	1970	1994	2006	24	12
영국	1929	1975	2028	46	53
미국	1942	2015	2036	73	21
독일	1932	1972	2009	40	37
프랑스	1864	1979	2018	115	39

출처 : 통계청, 2017.

2) 연령별 인구 구성비 변화

우리나라는 2018년 고령 사회 진입 이후, 2021년 연령별 인구 구성비를 살펴보면, 65세 이상 고령인구 비중은 14.3%에서 16.5%로 증가한 반면, 15~64세 생산연령인구 비중은 72.9%에서 71.7%로 감소하였고, 0~14세 유소년인구 비중은 12.8%에서 11.9%로 감소하였다. 이러한 변화는 20년 후인 2041년에 고령인구는 34.5%로 증가하는 반면 생산연령인구는 55.7%, 유소년인구는 9.8%로 감소하는 불균형이 점점 심화되는 형태의 인구 구성비를 전망하고 있다. 결국 우리나라의 인구 구성비에 대한 인구 피라미드는 2021년에는 30~50대가 두터운 항아리형이나, 점차 60세 이상이 두터워지는 역삼각형 구조로 변화될 전망이다(통계청, 2017. 장래인구추계)(표 1-3)(그림 1-1)

[표 1-3] 연령별 인구 구성비 (단위 : %)

구분	2018	2021	2041	2061
0~14 세	12.8	11.9	9.8	8.0
15~64세	72.9	71.7	55.7	47.6
65세 이상	14.3	16.5	34.5	44.4

출처 : 통계청, 2017.

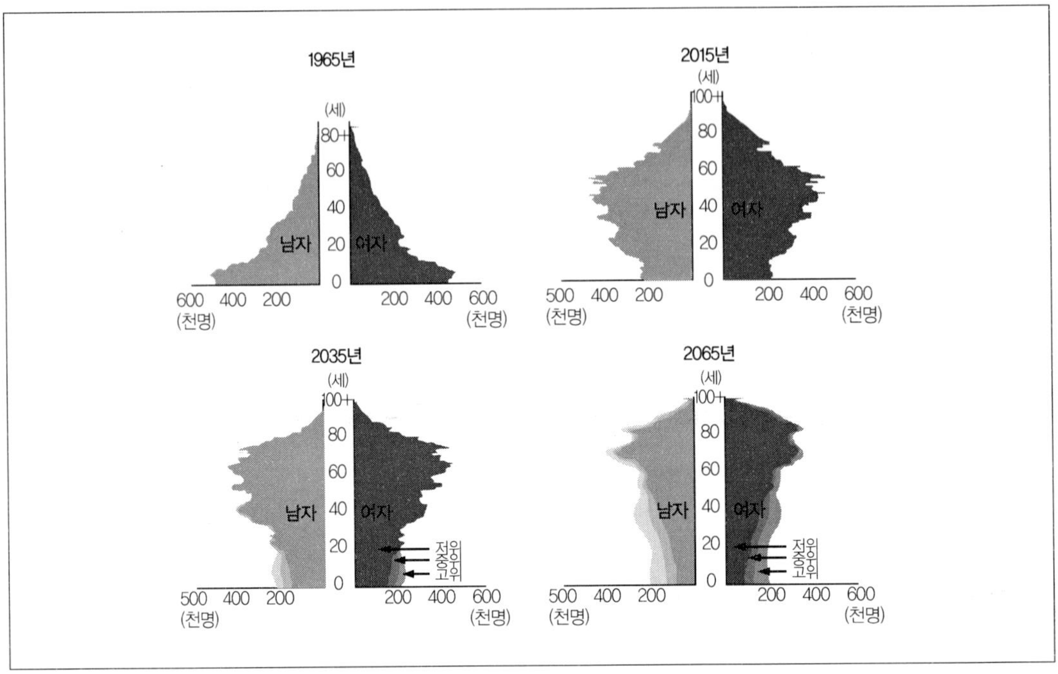

[그림 1-1] 연령별 인구 구성비 변화

3) 노년부양비와 노령화지수 변화

노년부양비는 생산연령인구(15~64세)에 대한 고령인구(65세 이상)의 비율로 생산력이 있는 인구대비 부양을 받아야 하는 노인 인구의 비율을 의미한다. 노령화지수는 인구 구성의 노령화를 나타내는 지표로, 유소년인구(0~14세) 100명당 노인 인구의 비율을 의미한다.

우리나라 노년부양비는 노인 인구의 빠른 증가로 인해 15~64세의 인구 100명이 65세 이상의 인구를 부양하는데 있어 2018년에는 19.6명에서 2038년에는 55.8명으로 2.8배가 증가하고, 2067년이 되면 2018년 대비 5.2배가 증가할 전망이다. 노령화지수는 고령화 사회 진입 이후 유소년 인구 100명당 노인 인구가 2021년에는 138.8명에서 2028년 234.8명을 넘어서고, 2018년 고령 사회 진입 대비 2038년에는 약 4배, 2067년에는 약 5.2배로 증가할 전망이다(통계청, 2017)(표 1-4).

즉, 우리나라의 노년부양비와 노령화지수의 급격한 증가는 우리나라가 장래 생산연령에 유입되는 인구에 비하여 부양해야 할 노인 인구가 상대적으로 많아지고, 생산연령인구층이 노인 인구를 책임져야 할 사회적 부담이 급격히 늘어나 노인부양은 점점 중요한 사회문제로 가속화 될 것이다. 따라서 고령화에 대한 사회적 준비가 미흡할 경우 생산연령인구의 감소, 그로 인한 노동인구 고령화에 따른 경제성장 둔화, 노인인구에 대한 복지 지출비용 급증, 연금 및 건강보험의 재정악화 등을 초래하여 국가 경제에 큰 부담으로 작용하게 된다. 결국 인구 고령화로 생산연령인구에게 걷는 세금은 줄어들고 노인인구에게 써야 할 세금이 늘어 국가재정에 있어 구조적인 문제가 심각해질 것이며 개인은 물론 공적으로 비용 절감 등을 위한 통합적이고 다각적인 변화가 요구될 것이다.

[표 1-4] 노년부양비 및 노령화지수 추이(단위 : 생산연령인구 1백 명당, 유소년인구 1백 명당)

구분	2018	2021	2028	2038	2048	2058	2067
총부양비	37.1	39.6	49.8	72.7	92.7	104.3	120.2
노년부양비	19.6	23.0	35.0	55.8	75.2	87.6	102.4
노령화지수	111.9	138.8	234.8	330.1	428.5	525.1	574.5

출처 : 통계청, 2017. 장래인구추계

2 가족과의 관계 변화

가족관계는 가족 구성원의 상호 인간관계를 의미하는 것으로, 결혼으로 결합된 부부관계와 혈연으로 연결된 자녀관계, 형제자매관계로 구성된다. 가족관계는 서로 위계적이고 조화로운 관계가 유지되도록 상호 협상과 양보, 우호 등이 지속적으로 요구되는 관계이다.

노인은 신체적, 심리적, 사회적 능력 등이 쇠약해지면서 일상생활에서 가족과의 관계에 변화가 나타난다. 신체적 고통 및 사회적 역할 상실, 심리적 소외와 고독 등을 느끼기 쉽게 되고 이러한 변화에 있어 가족과의 관계는 노년기 삶을 만족스럽게 유지하는데 많은 영향을 미치게 된다. 노인의 부양이 거의 가족에 의해 이루어진다는 점에서 가족관계는 고령화 사회에서 더욱 중요해지고 있다.

1) 부부관계

노년기가 길어지면서 노후의 부부관계에 대한 관심은 점점 증가하고 있다. 노년기는 은퇴 이후 대부분의 시간을 함께 보내게 됨으로 건강 악화 등에 따른 부부관계에 있어 재적응이 필요하다. 또한 역할 변화에 따른 적응은 물론 성생활에 대한 적응, 배우자 사별에 대한 적응이 필요하다 할 수 있다.

(1) 역할 변화에 따른 적응

노년기에는 은퇴 등으로 인한 소득의 감소로 인해 생계유지를 위한 생활비에 대한 소비는 감소하고 질환 치료에 소요되는 의료비 등에 대한 소비는 증가하게 된다. 따라서 그동안 모은 저축이나 재산을 사용하기도 하지만, 가족이나, 지역사회 및 국가에 대한 경제적 의존도가 높아지게 된다.

은퇴 등으로 가정 경제를 책임지던 배우자가 사회에서 가정으로 돌아옴에 따라 사회적 · 경제적 부부관계가 역할 축소 내지는 상실에 직면하게 되면서 전통적인 성역할이 점차 줄어들어 남자 노인은 여성화, 여자 노인은 남성화되는 경우가 있다. 이러한 역할 상실에 의한 활동의 감소 혹은 이탈은 노인의 정서적, 정신적 부적응 문제의 원인이 될 수 있다. 또한 많은 노인들은 은퇴 후 사회적 관계 네트워크가 축소되면서 심리적인 소외감과 사회적 고립감을 경험하게 된다. 따라서 부부관계에 있어 역할 변화에 따른 적절한 적응을 위해 여러 가지 문제와 해결방안들이 매우 중요하게 고려되어야 한다. 예를 들어 가정 일에 대한 적절한 분담, 부부관계를 긍정적으로 유지하기 위한 적극적인 의사소통, 부부 공통의 화제나 여가생활 공유, 독립주거나 노인시설 이용 등에 대한 공유와 고민들이 구체적으로 이루어져야 한다.

(2) 성생활에 대한 적응

노년기 부부갈등의 원인인 친밀감과 밀접한 관련이 있는 성생활은 서로의 삶에 대한 정서적이고 정신적인 만족감을 얻는데 중요한 역할을 한다. 노년기의 성은 신체적인 기능저하에 따르는 영향일 뿐 욕구에 있어서는 다른 연령층과 동일하다.

우리 사회는 노인이 성적 관심을 보이는 것을 점잖지 않다고 간주해 왔으며 감소하는 것이 당연하다고 생각하는 경향이 있다. 그러나 결혼 생활에서 성생활은 인간 본능의 차원이며, 노년기 부부에서도 예외가 아니며 매우 중요한 문제 중 하나이다.

노년기의 성생활은 성적 욕구충족도 되지만 노년기 삶에 있어 성생활은 부부간에 밀접한 관계를 가질수록 안정감과 친밀감을 강하게 느낄 수 있게 한다. 이와 같이 노년의 부부관계에 있어 성생활 적응은 충분히 고려되어야 할 중요한 문제이다.

(3) 배우자 사별에 대한 적응

노인은 친구나 가족 등 주변인의 죽음 중 배우자의 상실을 가장 적응하기 어려워하며 사별하는 경우 막연히 느끼던 죽음이 현실화되면서 심한 절망과 고독 등을 느끼게 된다. 이러한 경우 노인은 혼자된 삶을 살아야 하기 때문에 새로운 역할에 적응해야 하는 문제도 발생한다. 다른 가족들에 대한 경제적, 사회적, 심리적 의존도가 높아지기도 하고 적절한 지지 등이 이루어지지 않는 경우에는 소외 등으로 노인 문제에 심각하게 노출될 수 있다.

2) 자녀와의 관계

혈연에 의해 형성된 자녀와의 관계도 사회적 환경과 가족관계 변화에 따라 변화한다. 부모는 자녀를 양육하는 동안 많이 희생하고 투자하지만, 자녀의 결혼으로 부부만 남게 되면서 노후에 대한 초조와 불안감을 갖게 되며 말년에는 자녀가 자신의 울타리가 되어 주기를 바란다. 그러나 핵가족화 등 사회의 변화로 자녀가 직접 노인 부모를 부양하는 일이 점점 사라지고 있으며 노인 부양 형태가 변화하고 있다.

노년기의 사회적 관계가 자녀를 통해 이루어진다고 보면 경제능력이 없는 노인 부모인 경우에는 경제적인 원조문제로 인해 가족갈등이 발생한다. 이는 자녀에게 상당한 심리적 압박으로 작용하며 자녀로서 부모를 보살펴야 한다는 책임감과 갈등은 심각한 가족문제를 야기한다. 또한, 노인 부모는 자녀에 대한 서운함, 소외감, 고립감 등을 느끼게 되는데 노인 부모와의 접촉빈도와 거주 장소로 인한 갈등, 부모의 건강이 좋지 않을 때, 가족관계에서 발생될 수 있는 사소한 갈등 등이 그 원인이 된다.

최근에는 자녀가 근접 거리에 주거지를 가지고 부모와 따로 살면서 각자의 사생활을 유지하고 필요에 따라 상호작용을 하거나 노인시설 등에 부모를 입소시킨 후 간접적으로 부양하는 경우가 늘어나고 있다. 따라서 노인은 자녀에게 의존하기 보다는 자신의 삶을 활기차게 살아가기 위해 노력해야 하고 자녀와의 관계 형성에 있어 여러 가지 방안을 서로 고민해야 한다.

3) 형제자매와의 관계

형제자매는 일생동안 상호작용함으로 서로에게 많은 영향을 미친다. 노년기에 이르면 서로간의 경쟁심이나 갈등이 감소하고, 서로에게 긍정적인 영향을 미침으로써 상호 이해와 동조성이 증가하는 경향이 있다.

노년기의 특성상 형제자매와의 관계는 어린 시절의 경험을 공유하면서 심리적 안정감을 느낄 뿐만 아니라 배우자나 자녀 등에 의한 지원이 충분하지 못할 경우 중요한 사회적 지지가 되어준다. 따라서 노인 심리적 문제 접근에 있어 이러한 형제자매와의 관계를 활용하는 것은 긍정적인 결과를 도출하는데 있어 유용한 방법 중 하나이다.

4) 다양한 가족관계 형성

오늘날 현대적 가족에 대한 정의는 다양한 형태의 가족이 존재하며 가족에 대한 견해 또한 매우 다양하기 때문에 한마디로 정의를 내리기는 어렵다. 현대사회에서 가족은 그 사회적 역할이나 중요성이 과거에 비해 축소되고 부부가족과 1인 가구가 증가 추세에 있고 한편으로는 한 동거가족, 공동체가족, 무자녀가족, 재결합가족 등의 다양한 형태로 분산되는 경향이다.

특히 맞벌이 가족의 급증, 이혼율 증가로 인한 한 부모가족과 재혼가족의 증가, 평균수명의 연장으로 인한 노인 부부가족과 노인 독신가족의 증가 등이 두드러진 변화 양상이다. 또한 고용구조의 불안과 급격한 사회변화는 가족의 경제, 심리. 사회문제를 확대 심화시킴으로써 가족해체를 유발하고 있다. 따라서 현대가족은 사회의 급격한 변화에 따른 충분한 대책을 마련하기 어려울 때가 많으며, 문제 상황에 처하면 가족구성원들의 정상적인 기능수행을 방해하기 때문에 문제를 원만히 잘 해결하기 위한 제도적, 기술적 지원이 필요하다. 또한 가족이 수행해 왔던 복지적 기능을 국가에 의해 지원받고 보완하고 대처하려는 가족정책이 요구된다.

우리나라도 가족관계의 구조와 기능에서 많은 변화가 있었다. 외형적으로는 전통적 직계가족이 감소하고 부부와 자녀 중심의 핵가족과 한 부모가족, 무자녀가족, 복합가족, 공동체가족 등 다양한 형태가 나타났으며 내부적으로는 성역할이나 가족관계 등이 변화하고 있다. 이와 같은 다각적인 변화는 가족 내에서도 개인의 자율성과 독립성이 중요시 되고 가족 구성원들도 서로의 고유영역을 존중하고 자신의 영역에 대해 책임을 진다. 가족문제를 배우자나 자녀와 공동으로 해결하기보다는 나 자신이 가장 중요하다는 생각으로 이혼을 선택하기도 한다.

부부관계 뿐만 아니라 형제관계에도 개인주의적인 경향이 강하게 나타나 형제간에 일상적인 도움은 주고받을 수 있지만 다른 가족구성원을 위한 개인의 희생은 바람직하지 않은 것으로 생각한다. 따라서 현대사회의 이러한 가족구조의 변화와 가족가치관의 변화, 가족구성원의 감소로 노인부양의 부담 증가는 개인은 물론 국가적으로 필연적인 고민해야 할 문제가 되고 있다.

3 노인 부양 문제

우리나라의 경우 2018년에 고령 사회 진입 이후 급속도로 증가되고 있는 노인에 관한 문제가 증가하고 있다. 노인문제란 고령에 수반되는 사회생활상의 기본적인 요구가 충족되지 않는 상태를 말하며 그 구체적 기본욕구는 경제적, 직업적, 가족관계의 안정과 주택의 보장, 의료와 건강의 보장, 교육의 기회, 문화 기회 등을 말한다.

일반적인 노인문제 유형은 사회적 역할 상실 문제, 소득의 감소에서 오는 경제적 빈곤 문제, 노화에 따른 질병과 건강문제, 그리고 노년기의 여러 가지 상황 변화로 인한 고독감과 소외문제이며, 여기에 현대사회에서 새롭게 등장한 긴 여가시간, 부양 및 보호 문제를 들 수 있다. 이러한 문제는 차이는 있지만 누구나 필연적으로 당면하게 되는 문제이며 과거에는 개인 또는 가족의 문제로 여겨졌던 것이 노인 인구의 증가로 우리사회가 공동으로 대처해야 할 사회문제로 대두되게 되었다. 또한 이러한 문제들은 개인적으로 사회적으로 노인 인구에 대한 노인 부양 부담을 점점 증가시키고 있다. 따라서 노인 부양 문제 해결을 위한 다양한 방법 모색이 시급하다.

1) 노인 부양의 개념 및 형태

(1) 노인 부양의 개념

노인 부양이란 노인이 가진 객관적 취약성을 보완하고 주관적 욕구를 충족시키기 위해 타인이 제공하는 도움을 의미한다. 즉, 노인 부양이란 노인의 의존성을 감소시키고 스스로 삶의 질을 높일 수 있도록 경제적 빈곤, 신체적 불건강, 사회 · 심리적인 고독 등에 대해 필요한 사항을 지원해 주고 돕는 것이라고 할 수 있다. 우리나라에서는 노인 부양의 대상자를 기능장애나 인지손상이 있는 노인은 물론 신체적 · 경제적 · 심리적 욕구를 가진 노인까지 포함하고 있다.

노인 부양에 있어 노인과 부양자의 만족도는 부양자가 노인에게 제공하는 부양 서비스의 질에 따라 다르다. 노인 부양 서비스는 일반적으로 질병이나 일상생활의 영위에 문제가 있는 사람에게 일상생활(식사, 배설, 이동, 청결 등)을 돕는 행위로써 단순한 기계적, 신체적 대인서비스는 물론 나아가 전문적 지식과 기술을 동반한 서비스라고 할 수 있다. 또한 노인에게 서비스를 제공함에 있어 모든 것을 대신해 주기보다는 노인 스스로가 할 수 있는 일들은 스스로 처리하게 함으로써 현재의 기능수준을 유지하고 스스로 자립하려고 하는 의지를 가질 수 있도록 하는 것이 가장 중요하다. 긍정적인 효과를 가져올 수 있는 노인 부양은 쾌적한 주거 및 실내 환경을 노인의 특성과 기능수준에 맞추어 조성하여야 할 뿐만 아니라, 질환을 동반하거나 기능이 저하된 노인들의 기본적 일상생활 지원, 질병의 간호와 관련된 전문 기술을 상황에 맞게 적절하게 적용할 수 있어야 한다.

(2) 노인 부양의 형태

노년기의 자립적이고 활기찬 노후생활을 유지하기 위해서는 경제적, 신체적, 심리적, 사회적 측면 모두에서 특별한 어려움 없이 스스로 행할 수 있는 최적의 상태가 이루어져야 한다. 이러한 경제적, 신체적, 심리적, 사회적 측면에서 부족한 부분을 노인 부양을 통해 보완되어야 한다.

따라서 각각의 부양 형태를 살펴봄으로써 노인 부양 문제의 해결 방안을 모색할 필요가 있다.

① 경제적 부양

노년기에 이르게 되면 질병이나 은퇴 등으로 인하여 소득은 급격히 줄어들게 되고 그동안 축적된 재산이나 연금제도 등이 감소된 소득을 적절히 보완하지 못하게 됨으로써 경제적 어려움을 겪게 된다. 경제적 수준은 개인의 교육수준, 노동능력, 가족구성과 생활주기, 일생동안 축적된 재산 등과 밀접한 관계가 있으므로 노인 개개인마다 매우 다르다. 그러나 65세 이후에는 질병과 건강문제나 재취업 기회의 축소 등으로 인하여 무소득 내지 소득 감소에 이르러 그동안 축적해 놓은 재산이나 저축을 처분하여 가계의 수입과 지출 균형을 유지하거나 가족이나 사회에 경제적으로 의존하게 될 가능성이 높아지게 된다.

경제적 부양은 이러한 부족 부분에 대해 노인이 필요로 하는 금전이나 물질을 제공하는 것으로, 노인의 기본적인 생계유지 뿐만 아니라 경제적으로 적정 수준의 삶의 만족을 유지하기 위한 충분한 소득의 확보가 필수적이다.

② 신체적 부양

건강을 결정하는 요인들은 유전적 요인, 생활습관, 심리적 요인, 신체적 요인, 환경적 요인, 그리고 보건의료서비스의 이용 등 매우 다양하다. 노년기에는 이러한 요인들과 노화과정이 복합적으로 작용하여 개인 내 · 외적 위험인자로 인해 정상적 노화과정은 병적 노화과정으로 변화되게 되고 그 결과로 다양한 질병을 유발하게 된다. 노년기에 이르게 되면 다른 사람의 도움이나 보호를 필요로 하는 건강문제나 장애로 인하여 어려움을 당하는 경우가 증가하게 되는데 노화에 따른 만성질병으로 힘든 일이나 일상생활에서 도움이 필요하다.

신체적 부양은 신체적 대인 서비스를 제공하는 부양이다. 따라서 노인들의 만성질환은 신체적 부양을 받지 못하게 되면 질병의 악화로 일상생활에 지장을 초래하는 악순환을 반복하게 된다. 또한 건강의 상실, 만성질환이나 기능손상에 대한 지속적인 치료에 대한 비용부담으로 빈곤이 심화되거나 은퇴 후 경제적 빈곤이 악화되면서 경제적 부양의 부담도 더불어 증가됨으로 가족관계에서 갈등과 긴장을 초래하기도 한다.

③ 심리적 부양

심리적 부양이란 노인의 고독과 불안을 해소하고 심리적 욕구 충족을 제공하는 것으로 사회적 역할, 대인관계의 상호작용 감소 등으로 인한 노인의 감정과 정서를 이해하고 심리적 안정을 도모해 주는 것이다. 이렇듯 노년기에는 심리적인 만족을 유지하고 신체적 한계를 극복하는데 사회적 지지는 매우 중요한 역할을 한다.

노년기에 의미 있고 지지적인 사회적 관계를 갖는 것은 정신적, 신체적 건강의 유지에 매우 긍정적인 영향을 주는데 노년기에는 배우자와 형제자매, 친구의 사망 등으로 인해 사회적 지지가 감소할 가능성이 증가한다. 따라서 새로운 사회적 관계 형성이 요구된다.

④ 사회적 서비스를 통한 부양

사회적 서비스를 통한 부양은 노인이 신체적 독립을 유지하고 일상생활의 편의와 심리사회적으로 보다 나은 삶의 질을 추구하면서 생활할 수 있도록 하는 사회적 서비스를 통한 부양을 말한다. 우리나라의 노인을 위한 사회적 서비스에는 장소적 측면을 중심으로 한 재가노인복지사업 등이 있으며, 서비스 내용면에는 상담, 여가, 교육, 봉사 등의 사회참여 활동지원이 있다.

하지만 노인의 질병이나 장애 또는 주택, 경제, 가족관계 등의 생활 조건상의 곤란과 가족의 부양 능력 제한으로 인하여 가정에서 생활을 할 수 없는 경우에는 건강한 노후생활을 계속해서 보장받을 수 있는 시설에서 노인이 주거하면서 생활을 하게 된다. 노인시설에서 생활하고 있는 노인을 위한 시설보호 서비스란 만성질환이나 심신의 기능장애로 자립생활을 계속할 수 없는 노인이 전문요양원이나 양로원 등과 같은 시설에서 진료, 간호, 약물치료, 심리치료, 물리치료 등 일상생활에 필요한 모든 보호를 받는 것으로 사회적 보호서비스의 가장 기본적인 프로그램이다.

결국 노인 인구의 증가와 가족부양기능의 약화, 다양한 노인부양의 문제, 노인복지시설에 대한 인식 변화, 실버산업의 활성화 등으로 인하여 유료노인시설의 이용은 증가할 것으로 보인다.

2) 노인 부양 문제 인식 및 해결 방안

(1) 노인 부양 문제 인식

현재 우리나라의 인구 고령화 변화에 따른 노인 인구의 증가 및 연령별 인구 구성비와 노년부양비와 노령화지수 변화를 살펴보았을 때 노인 인구를 부양해야 하는 생산연령인구의 부담은 점점 심화될 것으로 보인다. 따라서 노인 부양 문제는 개인이나 가족은 물론 사회적 문제로 사회 구성원 전체에게 중요한 문제로 인식되어야 하며 이를 해결하기 위해 통합적이고 다양한 접근이 시도되어야 한다.

(2) 노인 부양 문제 해결 방안

노인 부양 문제가 가지는 복합성을 고려하여 이를 해결하기 위해서는 통합적이고 다양한 접근이 필요하다. 노인 부양 문제 해결을 위한 방안으로는 첫째, 노인 스스로 문제 대처 능력을 함양하는 것이다. 노인은 일차적으로 노년의 삶을 스스로 책임질 수 있도록 적극적으로 노력해야 한다. 이를 위해 신체적으로는 적절한 식사와 운동 등을 꾸준히 해야 하며 정기적인 건강검진 등을 통해 지속적으로 자신의 건강관리를 해야 한다. 또한 경제적으로는 저축이나 그동안 축적한 재산 및 개인보험과 사회보험 등을 병행해서 이용하고, 사회적으로는 재교육 프로그램을 통해 삶의 변화에 대비하여야 한다. 심리적 안정을 위해 적극적인 의사소통을 통해 새로운 지지체계 형성에 힘써야 하며 도움을 주고 받을 수 있도록 해야 한다.

둘째, 가족과 사회의 부양이 적절히 배분되고 서로 긴밀한 협력이 필요하다. 노인 부양 문제를 해결하기 위해서는 가족의 부양은 물론 사회적 부양 모두가 필요하다. 가족 부양은 노인을 가족이 보살피는 부양이며 사회적 부양은 정책을 통한 노인복지서비스와 장기요양보험제도 등 국가나 사회가 노인의 생활을 지원하는 것이다. 따라서 가족과 사회의 부양이 적절히 배분되어야 하며 긴밀한 협력 관계를 형성해야 한다.

셋째, 세대 간의 갈등 감소를 위한 노력이 이루어져야 한다. 고령화에 따른 여러 문제를 떠나 현재 사회의 발전은 노인 세대가 이룩한 성과이다. 따라서 현재의 젊은 세대는 노인 세대에 대한 존경과 감사의 의미로 노인 부양에 대해 긍정적으로 인식할 필요가 있다. 개인이나 가족부양은 물론 국민연금, 장기요양보험 제도, 노인복지시설 등에 대한 올바른 정책 수립과 법안 마련 등을 통한 세대 간 위험 분산, 소득재분배 등에 대해 지속적인 관심을 가지고 적극적 의사소통을 통해 실질적인 상호작용과 사회통합을 달성해야 한다.

넷째, 적절한 노인복지서비스를 활용함으로써 부양에 대한 스트레스 감소 등에 대한 다각적인 방법 모색이 필요하다. 주간보호서비스, 단기보호서비스, 방문간호서비스 등 사회적 보호서비스 중 스스로 이용하기 편하면서도 건강한 생활을 누릴 수 있는 적절한 노인복지서비스를 선택하여 활용한다. 또한 노인은 물론 가족의 삶의 만족도를 높일 수 있는 방법을 지속적으로 고민하고 서로 충분한 대화와 협력을 통해 사설 노인복지시설 등을 이용하는 것도 하나의 해결 방법이다.

다섯째, 국가와 사회는 실질적이고 적절한 노인복지정책을 마련하고 강화해야 한다. 국민연금, 기초연금 등을 강화하여 노후소득을 보존하고, 장기요양보험제도 등과 같은 노인복지정책들이 실질적이고 적절한 정책이 되도록 지속적인 수립과 관리 및 개선이 필요하다.

제2장

노화이론

학습목표

1. 생물학적 노화이론을 설명할 수 있다.
2. 사회적 노화이론을 설명할 수 있다.
3. 심리적 노화이론을 설명할 수 있다.

인간의 노화과정에 있어 일반적으로 균형 잡힌 영양섭취, 신체의 건강상태 유지, 건강문제의 조기발견과 치료, 좋은 위생, 경제적 · 심리적 · 사회적 안정 등은 긍정적 영향을 미치는 반면 영양결핍, 환경오염에의 과다한 노출, 스트레스, 흡연 등은 부정적 영향을 미친다.

이와 같이 다양한 요인들 속에서 노화과정을 하나의 이론으로 설명하기는 어렵고 복잡하다. 따라서 다양한 노화이론을 충분히 검토하고 통합적으로 활용하여 노화과정을 통해 변화하는 노인 건강관리에 어떻게 적용할 것인지를 모색해야 한다.

최근의 노화연구는 장기간 장애 상태에서 삶을 연장하는 방안 보다는 건강을 유지하고 삶의 질을 유지 · 향상할 수 있는 방안에 초점을 두고 있다. 노인의 삶의 질에 영향을 미치는 노화이론 중 주요 이론을 간략하게 설명하면 다음과 같다.

1. 생물학적 노화이론

생물학적 노화과정은 네 가지 특징을 가지고 있다. 첫째, 생물학적 노화는 모든 사람에게 보편적으로 일어나는 것이어야 하며 둘째, 주원인은 신체 내적 요인에 있다고 본다. 셋째, 생물학적 노화는 신체적 기능에 부정적 영향을 미쳐 생명의 종식에 기여하며 넷째, 점진적으로 일어나야 한다는 것이다.

그러나 사람마다 생물학적 노화과정은 다르며, 같은 연령층에서도 생물학적 변화 등의 정도가 다양하다. 또한 한 개인 안에서도 어느 한 부분이 노화되더라도 다른 부분은 변화가 없는 등 신체간의 노화 속도가 다양함을 알 수 있다. 따라서 생물학적 노화이론은 신체적 노화 변화가 일어나는 이유를 설명하고자 한다.

1) 유전자 이론

유전자 이론은 나이에 따른 유전자의 역할을 강조한 것이다. 이 이론은 일생동안 유전적 프로그램 또는 생물학적 시계라고 불리는 것에 의해 미리 예정되어 있어서 어떤 해로운 유전자가 노년에 이르러 활성화되어 유기체가 생존할 수 없게 프로그램되어 있다는 견해이다. 유전자 이론에는 유전인자 속에 노화의 속성이 미리 프로그램화 되어있다가 시간이 경과함에 따라 그 속성이 나타나 노화현상이 생기는 예정 계획이론과 DNA가 단백질, 효소를 결합하는 과정에서 유전정보에 맞지 않는 단백질이나 효소를 생성하여 축적함으로 노화가 일어난다는 DNA 작용 과오이론 등이 있다.

2) 비유전적 이론

(1) 소모이론 또는 마모이론

소모이론 또는 마모이론은 기계를 장기간 사용하게 되면 마모 현상에 의해 노후되는 것처럼, 주요 세포와 조직이 오래되고 닳아 없어짐으로써 신체적 기능의 노화가 발생하여 능률이 저하된다고 보는 것이다. 인간의 몸을 기계와 동일하다고 생각하였으며, 신체의 지속적 사용으로 인해 한번 파괴된 세포는 재생이 안된다고 보는 이론이다. 그러나 유기체는 기계와 달리 손상을 복구하는 내적 기전을 가지고 있어 적정 운동 요법을 통하여 근력, 심장 기능 등을 증가시키듯이 사용하면 마모되는 것이 아니라 오히려 개선되는 특징이 있음을 간과한 이론이다.

(2) 노폐물 축적 이론

노폐물 축적 이론은 인체 내부에 해로운 물질과 노폐물이 점진적으로 축적되고, 축적된 노폐물이 정상적인 세포 기능을 방해하면서 노화과정이 생긴다고 본다.

(3) 산화기 이론

산화기 이론은 1950년대 중반에 처음 제기되었다. 체내에서의 산소대사는 항상 완벽하게 이루어지지 못하고 일부의 산소가 체내에 남게 되는데, 이러한 산소가 다른 분자와 반응하여 고도로 불안정한 하이드록시 라디칼 등으로 변화하게 된다. 따라서 하이드록시 라디칼 등의 산화기는 안정된 상태로 전환을 위해 타 물질과 아주 쉽게 결합한다. 불안정하고 결합력이 뛰어난 산화기가 세포막을 형성하고 있는 불포화지방산과 결합하게 되면 세포막의 변형을 야기하고 노화를 진행시킨다. 즉 산화기의 생산을 억제하고 복구하는 속도보다 산화기의 축적 속도가 더 빠르면 노화가 진행되는 것으로 본다. 따라서 노화를 지연시키기 위해 산화과정을 감소시키고 산화방지기전을 증가시킬 수 있도록 흡연, 전자파 노출, 기름진 음식 등은 피하고 소식과 항산화제 섭취 등을 권장하고 있다.

(4) 기타 이론

비유전적 이론에는 세포내 단백질인 콜라겐 분자들이 서로 부착되어 화학적 반응을 유발해 조직 탄력성이 저하되면서 노화가 촉진된다는 교차연결이론과 유해산소의 부작용으로 조직의 기능이 손상되어 노화를 촉진한다는 유해산소이론 및 세포가 상해를 받아 변이된 세포로 체내에 축적되어 노화가 일어난다는 신체적 변이이론 등이 있다

3) 면역 이론

(1) 면역반응 이론

면역반응 이론은 백혈구가 인체 내의 해로운 물질을 식별하는 능력을 상실해 감으로써 유해물질을 제거하지 못함으로 인해 체내에 축적된 유해물질이 인체에 부작용을 일으킴으로써 노화과정이 촉진된다고 본다.

(2) 자동면역반응 이론

자동면역반응 이론은 면역체계가 항체를 만드는 과정에서 정상 세포마저 파괴하는 세포를 자동적으로 생산하게 되고, 이러한 자동면역항체의 증가에 의해 정상세포의 파괴가 증가하면서 노화과정이 야기된다고 보는 이론이다. 자동면역반응 이론에 따르면 노년에 이르면 면역력이 감퇴하여 감염, 자가 면역, 암 발생률 등이 증가한다. 따라서 노인의 면역능력을 증가시키면 노화과정을 지연시킬 수도 있다고 본다.

4) 단순기관 이론

단순기관 이론은 노화과정이 생명유지에 필요한 기관의 기능 부전과 관련된 질병에 의해 진행된다고 본다. 이 이론은 사람이 나이에 의해 사망하는 것이 아니라 질병과 사건에 의해 발생한다고 가정한다.

5) 신경내분비 조절 이론

신경내분비 조절 이론은 노화를 수정에서 사망에 이르기까지 신경호르몬의 신호에 의해 조절되는 일생에 걸친 프로그램의 한 부분으로 설명한다. 연령이 증가함에 따라 뇌하수체와 시상하부를 연결하는 신호체계가 상실되거나 변화되어 많은 기관과 조직의 기능이 저하되고 병리적인 변화가 나타나 스트레스에서 회복되는 능력과 항상성을 유지하는 능력이 저하되어 노화와 죽음에 이른다고 본다.

2 사회적 노화이론

사회적 노화이론에서는 사회적 노화를 노년기로의 전환과 함께 나타나는 사회적 관계 네트워크와 상호작용, 사회규범과 사회화, 지위와 역할의 변화로 본다.

1) 활동 이론

활동 이론은 심리적 또는 사회적 만족은 주어진 역할과 관련된 다양한 활동에 기초한다고 보고 있다. 활동 이론은 3가지 활동 유형을 가정한다. 첫째, 비정형적인 활동으로 친구, 이웃, 친척으로 사회화된 활동이며 둘째, 사회적인 정형적 활동으로 자발적 그룹에 참여하는 활동이다. 마지막으로 개별적으로 취하는 독자적 활동이다. 따라서 노인의 적절한 사회적 활동 참여가 성공적인 노화에 도움이 된다는 것이다.

이 이론은 노년기에 접어드는 노인이 선택할 수 있는 역할이 많으면 많을수록, 역할 축소나 역할 상실로 겪게 되는 사기저하를 잘 견뎌낼 수 있을 것이라고 본다. 즉 노인이 적정 수준의 사회적 활동을 유지하고 환경 변화에 적극적으로 대처할 수 있도록 활동을 선택하고 참여할 수 있도록 지지해주어야 한다.

2) 지속성 이론

지속성 이론가들이 가지고 있는 노인에 대한 3가지 기본 관념은 다음과 같다. 첫째, 정상 노화과정에서 성격은 일관성 있게 유지된다. 둘째, 성격은 역할 활동과 투자에 똑같이 영향을 미친다. 셋째, 성격은 역할 활동과 관계없이 삶의 만족도에 영향을 미친다는 것이다.

사람은 노화과정을 겪으면서도 상실한 역할을 유사한 역할로 대체하는 한편 과거, 현재, 미래를 일관성 있게 연결시켜 유지하려는 경향이 있다. 지속성을 무변화, 고정의 의미가 아니라 역동적 현상이라고 보는 이론이다. 노인들은 변화적응 전략으로 내 · 외적 지속성을 이용한다. 기억에 기초한 일관된 개인 관념 구조와 인성과 자아개념을 포함하는 내적 지속성과 친숙한 환경에 살면서 친숙한 사람들과 상호작용하는 외적 지속성을 유지하려 한다. 따라서 간호사는 노인의 성격 유형과 삶의 스타일을 사정하여 각각의 인격을 지속시켜 줄 수 있는 개별적 간호를 제공해야 한다.

3) 역할 이론

역할 이론은 역할 변화가 심한 노년기를 살펴볼 때 유용하며 노년기의 역할 상실로 인한 사회적 노화과정을 설명하는 이론이다. 역할 이론에서는 역할 상실은 노인의 사회적 정체성과 자아존중감에 위협이 될 수 있다. 따라서 노년에 잘 적응한다는 것은 이러한 노년기의 역할 변화에 잘 적응하는 것을 의미한다.

4) 사회교환 이론

사회교환 이론은 노인이 왜 사회적 상호작용에서 위축되는지를 설명하는 시도로 출발하였다. 사회적 상호작용은 사회에 대한 힘의 자원과 보상 간의 균형에 의해 유지된다. 사회교환 이론 초기에는 충분한 자원을 가지고 있는 노인만이 사회관계를 지속적으로 유지한다고 주장한 반면 후기에는 노인의 적절한 보상 측면에서 사회관계 유지에 대해 주로 논의가 이루어졌다.

노화과정은 이와 같은 사회적 상호작용 사이에 불균형이 나타나는 것으로 노인이 가지고 있는 금전, 자존감, 존경, 인정 등 힘의 자원이 줄어들기 때문에 발생한다고 본다. 따라서 사회교환 이론은 기회 공급의 구조가 자원 활용과 노인의 교환능력에 영향을 미친다고 본다. 이는 노인복지 측면에서 시사하는 바가 큰 이론이다.

5) 사회유리 이론

사회유리 이론은 노인은 사회 교류와 활동 범위를 축소하고 개인이나 사회를 위해 스스로 사회에서 분리되고, 사회 역시 노인을 사회에서 분리하는 것이 타당하다고 보는 이론이다. 활동 이론과는 정반대의 이론으로 사회제도의 지속적 유지와 노인의 개인적 만족을 보장하기 위해 나이가 들면 사회로부터 물러나야 한다고 주장한다.

사회유리의 결정은 자신에게 더 많은 주의를 기울이기 위해 타인과의 관계를 유지하고자 하는 동기가 약화되어 먼저 사회로부터 분리를 결정하는 개인적 유리와 사회에 의해 강요되는 것이라기보다는 노인이 가지고 있는 기술이 현대적 여건에 뒤떨어짐으로 발생하는 자연스러운 발달적 현상이라고 보는 사회적 유리가 있다.

6) 현대화 이론

현대화 이론은 사회가 현대화 될수록 노인의 사회적 지위는 낮아지고 역할 상실이 발생하므로 서로의 관계가 반비례 한다고 보는 이론이다. 노화의 발생 원인은 노인 인구 증가, 은퇴, 급변하는 사회변동, 도시화 등으로 농경사회에서 도시 및 산업사회로 변하는 과정에서 노인의 사회적 지위나 존경에 변화가 일어났다는 것이다.

따라서 현대화 이론은 농경사회에서 산업사회로 바뀐 사회의 노인의 지위와 역할을 설명하는데 유용하다. 그러나 사회구조의 보편적 영향력을 지나치게 강조해 문화, 계층, 성 등 노인의 지위하락을 초래하는 다른 요인들을 고려하지 못했다.

7) 연령계층화 이론

연령계층화 이론은 사회구조적, 인구학적, 역사적 요인이 개인의 연령을 어떻게 구조화하고 변화시킬 수 있는지를 보여주는 가장 영향력 있는 사회적 노화이론이다. 사회는 기본적으로 연령층으로 구분되고 서열화되어 있어 사회적 역할과 자원을 공급하는데 활용된다는 것이다.

연령이 계층화된 사회의 노인들은 교육이나 노동시장 참여가 어렵게 되고 사회문화적 고립을 겪게 된다. 따라서 같은 시기에 출생한 사람들은 독특한 역사적 환경, 사회구조적 요소와 기회, 동일한 생리적 변화의 결과로 독특한 노화의 패턴을 경험하게 된다.

따라서 연령계층화 이론은 노화를 설명하는데 역사적, 사회적 요소를 반영하고 있다. 사회의 다양한 연령대 간의 관계 및 차이를 인간 발달적 측면과 역사적 측면 등의 차이로 파악하는데 매우 적합한 이론이다. 그러나 권력의 문제를 제대로 다루지 않음으로써 소수의 엘리트에 의해 사회구조가 통제될 수 있다는 점을 간과하였다.

3 심리적 노화이론

심리적 노화이론은 심리적 노화에 관한 문제를 연구한 이론들이다. 심리적 노화의 영역은 감각, 지각, 정신 및 정서기능 등의 심리적 기능과 자아 발달과 정신건강과 장애 등으로 나눌 수 있다. 심리적 노화과정은 심리 내적 측면과 외적 측면과의 상호작용에 있어서의 퇴행, 유지 및 성숙을 동시에 포함하는 심리적 조절과정이다.

1) 인간욕구 이론

인간욕구 이론은 인간의 기본적인 욕구를 다루고 있다. 매슬로우는 인간의 동기가 작용하는 양상을 설명하기 위해 동기를 가장 낮은 단계인 생리적 욕구에서부터 안정과 안전의 욕구, 애정과 소속의 욕구, 자아 존중의 욕구, 가장 높은 단계인 자아실현의 욕구로 구분하였다, 인간욕구 이론은 낮은 단계의 욕구가 달성되었을 때 다음 단계의 욕구를 충족시키고자하는 동기가 부여된다고 가정한다.

2) 발달 이론

발달 이론은 노년기의 생활 중심 과업들을 구체적으로 제시함으로 성공적 또는 비성공적 노화를 설명하는 이론이다. 에릭슨은 각 단계마다 달성해야 할 성장발달 과업을 8단계로 나누었다. 성공적으로 완수해야 할 각 단계를 실패하면 그 단계와 관련된 정신적 결함을 가지고 살아가게 된다고 본다. 에릭슨의 성장발달이론에 의하면 노년기의 성장발달 과업을 성공적으로 완수한 통합성 대 실패한 절망감으로 정의하였다.

또한 해비거스트의 발달과업이론은 노년기의 과업을 체력과 건강 감소의 적응, 은퇴와 수입 감소 및 배우자의 사별에 적응, 동료 노인과의 친밀한 관계 형성, 사회적 역할에의 적응, 만족할 만한 물질적 생활 설비를 설치하는 것으로 정의하였다.

뉴만의 인생행로이론에서는 노년기를 나이에 따른 신체 변화의 적응, 은퇴나 조부모 등의 새로운 역할과 활동에 대한 에너지 재배치, 자신의 변화된 생활양식 수용, 죽음에 대한 관점을 발전시키는 시기로 보았다.

이와 같이 발달 이론들은 그 사회에서 지향하는 노인의 과업을 규정하고 있다. 노인 건강관리에 있어 노인이 성취해야 할 발달 과업을 확인하고, 이를 성취할 수 있도록 구체적인 방안을 마련해야 한다.

3) 노년초월 이론

노년초월이란 나이가 들면서 삶의 이치가 깨달아지고 삶과 죽음을 초월하게 되는 것을 의미한다. 노년기 노인의 인생에 대한 시각이 물질주의적 시각에서 초월적인 시각으로 변화하는 것이다. 따라서 노화를 자연스러운 삶의 과정으로 받아들이고 변화의 과정을 이해하게 된다. 또한 의례적인 활동에 대한 집착은 줄어들고, 자기 내면과의 만남이나 의미에 집중하게 되면서 개인주의 성향은 감소하고 이타주의가 증가하며 죽음에 대한 두려움도 감소한다고 보는 이론이다.

제3장

노인인권

학습목표

1. 노인인권의 개념에 대해 설명할 수 있다.
2. 노인인권의 기본원칙을 설명할 수 있다.
3. 노인 관련 법제를 설명할 수 있다.
4. 노인의 법적 권익 보호에 대해 설명할 수 있다.

헌법 제10조 '모든 국민은 인간으로서의 존엄과 가치를 가지며, 행복을 추구하는 권리를 가진다'라고 규정하고 있고 우리나라의 국가인권위원회법에서는 '헌법 및 법률에서 보장하거나 대한민국이 가입 · 비준한 국제인권조약 및 국제관습법에서 인정하는 인간으로서의 존엄과 가치 및 자유와 권리'라고 규정하고 있다.

인권은 인간답게 살 권리이며, 인간으로서 존엄성을 인정받고, 인간이기 때문에 갖는 당연한 권리이다. 또한 누구에게도 양보할 수 없으며, 침해당해서는 안 되는 기본적이고 절대적 권리이다. 이러한 것을 기반으로 노인인권에 대해 구체적으로 살펴볼 필요가 있다.

1 노인인권의 개념

노인인권이란 노인도 헌법에서 보장한 인간다운 생활을 영위할 권리가 있으며 인간의 존엄성을 보장받을 권리로서 인간답게 살아갈 권리를 의미한다. 이러한 인권은 노인 등 사회적 약자도 당연히 누려야 할 권리이며 침해 또는 박탈당해서는 안 되며 이들을 위해 반드시 지켜지고 확보되어야 하는 권리이다.

노인은 신체적, 심리적, 사회적 기능이 약화되어 일상생활을 누리기가 점점 어렵기 때문에 가능한 한 오랫동안 인간다운 삶을 영위하기 위해 노인 복지 측면에서 노인인권은 매우 중요하다. 따라서 노인은 인권이 보호되어야 하고 법뿐만 아니라 사회 윤리규범 측면에서도 당연히 보호되어야 하는 것이다.

2 노인인권의 기본 원칙

노인의 인권이 강조되는 이유는 현대사회가 산업화, 핵가족화 등 사회 환경이 급속히 변화되고, 더욱이 인구의 고령화 사회 진입으로 노인이 소외받는 인간으로 전락하는 것을 예방하기 위해서이다. 우리나라는 1991년 유엔총회에서 채택한 유엔원칙에 준하여 노인인권에 대해 다섯 가지의 기본 원칙으로 정하고 있다.

노인인권의 기본 원칙은 다음과 같다. 첫째, 소득과 건강을 위해 일할 수 있어야 하며 가정에서 살 수 있는 독립의 원칙이다. 둘째, 노인들을 위한 사회운동과 단체를 조직할 수 있고 사회가 통합하는 데 동참할 수 있어야 하는 참여의 원칙이다. 셋째, 노인은 안전한 환경에서 보호, 재활 등을 제공하는 적정한 수준에서 시설을 이용할 수 있어야 하는 보호의 원칙이다. 넷째, 사회적, 교육적, 문화적, 여가 자원에 접근할 수 있어야 하는 자아실현의 원칙이다. 다섯째, 육체적 · 정신적 학대로부터 자유로워야 하며 성별, 나이, 경제적 기여와 관계없이 공정하게 대우를 받아야 하는 존엄의 원칙이다.

3 노인 관련 법제

우리나라의 노인복지와 관련한 법은 「노인복지법」이 일반법으로 「국민연금법」, 「기초노령연금법」, 「국민건강보험법」, 「국민기초생활 보장법」 등이 노인의 권익을 보장하기 위한 법이다. 노인관련 법령 중 대표적인 「노인복지법」, 「기초노령연금법」을 살펴보면 다음과 같다.

1) 노인복지법

전체 노인을 대상으로 하는 단일한 법률을 제정함으로써 가능한 한 노인에 대한 국가적 의무를 종합적으로 체계화하는 것이 노인복지의 향상을 위해 중요하다는 점을 감안하여 「노인복지법」이 제정되었다. 따라서 노인에 대한 국가적 의무를 수행하기 위한 「노인복지법」은 심리적 · 정신적 · 사회적 서비스의 제공을 핵심적 내용으로 하고 있어 복지전문가의 실천적 개입을 중시하는 법이다.

주요 내용을 살펴보면 첫째, 노인복지법의 목적은 제1조에서 '이 법은 노인의 질환을 사전예방 또는 조기발견하고 질환상태에 따른 적절한 치료 · 요양으로 심신의 건강을 유지하고, 노후의 생활안정을 위하여 필요한 조치를 강구함으로써 노인의 보건복지증진에 기여함을 목적으로 한다'라고 규정하였다. 둘째, 제4조에서는 노인의 보건복지를 증진시킬 책임을 가지는 주체로서 동법 제4조에서는 국가, 지방자치단체, 민간 기업을 들고 있으며, 특히 국가와 지방자치단체는 노인의 보건 및 복지증진의 책임이 있으며 이를 위한 시책을 강구하여 추진하여야 한다고 명시되어 있다. 셋째, 노인의 보건복지 조치로서 노인의 사회참여 확대를 위한 지원(제23조), 독거노인에 대한 방문요양서비스 등의 서비스와 안전 확인 등의 보호조치, 노인에 대한 복지를 도모하기 위하여 필요한 경우 상담 및 입소 등의 조치(제28조)가 있다. 넷째, 노인복지시설의 설치 및 운영에 관한 것으로 종류(제31조)는 노인주거복지시설, 노인의료복지시설, 노인여가복지시설, 재가노인복지시설, 노인보호전문기관이 있다. 노인주거복지시설에는 양로시설, 노인공동생활가정, 노인복지주택이 있으며, 노인의료복지시설에는 노인요양시설, 노인요양공동생활가정, 노인전문병원이 있다. 노인여가복지시설에는 노인복지관, 경로당, 노인교실이 있으며, 재가노인복지시설에는 방문요양서비스, 주 · 야간보호서비스, 단기보호서비스, 방문목욕서비스 및 그 밖에 재가노인에게 제공하는 서비스로서 보건복지부령이 정하는 서비스가 있다. 다섯째, 노인복지시설의 설치 · 운영자는 보건복지부령으로 정하는 바에 따라 노인 등의 신체활동 또는 가사활동 지원 등의 업무를 전문적으로 수행하는 요양보호사를 두어야 하며, 요양보호사의 양성을 위하여 지정기준에 적합한 시설을 요양보호사교육기관으로 지정 · 운영하여야 하는 등 요양보호사 제도의 운영에 대하여 규정하고 있다. 여섯째, 노인학대의 예방 및 보호(제39조)를 위하여 긴급전화의 설치, 노인보호전문기관의 설치, 노인 학대 신고의무와 절차, 응급조치의무, 실종노인에 관한 신고의무 등을 규정하고 있다.

2) 기초노령연금법

노인이 후손의 양육과 국가 및 사회의 발전에 이바지하여 온 점을 고려하여 생활이 어려운 노인에게 기초노령연금을 지급함으로써 노인의 생활안정을 지원하고 복지를 증진한다는 차원에서 「기초노령연금법」이 제정되었다. 「기초노령연금법」은 국민연금과는 달리 대상자로부터 기여금을 받지 않고 자산조사를 실시하여 대상자를 한정하고, 조세를 재원으로 하여 생활이 어려운 저소득 노인들의 생활안정을 지원하고 복지를 증진하기 위한 것으로 공공부조적 성격을 띠고 있다.

「기초노령연금법」의 주요 내용을 살펴보면 첫째, 기초노령연금법 제1조에서는 '이 법은 노인이 후손의 양육과 국가 및 사회의 발전에 이바지하여 온 점을 고려하여 생활이 어려운 노인에게 기초노령연금을 지급함으로써 노인의 생활안정을 지원하고 복지를 증진함을 목적으로 한다'고 목적을 규정하고 있다. 둘째, 제3조에서는 65세 이상인자로서 소득인정액이 대통령령으로 정하는 금액 이하인 자에게 연금을 지급한다고 규정하고 있다. 셋째, 제5조에는 연금액의 산출 방식이 명시되어 있으며, 제8조에는 연금의 지급 기간 및 지급 시기가 명시되어 있다. 넷째, 제19조에서는 연금은 지방자치단체의 노인인구 비율 및 재정여건 등을 고려하여 국가 또는 지방자치단체가 부담한다라고 명시되어 있다.

4 노인의 법적 권익 보호

법령에 따라 노인의 권익 보호를 위해 기본권, 자유권, 사회권의 보장이 명시되어 있다.

1) 기본권

행복추구권과 평등권 등이 속한다. 자유와 존엄, 생명권, 신체의 자유와 안전, 고문 금지, 법 앞에서의 평등, 차별 금지 등이다. 최근 노인시설 입소 노인의 신체적 구속 등은 신체의 자유와 안전, 고문 금지 등에 대한 권리의 침해로 볼 수 있다.

2) 자유권

신체적 자유권, 정신적 활동에 관한 자유권, 사생활에 관한 자유권, 경제생활에 관한 자유권 등이 속한다. 예를 들어 노부모로부터 재산을 증여받은 후 부양을 하거나 불성실한 경우는 노인의 경제생활에 관한 자유권을 침해한 것으로 볼 수 있다.

3) 사회권

경제권, 주거공간을 보장받을 권리, 노동권, 의료보장에 대한 권리, 사회적 서비스를 요구할 권리, 요양보호권 등이 속한다. 노인인권과 관련된 권익은 자유권과 사회권 모두 포함하지만, 노인이라는 사회적 신분에 기인하여 침해받기 쉬운 권리는 사회권에 집중되어 있다.

제4장

노인학대

학습목표

1. 노인학대의 개념을 설명할 수 있다.
2. 노인학대의 발생 원인을 설명할 수 있다.
3. 노인학대의 유형을 설명할 수 있다.
4. 노인학대의 예방 방안을 설명할 수 있다.

산업화, 인구의 고령화, 핵가족화 등 복합적인 문제가 산재한 현대사회에서의 노인 문제는 개인이나 가족의 문제에서 사회적 문제로 인식이 점차 확대되고 있다. 이러한 노인 문제 중 문제의 심각성 때문에 관심이 증폭되고 있는 영역이 노인학대 문제이다. 따라서 노인학대의 예방 방법을 모색해야 함은 필수적이고 중요한 사안이다.

1 노인학대의 개념

노인학대는 학대와 방임의 개념 모두를 포함하며 노인들이 도움을 의지하는 가족이나 전문종사자에 의해 우발적이거나 고의적으로 받게 되는 신체적, 정서적, 성적, 경제적인 모든 해로운 행위를 의미한다. 이러한 해로운 행위는 노인들에게 불필요한 고통과 신체적, 심리적, 물리적, 경제적인 손상 등을 주게 된다.

우리나라는 「노인복지법」에 '노인학대라 함은 노인에 대하여 신체적 · 정신적 · 성적 폭력 및 경제적 착취 또는 가혹행위를 하거나 유기 또는 방임을 하는 것을 말한다'라고 명시하고 있다.

2 노인학대의 발생 원인

노인학대는 매우 복잡하고 다양한 원인들이 독립적으로 작용하는 것이 아니라 서로 역동적이고 복합적으로 얽혀서 작용하여 노인학대가 발생하게 된다. 따라서 노인학대 해결을 위해서는 발생 원인을 노인의 인구사회학적 요인은 물론 사회문화적 요인 등 다각적으로 살펴볼 필요가 있다.

1) 노인의 인구사회학적 요인

노인의 개인적 특성(성별, 연령, 학력, 결혼 상태, 행동, 성격, 알코올 중독, 무기력감 등)이 학대 발생의 원인이 될 수 있다. 남성 노인에 비해 여성 노인이 학대 당하는 비율이 높고, 연령이 높고 학력수준이 낮을수록, 경제적 상황이나 대처 능력이 떨어지고 분열성 행동을 보일수록 학대 위험이 높다.

2) 노인의 의존 정도와 심리적 특성 요인

노인의 건강이 나쁘거나 장애나 치매 등으로 일상생활에서의 의존성이 높고 노인에게 더 많은 도움을 제공해야 하는 경우 학대 가능성이 더 높은 것으로 나타났다. 노인 스스로 학대에 익숙해지고 적극적인 대응이 이루어지지 않거나 자아존중감이 낮아 무기력 해지는 등의 심리적 특성도 학대의 발생 원인이 될 수 있다.

3) 가해자 또는 부양자의 특성 및 가족 환경적 요인

가족과의 동거 여부, 가족 환경적 요인(경제적 문제, 재산 문제, 자녀와의 관계, 가족 간의 불화 등) 등에 따라 학대가 발생할 수 있다.

부양자 특성에 따른 학대로 부양자가 무절제하고 충동적인 성격일수록, 알코올중독, 마약중독 등의 물질중독과 정서장애, 정신장애의 문제가 있을 경우가 심할수록 학대 위험이 높다. 또한 부양자의 부양 스트레스(신체적, 정신적 스트레스, 부양 미숙, 부양 부담, 부양 능력 결여 등)는 노인학대의 직접적인 원인이 될 수 있다.

가해자의 성격, 정서장애, 정신장애, 알코올중독이나 약물중독 등이 있는 경우 학대를 가할 위험이 높아진다.

4) 사회지지체계 결여

노인과 부양자가 사회적으로 고립되어 있을수록, 도움이 필요한 상황에서도 활용할 수 있는 이웃, 친구, 친척 또는 전문가 등의 사회지지체계가 없을수록 학대가 높게 발생할 수 있다.

5) 사회문화적 요인

사회서비스체계의 인지 및 이용, 가치관의 변화, 가족주의, 노인차별주의, 사회보장 및 노인복지서비스 결여 등과 같은 사회문화적 요인이 노인학대 발생의 원인이 된다.

노인 공경의식이 낮아질수록, 노인차별주의가 확산되어 노인이 사회적으로 열등한 지위에 처하게 될수록 학대 가능성이 높아진다. 자녀나 부양자가 노인에게 학대행위를 하여도 강한 가족주의 구성원 일수록 사회적 비난을 피하기 위해 학대를 숨기고, 반복되는 것을 묵인하는 경향이 있다.

3 노인학대의 유형

우리나라는 노인학대 유형을 우리의 사회 · 문화적 정서를 고려하여 제정한 「노인복지법」(제1조의2 제4호)에 근거하여 신체적 학대, 정서적 학대, 성적 학대, 경제적 학대, 방임, 자기 방임, 유기 등으로 분류하고 있다. 이들 각각의 학대 유형별로 나타난 구체적인 학대 행동은 다음과 같다.

1) 신체적 학대

물리적 힘이나 도구를 이용하여 노인에게 신체적 고통, 손상, 장애 등을 유발하는 학대 유형이다.

(1) 구체적인 학대행동

① 노인을 강제로 지하실이나 방에 가둔다.

② 노인을 강제로 의자나 침대에 묶어둔다.

③ 노인에게 주변의 물건을 집어던지거나 흉기로 위협한다.
④ 노인을 발로 차거나 주먹으로 때린다.
⑤ 노인을 밀어서 넘어뜨린다.
⑥ 노인의 머리채를 잡아당기거나 움켜잡아 뽑는다.
⑦ 노인의 몸을 벽에 박거나 바닥에 내리치는 행위 등을 가한다.
⑧ 노인을 집 안의 제한된 공간에서 나가지 못하게 통제하거나 제한된 공간에 장치를 설치하여 출입을 통제한다.
⑨ 노인을 집 밖으로 나가지 못하게 통제하거나 집 밖으로 쫓아낸다.

2) 정서적 학대

비난, 모욕, 협박, 위협 등의 언어 및 비언어적 행위를 통하여 노인에게 정서적으로 고통을 주는 학대 유형이다.

(1) 구체적인 학대 행동

① 노인을 부양하는 것이 부담스럽다고 노인 앞에서 노골적으로 말한다.
② 집안 의사결정 과정에서 고의로 노인을 소외시킨다.
③ 위협적이고 무례한 태도를 취한다.
④ 말과 행동을 지속적으로 무시하고 반응을 보이지 않거나 말을 걸지 않는다.
⑤ 거동이 불편한 노인에게 청소나 빨래 등 어려운 일을 강요한다.
⑥ 노인의 친구나 친지 등이 방문하는 것을 싫어하고 연락하는 것을 방해한다.
⑦ 노인이 보는 앞에서 물건을 던지거나 부수면서 화풀이를 한다.
⑧ 노인이 가족을 타이르거나 의견을 말하면 간섭한다고 불평하거나 화를 낸다.
⑨ 노인의 일상적 사회활동이나 종교활동 등을 노골적으로 방해한다.
⑩ 노인에게 발을 구르거나 방문을 세게 닫는 등 거친 행동을 한다.
⑪ 노인이 수치심을 느끼게 하는 모욕적인 말을 한다.
⑫ 노인에게 집을 나가라는 폭언을 한다.
⑬ 노인에게 욕설을 하거나 고함을 지른다.
⑭ 자존심이 상하게 하는 말을 하고 비방 등으로 노인의 경제 활동을 방해한다.

3) 성적 학대

성적 수치심을 유발하는 행위 및 성희롱, 성추행, 성폭행 등 노인의 거부의사를 무시하고 강제적으로 행해는 모든 성적 유형의 학대이다.

(1) 구체적인 학대 행동

① 거부함에도 불구하고 강제적으로 성관계를 갖는다.
② 거부함에도 불구하고 강제적으로 성관계를 강요하거나 시도한다.
③ 거부함에도 불구하고 가슴이나 엉덩이 등 신체 일부를 만진다.
④ 판단능력이 없거나 의사표현에 어려움이 있는 노인을 성폭행을 한다.
⑤ 신체를 빗대어 성적 수치심을 주는 언행을 한다.
⑥ 성적 언행 등으로 노인에게 굴욕감이나 혐오감을 느끼게 한다.
⑦ 타인이 있음에도 불구하고 노인의 신체부위를 드러내고 옷 또는 기저귀를 교체한다.
⑧ 타인이 보고 있음에도 불구하고 노인을 알몸으로 목욕시키거나 방치한다.

4) 경제적 학대

노인의 재산을 본인의 동의 없이 사용하거나 부당하게 착취하여 이용하는 행위 및 노동에 대해 합당한 보상을 하지 않는 등의 학대 유형이다.

(1) 구체적인 학대 행동

① 노인의 유언장을 허위로 작성하거나, 노인이 작성한 유언장을 노인의 동의 없이 수정한다.
② 노인의 허락 없이 부양자가 마음대로 노인의 부동산 소유권을 이전하거나 은행계좌로부터 현금을 인출하는 등과 같은 재산권을 행사한다.
③ 의사표현 능력이 없는 노인의 연금이나 임대료 등 노인의 소득을 가족이나 친지가 가로챈다.
④ 노인에게서 빌린 돈이나 물건을 돌려주지 않는다.
⑤ 노인 소유의 귀중한 물건을 빼앗는다.
⑥ 노인의 허락 없이 노인의 재산을 담보로 해서 대출을 받거나 노인명의의 은행계좌,

보험 등을 해약한다.

⑦ 생활이 어려운 노인에게 생활을 유지하는 데 필요한 용돈이나 생활비 등을 주지 않거나 재산관리 관련 결정을 제한하거나 강요한다.

5) 방임

부양자로서 책임이나 의무를 의도적이거나 비의도적으로 거부, 불이행하거나 포기하는 등 노인에게 일생생활 및 의료서비스 등을 적절하게 제공하지 않는 유형의 학대이다.

(1) 구체적인 학대 행동

① 병원에서 치료를 받아야 할 상황인데도 노인을 병원에 모셔가지 않는다.

② 노인이 사고를 당할 수 있는 위험한 상황에 처하게 한다.

③ 목욕이나 배변 시 도움이 필요한 노인에게 도움을 주지 않고 방치한다.

④ 노인에게 음식을 주지 않아 끼니를 거르게 한다.

⑤ 부양자가 경제적인 능력이 있는데도 불구하고 돋보기, 보청기, 틀니 등 필수적인 보장구를 마련해 주지 않는다.

⑥ 안정된 주거공간을 제공하지 않고 떠돌게 한다.

⑦ 치매 등으로 인하여 인지기능을 상실한 노인에게 주의를 기울이지 않아 노인을 배회하게 한다.

⑧ 거동이 불편한 노인을 2~3일 이상 혼자 집에 내버려둔다.

⑨ 노인의 생존을 위한 경제적인 보호(기본적 생존을 위한 생활비, 용돈 등)를 제공하지 않는다.

6) 자기방임

노인 스스로 의식주 제공 및 의료 처치 등의 최소한의 자기 보호 관련 행위를 의도적으로 하지 않거나 비의도적으로 관리하지 않아 자신의 건강을 위험한 상황 또는 사망에 이르게 하는 유형의 학대이다.

(1) 구체적인 학대 행동

① 노인 자신이 의료처치 또는 약 복용 등 의사의 지시에 따른 치료행위를 거부한다.
② 위험한 상황에서도 노인 스스로 도움을 요청하지 않거나 거부한다.
③ 건강에 치명적임을 알고도 노인 스스로 약물이나 알코올 남용을 지속한다.
④ 노인이 자살을 시도한다.

7) 유기

스스로 독립할 수 없는 노인을 격리하거나 방치하는 행위 등의 학대 유형이다.

(1) 구체적인 학대 행동

① 의존적인 노인에게 연락을 하지 않거나 왕래를 하지 않는다.
② 인지기능을 상실한 노인(치매, 약물중독, 알코올중독 등)을 고의적으로 가출 또는 배회하게 한다.

4 노인학대의 예방 방안

노인학대를 예방하기 위해서는 개인, 가족, 사회 등을 대상으로 다음과 같은 여러 가지 활동들이 고려되어질 수 있다.

1) 노인 및 가족 차원의 예방대책

(1) 노인 및 가족을 대상으로 노인학대 관련 인식 교육

노인들은 가족으로부터 당하는 학대 자체를 인식하지 못하거나 인식하더라고 가족이라는 이유로 적절한 외부 노출 등의 대처방안에 의도적이거나 비의도적으로 회피하는 경향이 있다. 또한 노인들은 신체적이거나 경제적 학대에 관한 침해에는 민감한 반응을 보이나 정서적 학대에는 둔감하여 반응이 없거나 느린 반응을 보이는 경우가 종종 있다. 이는 노인 스스로 노인학대에 대한 인식이 부족한 결과에서 기인한다고 할 수 있다.

또한 가족들도 자신의 행동이 노인학대 행동인지 모르거나 알더라도 무시하고 힘들어서 어쩔 수 없었다는 자기 합리화 등 회피 행동을 취하는 경우가 많다. 따라서 노인 및 가족을 대상으로 노인학대에 관한 교육을 실시하여 노인학대에 대한 인식을 높임으로 문제를 조기발견하고 예방하기 위한 긍정적 방향을 모색할 수 있다.

(2) 의존적인 노인의 자기관리 강화

일상생활 수행능력이 떨어지거나 치매, 뇌졸중 등과 같은 중증질환을 앓고 있어 발생하는 신체적 의존이나 경제적, 정신적 의존이 높은 노인들의 경우 부양자의 부양부담을 높이게 되고 부양스트레스를 가중시키게 되어 노인학대를 유발하는 요인이 된다. 따라서 노인 스스로 신체적, 경제적, 정신적 의존성이 높아지지 않도록 다각적인 자기관리를 통해 최대한 각 기능이 저하되지 않고 적정 수준을 유지하도록 적극적인 노력을 하여야 한다.

(3) 사회활동 참여 권장

사회활동 참여가 없거나 저조한 노인들은 경로당, 노인복지회관, 노인대학, 노인교실 등과 같은 사회활동 및 직업활동 프로그램에 적극적으로 참여 및 친구나 이웃 방문 등을 하도록 권장하여 부양자의 동거 스트레스를 최소화하는 것이 학대 예방에 도움이 된다.

(4) 사회적 서비스를 통한 부양 활용

방문요양서비스, 주 · 야간보호서비스, 단기보호서비스, 방문목욕서비스와 같은 재가노인복지서비스 및 경제적 지원 등 다양한 사회적 서비스를 통한 부양 방법을 활용함으로써 노인학대 발생 원인을 제거하거나 영향을 최소화하는 방법을 모색한다.

2) 사회적 차원의 예방대책

(1) 노인의 인권 존중

사회는 노인인권에 관한 제반사항이 존중되고 법적 권익이 보장되도록 지속적인 관리를 시행하고 개선사항을 법적으로나 실무적으로 적용하기 위해 꾸준히 노력해야 한다.

(2) 노인에 관한 전반적인 사회적 인식 개선

능률주의, 편의주의, 개인주의 등과 같은 사회적 사고로 인해 노인을 쓸모없고 무능력한 존재로 낙인 찍는 등 노인을 차별하고 경시하는 분위기가 되지 않도록 노인에 관한 전반적인 사회적 인식 개선을 위한 적극적인 홍보와 교육을 통해 노인학대 예방 방안을 모색한다.

(3) 노인학대 인식 제고 및 예방교육

노인학대를 예방하기 위해 노인학대에 대한 사회적 관심과 인식을 높여 사회적 해결 방안을 모색함으로써 효율적이고 효과적인 대처방안을 마련한다. 또한 지속적인 광범위한 예방교육을 통해 노인학대로 인해 소비되는 사회적 비용을 절감하여 노인학대 예방을 위한 새로운 프로그램들이 지속적으로 창출되게 한다.

(4) 노인을 위한 사회활동 참여 기회 확대

노인학대 발생을 예방하기 위해 노인들이 참여할 수 있는 사회활동 프로그램을 다양하게 개발하여 노인들의 참여 기회를 확대하도록 한다.

(5) 노인학대 예방을 위한 정책 수립

국가는 노인학대 예방을 위한 통합적이고 실무적인 다양한 정책을 개발하고 관리해야 한다. 또한, 노인학대에 대한 실제적인 실태조사와 개선방안을 모색하여 법적 기반 하에 전문 실무자를 통한 관리가 이루어지도록 한다.

제5장

노인간호사정

학습목표

1. 노인간호사정에 포함되어야 할 내용을 설명할 수 있다.
2. 자료수집을 위한 효과적인 면담 요소를 설명할 수 있다.
3. 노인을 위한 간호계획을 수립하기 위해 고려해야 할 요소에 대해 설명할 수 있다.
4. 기록 및 간호평가를 설명할 수 있다.

노인간호사정은 노인, 가족 또는 보호자를 만나는 순간부터 시작된다.

노인간호사정은 노인의 신체적 · 정서적 · 사회경제적 상태에 대한 자료수집 과정을 말한다. 간호과정의 첫 단계이지만 한번 시행되고 지나가는 활동이 아니며 지속적 과정이다. 따라서 간호사가 수집하는 기초적인 자료는 반드시 자세히 수집 기록되어야 하며 정기적으로 재평가해야 한다. 특히 노인은 복합적인 건강상의 문제는 물론 건강문제와 무관하게 노화로 인한 기능장애를 보이는 경우가 많기 때문에 노인간호사정에는 노인의 건강이나 상황과 관련있는 정보를 종합적으로 수집해야 한다.

따라서 노인의 건강문제에 대한 정확한 자료수집을 위한 효과적인 면담 요소를 이해하고 활용하는 것은 중요하다.

노인을 위한 간호계획을 수립하는데 고려해야 할 요인을 이해하고 적용하며 명확한 기록을 하고 간호평가가 이루어지도록 해야 한다.

1 노인간호사정에 포함되어야 할 내용

노인간호사정을 시행하는 간호사는 노인의 강점, 약점, 건강상태, 지식 정도, 시설 이용 동기, 지지체계, 부정적, 긍정적 대응능력 등에 관한 종합적이고 실제적인 자료를 체계적으로 수집해야 한다.

이러한 중요한 자료를 모으기 위해 노인건강사정 내용에는 일반적으로 노인의 건강문제뿐 아니라 연령, 성별, 건강증진, 질병예방, 위험인자, 가족정보, 직업, 가정환경, 경제상태, 보험형태, 사회활동과 레저, 종교적 영적 정보, 복용 약물 등이 종합적으로 포함되어야 한다.

1) 신상정보

신상정보는 수집 후에도 계속 보충해야 할 내용이다. 이름, 성별, 종교, 생년월일, 주소, 결혼상태, 직업, 전화번호, 배우자나 가까운 가족 또는 친구의 이름, 자료출처를 포함한 정보를 확인한다. 특히, 전화번호는 응급상황 등을 대비하여 중요 결정을 내릴 수 있는 연락처를 우선순위를 부여하여 수집하는 것이 좋다.

2) 방문 이유

방문 이유는 노인의 말을 직접 인용하여 기록하는 것이 좋다. 방문 이유가 많다면 우선순위를 노인이 직접 정하도록 하는 것이 문제 해결은 물론 불안감을 감소시키는데 있어 유용하다.

3) 가족정보

배우자가 생존해 있다면 배우자의 이름, 생년월일, 주소, 전화번호, 직업과 결혼기간을 확인한다. 또한 배우자의 건강상태에 대한 사정은 노인을 얼마나 지지해 줄 수 있는지에 대한 정보로도 중요하기 때문에 내용에 포함하는 것이 좋다. 배우자가 사망했다면 사망 원인, 시기 등을 포함한다. 배우자의 사망 관련 정보를 얻는 과정에서 노인의 슬픔, 죄책감 등 정서적인 문제를 드러낼 수도 있다.

자녀들이나 형제들의 이름과 주소, 연령, 건강상태 등을 조사한다. 이를 통해 노인에 대한 가족의 지지 정도에 관한 정보를 간접적으로 얻을 수 있기 때문에 가족 구성원과의 관계는 중요한 자료이다.

4) 건강력

건강력에는 현재의 건강상태, 과거력, 가족력, 약물 복용 여부 등이 사정되어야 한다.

(1) 현재의 건강상태

현재의 건강문제를 사정하는 경우 발생시점, 건강 문제가 나타나는 신체적인 위치, 노출 기간, 특징, 완화요인, 악화요인, 보조기 사용유무, 장애정도, 문제에 대한 대처방법 등을 포함한다.

(2) 과거력 및 가족력

과거력에는 수술 및 입원 경험, 사고나 부상, 투약, 알레르기, 마지막 건강검진 시기, 여성 노인의 경우 산과력 등을 사정한다. 또한, 노인의 현재나 미래의 건강에 영향을 미치는 질병을 파악하기 위해 뇌졸중, 당뇨, 심장질환, 종양, 고혈압 등과 같은 유전력 등에 대한 가족력도 사정해야 한다.

(3) 약물 복용

약물 오용과 약물 남용, 만성질환에 따른 여러 약물의 동시 복용 등이 노인에게 심각한 건강상 위험을 초래할 수 있다. 따라서 가능하다면 복용하는 모든 약물에 대해 사정하는 것이 좋다. 또한, 사용되고 있는 모든 약물의 목적, 용량, 효과, 부작용 등을 확인해야 한다.

5) 정신사회력

(1) 개인 상태

현재 직업을 가지고 있다면 직업의 형태, 종사 기간, 작업시간 등의 정보를 사정한다. 은퇴한 경우 퇴직 이유 특히 건강상의 이유로 퇴직 했는지 등을 사정하고 직업이 없는 경우 수입원과 함께 조사하여 경제적 문제 등을 고려하여 사정한다 또한, 학력, 여가시간 활용, 취미 등을 사정한다.

(2)개인습관

흡연(담배의 종류, 흡연량 등 포함)여부, 음주(술의 종류, 음주량, 음주운전 경험 등)상태 등을 사정한다.

(3) 식사 및 영양

식사수준, 기호식품, 소화가 잘 안되는 음식의 종류, 알레르기 음식, 비타민이나 건강식품 등과 같은 보조식품. 최근 식욕정도. 체중변화. 식사 시간, 의도적인 금식 등을 사정한다.

(4) 가족 및 사회관계

노인에게 중요한 사람, 동거인, 가족 내 역할 등에서 대인관계를 사정한다. 친구와의 사회적 상호작용, 사회조직(지역사회, 직업종사, 노인학교 등)의 참여정도, 영적 · 종교적 단체의 참여여부 등을 사정한다. 상호작용이 적다면 스스로 선택한 것인지 등 적은 이유가 있는지를 같이 사정하는 것이 좋다. 또한, 가정폭력이나 학대 경험 등을 확인한다.

(5) 주거환경

주거지의 형태, 살고 있는 층수, 화장실과 방의 위치, 가까운 이웃의 위치, 지역사회의 형태, 응급상황 시 이용 가능한 병원과의 거리, 주거의 소유권 등을 사정하여 주거환경이 노인에게 적합한 곳인지 사정하는 것이 좋다.

(6) 건강증진활동

건강유지를 위한 규칙적인 활동의 유무와 종류, 운동, 스트레스 관리, 정기검진 등을 사정한다.

6) 경제력

(1) 경제상태

수입원과 수입액, 노인이 현재 받고 있는 사회적 지원액 등을 사정한다. 경제적 불안으로 인한 스트테스나 영양섭취 불균형 등을 고려하며 사정하는 것이 좋다.

(2) 보험형태

건강 관련 보험 여부를 사정한다.

7) 신체검진

(1) 신장, 체중 및 활력징후

노화에 따른 신장, 체중과 활력징후에도 변화가 나타나므로 정상범위 등을 고려하여 사정한다.

(2) 피부계

피부의 질환, 병변, 냄새, 온도, 탈색, 소양감, 탈모, 두피 가려움, 손톱의 모양, 손톱색, 태양노출 차단방법, 자외선 차단제 사용 등을 사정한다.

(3) 머리 경부

두통, 현훈, 두경부 관절 운동범위, 눈의 분비물, 눈의 발적, 시력 변화, 안경 사용, 귀의 분비물, 귀지의 양, 청력 변화, 보청기 사용 유무, 코의 분비물, 후각이상, 인후통증, 혀와 입의 병변, 의치 사용 유무, 미각변화, 씹기 어려움 정도, 목의 통증이나 부종, 치아관리 등을 사정한다.

(4) 유방

유방의 통증, 부종, 덩어리 등을 사정한다.

(5) 호흡기계

기침, 객담, 객혈, 호흡곤란, 야간발한, 호흡음 등을 사정한다.

(6) 순환기계

심계항진, 흉통, 호흡곤란, 좌식호흡, 피로감, 발작성 야간 호흡곤란, 사지냉감, 사지저림 등을 사정한다.

(7) 소화기계

과다한 침, 딸꾹질, 연하곤란, 빈혈, 속쓰림, 구토, 황달, 비정상적인 복부, 변의 변화(양, 색 등), 소화제나 변비약 복용 유무, 복수 등을 사정한다.

(8) 비뇨기계

소변의 변화(색, 양, 냄새 등), 배뇨지연, 빈뇨, 긴박뇨, 소변줄기 변화, 야뇨, 혈뇨 등을 사정한다.

(9) 생식기계

음경, 고환 통증 혹은 덩어리, 전립선 비대, 성기능 정도, 통증, 분비물, 냄새, 자궁출혈 등을 사정한다.

(10) 근골격계

통증, 쇠약, 관절운동 범위와 제한성, 관절부종, 발적, 기형, 통풍, 요통, 일상생활 장애 등을 사정한다.

(11) 신경계

실신 경험, 인지 변화, 기억력 변화, 사지마비 유무, 사지마비 정도(부분마비, 전신마비, 불완전마비 등), 떨림, 경련 경험, 일상생활 장애 등을 사정한다.

(12) 내분비계

호르몬 보조약물 복용 유무, 음식섭취 없이 체중증가, 추위 민감, 땀분비 등을 사정한다.

2 자료수집을 위한 효과적인 면담요소

간호사는 면담을 통해 노인의 건강 관련 많은 정보를 얻게 된다. 따라서 효율적인 면담과 사정을 위해 면담환경, 간호사의 태도 등이 고려되어야 한다.

1) 면담단계

(1) 소개

간호사가 노인에게 자신을 소개한 후 면담목적과 전반적인 면담과정을 설명한다.

(2) 대화

간호사는 대화가 잘 풀릴 수 있도록 진행해야 하며, 노인 중심의 대화가 되도록 해야 한다.

(3) 요약

간호사는 면담내용을 요약하여 습득된 건강사정 내용을 정확히 이해 했는지 노인과 확인과정을 거친 후 반드시 기록을 해야 한다.

2) 효율적인 면담요소

(1) 면담과정을 방해하는 요인 제거

물리적 환경, 간호사의 행동, 질문 유형, 대답 유형, 노인의 성격과 행동, 노인의 건강상태 등이다. 이러한 방해요인을 최소화 하거나 제거해야 한다.

(2) 효율적인 면담요소

① 환경 조성

외부의 방해가 없는 조용하고 사생활이 보호되는 면담실을 갖춘어야 한다. 면담을 하는 동안 노인이 신체적인 불편감을 느끼지 않도록 불필요한 기기를 치우거나 적절한 가구 배치, 밝은 조명, 방음 처리 등 적절한 면담실 환경이 조성되어야 한다.

② 간호사의 태도

깔끔하고 지나치지 않은 옷차림과 깨끗한 손톱, 차분한 머리 등을 갖춘다. 전문적이고 따뜻한 태도로 면담을 이끌어야 한다. 노인의 말을 경청하고 정보의 흐름이 끊기지 않도록 대상자를 그대로 수용하고 존중해야 한다. 또한 비언어적 행동이 면담과정에 영향을 미치지 않도록 놀라거나 얼굴을 찡그리는 등의 과도한 반응은 하지 않아야 한다.

③ 질문의 기술

질문은 명확하고 이해하기 쉬워야 한다. 노인이 이해하지 못하는 말은 설명을 추가하고 지식 수준에 맞게 질문을 해야 한다. 한번에 한 가지 질문을 하고 대답을 들은 후 다음 질문을 하도록 한다.

④ 정보수집 기술

적극적인 경청, 불분명한 대답에 대한 명료화, 노인에게 말한 내용을 제대로 이해했는지 재확인, 면담내용 간략하게 순서대로 설명 등의 기술을 활용한다. 이때 의학용어를 사용하거나 간호사의 가치관이 반영되지 않도록 주의해야 하며 성급하게 노인의 말을 대신하는 행동 등을 해서는 안된다.

3 노인을 위한 간호계획 수립을 위해 고려해야 할 요소

1) 우선순위 고려

노인이 복합적인 문제를 가지고 있음을 이해하고 활용 가능한 자원이 제한되어 있음을 고려하여 간호계획 시 우선순위의 수립이 고려되어야 한다. 또한 간호사는 높은 우선순위에만 치중해서는 안되며 낮은 우선순위 문제에도 관심을 기울여 잠재적 위험에 노출되지 않도록 종합적인 접근을 해야 한다.

2) 예방적 행위와 환경 제공 고려

노인의 간호계획에는 현재의 건강문제 등에 대한 치료적인 계획은 물론 노화에 따른 잠재적인 건강문제 노출에 대비한 예방적인 행위와 환경 제공 등이 항상 고려되어야 한다.

3) 구체적이고 실제적인 간호수행 및 간호평가 방법 고려

간호계획부터 구체적이고 실제적인 간호수행 및 간호평가 방법이 고려되어야 한다. 노인이 쉽게 이해하고 수행할 수 있는 간호계획이 수립되어야 하고 간호평가 후 노인의 변화가 용이하도록 노인 위주의 개별화된 방법이 충분히 고려되어야 한다.

4) 다학제적인 협력

의사, 사회복지사, 영양사, 요양보호사, 사회서비스 제공 관련 공무원 등 노인 관리를 함께 할 전문가들의 리스트를 마련하여 가지고 있는 것이 좋다. 다학제적인 협력은 노인이 가지고 있는 많은 감추어진 문제들을 다룰 수 있다. 그러나 여러 전문가들이 각기 다르게 접근할 경우 갈등을 초래하여 시간과 자원 낭비는 물론 노인에게 다른 문제의 원인을 제공할 수 있기 때문에 긴밀한 협력이 유지되도록 노력하고 관리해야 한다.

4 기록 및 간호평가

1) 기록

수집된 간호사정은 간호계획 및 수행, 평가를 위해 필요한 중요한 자료이다. 따라서 이들 자료는 이해하기 쉽고, 찾아보기 쉬우며 정형화된 형태로 기록되어 있어야 한다. 자료를 조직화하기 위해 각 기관마다 통일된 형식이 필요하고, 조사해야 할 내용을 제시하고 빈 칸을 채우는 방식이 효율적이다. 또한 간호계획은 물론 간호수행, 간호평가에 대한 모든 기록은 명확하게 작성되고 보관되어야 한다.

2) 간호평가

간호계획과 간호수행이 노인의 개별화된 간호목표를 성취하는 데 효과적이었는지를 판단하는 평가과정은 지속적인 건강관리에 있어 중요한 단계이다. 평가과정을 통해 원래의 계획이 그대로 유지되거나 혹은 새로운 계획이 수립되어야 하기 때문에 간호과정을 평가할 때, 주로 간호를 제공하는 보호자나 케어제공자 등의 영향도 반드시 고려되어야 한다.

제6장

노화에 따른 변화와 주요 질환

학습목표

1. 노화에 따른 신체적 변화와 주요 질환을 설명할 수 있다.
2. 노화에 따른 인지 · 정신적 변화와 주요 질환을 설명할 수 있다.

노화란 유기체가 시간이 경과하면서 정상적으로 변화하는 과정으로, 과학자들도 서로 다르게 말하고 있기 때문에 한 마디로 정의하기가 매우 어렵다. 광의의 노화는 유기체가 수정된 순간부터 사망까지의 모든 변화를 의미하고 협의의 노화는 성숙한 다음부터를 의미하며 시간이 갈수록 비가역적으로 변해 사망 확률이 높아지는 과정을 말한다. 일반적으로 협의의 의미가 많이 사용되며 이 경우 생리적 기능의 감소와 질병에 대한 감수성 증가, 스트레스에 대한 적응능력 감소 등이 동반된다.

이러한 노화는 몇 가지 특징이 있다. 첫째, 모든 유기체에게 공통적으로 나타난다. 둘째, 시간의 경과에 따라 진행한다. 셋째, 노화의 속도는 개인마다 다르다. 넷째, 노화를 막을 수 없으며 결국은 사망에 이르는 특징을 가지고 있다. 따라서 노화에 따른 신체적, 인지 · 정신적 변화와 주요 질환을 살펴봄으로써 최대한 노인의 정상적이고 건강한 노화과정이 진행될 수 있는 간호과정을 적용할 수 있다.

1 신체적 변화와 주요 질환

모든 인간은 나이가 들어감에 따라 신체적 성장과 발달 과정에서 노화로 인해 자연스럽게 기능 감퇴와 질병 이완의 가능성이 증가하게 된다. 따라서 노화과정을 경험하는 노인의 정상적인 신체 구조와 기능에 대한 신체적 변화를 충분히 이해해야 하며, 노인의 독립적 일상생활과 삶의 질에 미치는 영향을 파악하는 것이 중요하다.

1) 신체 구조의 일반적인 변화와 노인성 질환의 특성

(1) 신체 구조의 일반적 변화

노화로 인해 노화색소인 지방갈색소가 증가하고 단백질 합성에 필요한 분자가 생산되지 않아 세포가 노화되어 신체기관 및 조직이 노화된다. 또한, 섬유질 교체 저하로 신체조직이 쉽게 손상되거나 파편화, 칼슘화 된다. 조직은 지방이 증가하고 근육과 수분 감소로 골절이나 골다공증 위험이 증가하며 연골조직이 약화되어 관절염, 관절 통증 등이 나타난다. 신장은 보통 60세부터 감소하기 시작하며 약 3cm까지 줄어들고 치아는 보통 60대 14개, 70대 11개, 80대 6개로 줄어든다. 노화로 과산화수소의 생산량 증가와 모발 색소가 표백되어 회색 또는 흰색 모발로 변화한다.

(2) 노인성 질환의 특성

노인성 질환은 몇 가지의 특성을 가지고 있다. 노인성 질환은 단독으로 발생하는 경우는 드물고, 두 가지 이상의 질병이 동시에 발병한다. 또한 만성적으로 장시간에 걸쳐 진행되는 생리적 노화과정에 의한 기능 저하로 증상이 거의 없거나 애매하여 정상적인 노화과정과 구분하기 어려운 경우가 많다. 따라서 질병 증상과 병태가 성인과 달리 특별한 증상이 나타나지 않고 기능 이상으로만 나타나는 질병이 흔하므로 단순한 식욕부진이나 전신 허약감에도 주의를 기울여야 한다. 노인성 질환은 원인이 불명확한 만성 퇴행성 질환이 대부분이기 때문에 경과가 길고, 재발이 빈번하며, 합병증 발생위험이 증가한다. 성인에 비해 신장의 기능이 저하되어 약물성분이 신체 내에 오래 남아 중독을 일으킬 수 있으며 여러 가지 약을 복용하므로 부작용 발생 위험이 높다. 또한 노인성 질환은 증상, 경과, 예후 등에서 성인의 검사 기준을 적용할 수 없는 질환이 많고 각종 검사 결과에서 개인차가 크므로 초기 진단이 매우 어렵다. 노인은 뇌졸중뿐 아니라 가벼운 폐렴, 설사 등에도 의식장애가 발생한다. 노인은 혈액순환 저하로 욕창이 잘 발생하고 골격근의 수축력 감소로 관절이 쉽게 뻣뻣해진다. 따라서 자신의 일상생활은 가급적 스스로 하게 하여 와상상태가 되지 않도록 도와야 한다. 마지막으로 노인성 질환은 신체적, 심리적, 사회적, 경제적, 영적 측면이 모두 연관되어 있어 의학의 단독 접근으로 치료되기 보다는 의학, 간호학, 사회심리학, 경제학 등의 다학제적이고 총체적인 접근이 필요하다.

2) 근골격계

노화로 인해 골을 형성하는 세포의 기능이 저하되어 골흡수량이 골생성량보다 증가하면서 불균형이 초래되어 골이 점점 가벼워지고 골다공증이 발생하기 쉽다. 또한 골 조직은 섬유 성분보다 무기질 성분이 증가되고 칼슘과 단백질이 감소하면서 골밀도가 저하되어 요골, 고관절, 척추골 등이 작은 충격에도 쉽게 골절된다.

추간판이 얇아지면서 키가 줄어들고 척추가 굽어 머리를 낮추면서 가슴을 향하게 된다. 관절을 이루는 골과의 연결 상태가 느슨해져 관절운동 범위가 감소하고 관절 연골면의 균열이 증가하며 관절 기능을 저하시키고 염증, 통증, 기형 등을 초래한다. 노화로 근육섬유의 크기와 수가 감소하여 근육의 힘이 약해지면서 일상생활 활동의 제한을 유발하여 낙상 위험성을 증가시켜 골절의 빈도를 증가시킨다. 신경근육 접합부위의 신경전달물질 방출 감소로 자극에 대한 반응속도가 느려진다.

(1) 주요 질환

① 퇴행성 관절염

퇴행성 관절염은 뼈를 보호해 주는 끝부분의 연골이 닳아서 없어지거나 관절에 염증성 변화가 생긴 상태로 노화로 인해 발병하는 질환이다. 원인은 노화, 유전적인 요소와 환경적인 요소가 복합적으로 작용하여 명확하지 않지만, 일반적으로 관절을 싸고 있는 조직의 퇴화와 연골의 탄력성 저하 등이다.

퇴행성 관절염의 증상은 관절 부위의 통증, 아침에 일어나는 경우 관절이 뻣뻣해지는 경직 현상, 운동장애, 관절 부종, 관절 변형이다. 치료와 예방을 위해 약물치료와 물리치료를 한다. 또한 관절 경직을 예방하고 근육강화를 위해 통증이 악화되지 않는 범위 내에서 규칙적으로 관절운동을 한다. 심한 통증이나 관절 변형 등이 나타나는 경우 수술을 한다. 관절의 부담을 완화하기 위해 체중을 조절하고 관절에 부담되지 않는 규칙적인 운동(수영, 평평한 길 걷기 등)을 한다.

② 골다공증

골다공증은 뼈세포가 상실되고 골밀도가 낮아진 상태로 골절이 쉽게 발생한다. 원인은 폐경, 여성 호르몬 부족, 약한 골격과 저체중, 운동 부족, 40세 이후 골절 경험, 칼슘 섭취 부족 및 영양 흡수장애, 아스피린, 헤파린 등과 같은 장기적으로 혈전예방 약물 복용 등이 원인이다. 또한 흡연, 음주, 과다한 카페인의 과다 섭취, 무리한 다이어트 등이다.

골다공증의 증상은 허리 통증, 작아진 키, 굽은 등이나 허리, 잦은 골절 등이다. 치료와 예방을 위해 칼슘을 충분히 섭취함으로써 골다공증을 예방하고 치료한다. 필요시 처방된 호르몬 치료를 받는다. 또한 적당한 체중을 유지하고 체중부하운동을 한다. 음식이나 약물로 비타민 D를 섭취한다. 알코올은 뼈 생성을 억제하므로 금주한다. 여성호르몬 농도가 낮아지고, 뼈가 약해지므로 금연을 한다.

③ 고관절 골절

강한 외부 힘이 작용해서 고관절 뼈가 부러지는 것이 고관절 골절이다. 원인은 고령, 시력장애, 하지 기능 부전, 저체중, 골다공증, 미흡한 보조기 사용, 알코올 섭취 등이다.

고관절 골절의 증상은 서혜부와 대퇴부의 통증과 이동 시 어려움 호소 등이다. 치료와 예방을 위해 골다공증에 대한 정기적인 검진을 시행하고 진단을 받는 경우 적절한 치료를 한다. 또한 골절 부위를 수술을 시행한다. 안전한 환경을 마련하여 낙상을 예방한다. 적합한 보조기를 선택하고 올바른 사용법을 습득한 후 사용한다.

3) 순환기계

노화로 인해 심근의 비대가 흔히 관찰되고 콜라겐과 결합조직의 양이 증가하고 탄력성이 감소하여 일회박출량 및 심박출량이 감소한다. 또한 혈관의 내막과 중간막의 두께가 증가하여 탄력성 감소와 판막의 석회화가 발생하고, 혈관의 변화로 동맥벽 비대 및 경화 등과 같은 순환기계 위험이 증가한다.

심내막과 좌심실의 섬유화 등은 체위성 저혈압을 유발할 수 있고, 관상동맥 혈류량 감소로 호흡곤란, 피로 등이 쉽게 초래될 수 있다. 또한 적혈구의 감소로 인해 피로가 증가하고 정맥의 비후, 이완으로 인한 혈류저항 증가 및 혈압상승, 말초부종이 나타날 수 있다. 정맥의 약화로 하지 부종과 정맥류, 치질 등이 생길 위험이 높아진다.

(1) 주요 질환

① 고혈압

혈압은 통증, 음주, 혈압 측정 시간, 몸의 자세, 정신적인 긴장, 신체활동, 계절 등에 따라 변화한다. 이상적인 혈압은 120/80mmHg이며, 혈관이 좁아지거나 심장이 한 번에 내보내는 혈액의 양이 증가하면서 혈압이 높아지는 질환이 고혈압이다. 본태성(일차성) 고혈압의 원인은 밝혀지지 않았으나 유전, 흡연, 스트레스, 과도한 음주, 과식, 짠 음식, 비만 등이 관련이 있고 속발성(이차성) 고혈압의 원인은 심장병, 신장질환, 임신중독증 등과 같은 질환이다.

고혈압의 증상은 뒷목과 뒷머리의 뻐근함, 어지러움, 흐린 시야, 두통, 이명, 팔다리 저림 등이다. 치료와 예방을 위해 혈압약을 꾸준히 복용하여 혈압을 정상으로 유지함으로써 뇌졸중, 동맥경화증, 심장질환, 신장질환 등의 합병증을 예방해야 한다. 또한 혈압약은 의사에게 처방받아야 하고 정기적인 검진을 받는다. 혈압을 규칙적으로 측정하고 변화를 주의 깊게 확인한다. 알코올은 혈압을 상승시키고 혈압약의 효과를 낮추므로 금주해야 한다. 저염식이 및 저지방식이를 유지하고 스트레스를 최소화하고 정신적인 안정을 유지한다. 심장에 무리가 되지 않는 적당한 운동을 규칙적으로 한다. 흡연은 동맥경화와 심근경색을 악화시키므로 반드시 금연을 해야 한다.

② 동맥경화증

동맥경화증은 동맥 혈관에 지방이 축적되어 혈관 내부가 좁아지거나 막혀 혈액의 흐름에 장애가 생기는 질환이다. 원인은 콜레스테롤이나 지방 섭취 과다, 가족력, 스트레스, 비만, 과음, 흡연, 운동 부족, 고지혈증, 고혈압, 당뇨병 등이다.

동맥경화증의 증상은 팔, 다리의 동맥경화로 손발의 통증, 냉증 및 저림, 다리를 저는 등의 보행장애, 협심증, 심근경색 등으로 인한 흉통, 조이는 듯한 느낌, 의식장애, 발작, 혼수, 반신불수, 머리가 무겁고 아프거나 뒷골이 당기며 현기증, 기억력 저하, 두통 등이다. 치료와 예방을 위해 흡연이 동맥 안쪽 벽을 손상하므로 반드시 금연을 하고 동맥 혈관의 손상을 막기 위해 혈당, 고지혈증, 고혈압을 관리해야 한다. 또한 저염식이와 저지방식은 물론 규칙적으로 운동을 해야 한다.

③ 심부전

심부전은 심장의 수축력이 저하되어 신체조직의 필요량 만큼의 충분한 혈액을 내보내지 못하는 질환이다. 원인은 관상동맥질환, 고혈압, 심장병이나 신장병 등이다.

심부전의 증상은 좌위 호흡, 의식혼돈, 현기증, 허약감, 피로, 호흡곤란 등이다. 또한, 걷기, 계단오르기 등 운동 시 심한 호흡곤란과 심박출량 감소에 따른 신장 혈류량 부족으로 의존성 부종이 나타난다. 치료와 예방을 위해 원인 질환을 치료하는 약물을 꾸준히 복용한다. 또한 염분, 수분, 고콜레스테롤, 고지방을 제한하는 식사를 섭취하고 규칙적인 운동을 한다. 금연하고 매일 체중을 측정하여 부종 정도를 확인해야 하며 적극적으로 고혈압과 고지혈증을 치료한다.

④ 빈혈

빈혈은 적혈구나 헤모글로빈이 부족하여 몸에서 필요한 만큼의 산소를 함유한 혈액이 공급되지 못하는 질환이다. 노인의 경우 빈혈 중 철분이 부족하여 생기는 빈혈이 흔하다. 원인은 부족한 영양 섭취, 위장관에서의 출혈, 부족한 철분 섭취, 철분의 흡수에 문제가 있는 경우 등이다.

빈혈의 증상은 현기증, 두통, 손발 저림, 창백, 빈맥, 저혈압, 호흡곤란, 오심, 소화불량, 변비 등이다. 치료와 예방을 위해 식사 시 철분 섭취를 늘리고 처방된 철분제를 규칙적으로 복용한다. 또한 철분제와 철분의 흡수를 돕기 위한 비타민 C를 함께 복용한다. 균형 잡힌 식사를 하고 출혈을 일으키는 문제가 있으면 즉시 병원에 내원하여 조기에 원인 파악과 치료를 시행한다.

4) 호흡기계

노화로 인해 신체조직 내 수분 함유량의 감소로 콧속의 점막이 건조하게 되어 공기를 효과적으로 흡입하지 못하고 기침반사와 섬모운동 저하로 미세 물질들을 걸러내지 못한다. 기관지 내 분비물이 증가되어 호흡기계 감염이 쉽게 발생한다. 늑골의 움직임 저하 및 흉곽의 신장성 감소와 흉곽의 강직 증가로 최대 호기량이 감소하고 호흡근의 약화로 활동단위당 산소요구량이 증가한다. 따라서 흡기량과 호기량의 감소가 일어나 호흡이 효과적이지 못하며 낮은 운동수준에서도 호흡곤란을 느끼게 된다. 심호흡을 잘할 수 없기 때문에 폐기저부의 환기가 잘되지 않고 장기간 흡연을 하거나 천식, 만성기관지염과 같은 폐질환을 앓는 경우 폐의 구조 및 기능의 변화가 더욱 심하게 된다. 환기 감소와 상기도의 기능 감소로 수면 시에 호흡저하, 무호흡, 산소불포화가 증가하게 된다. 환기조절력도 감소하여 일회호흡량이 감소하고 보통 호흡수가 증가한다. 폐가 정상적으로 갖고 있는 방어능력이 감소하여 분비물을 제거하는 능력이 떨어지고 감염에 취약해진다. 통각의 변화로 인해 호흡기계 문제 신호가 간과되거나 비호흡기계 질환으로 잘못 판단되기도 한다. 치아 손상으로 인해 치아 조각이 흡인될 때 폐농양과 감염이 초래될 수 있다.

(1) 주요 질환

① 만성 기관지염

만성 기관지염은 기관지의 만성적 염증으로 기도가 좁아져 숨쉬기가 힘든 질환이다. 원인은 흡연, 매연에의 지속적이고 과도한 노출, 세균성 혹은 바이러스성 감염이 원인이다.

만성 기관지염의 증상은 기침이며 특히 이른 아침에 발생하는 가래 끓는 기침과 호흡곤란, 전신 쇠약감, 체중감소, 잦은 호흡기 감염, 화농성 가래 등이다. 치료와 예방을 위해 심호흡과 기침 등을 통해 가래를 배출하고 처방받은 거담제와 기관지 확장제를 사용하여 가래를 묽게 하고 좁아진 기도를 넓혀 준다. 또한 지나치게 자극적인 음식은 기관지 경련을 일으킬 수 있으므로 피하고, 반드시 금연을 한다. 공기청정기를 설치하거나, 갑작스러운 온도 변화 등에 노출되지 않게 함으로써 기관지 자극을 감소시킨다.

② 폐렴

폐렴은 바이러스, 세균, 곰팡이, 화학물질 등에 의해 폐 조직에 염증이 생겨 기관지의 비후와 섬유화로 폐의 산소 흡수 능력이 감소하는 질환이다. 원인은 세균이나 바이러스 등의 감염이나 음식물이나 이물질이 기도 내로 넘어가 기관지나 폐에 염증을 유발하는 흡인성 폐렴 등이다.

폐렴의 증상은 감기 정도의 가벼운 증상부터 고열, 화농성 가래, 기침, 흉통, 호흡곤란 등이다. 치료 및 예방은 세균성 폐렴의 경우 항생제 치료를 바이러스성 폐렴은 증상에 따라 적절한 치료를 시행한다. 또한 체위 변경, 기침 및 심호흡 등으로 혈액의 산소 농도를 적절하게 유지하고 필요시 산소를 공급한다. 규칙적으로 환기와 적절한 습도 및 온도를 유지하고 영양과 수분을 충분히 섭취한다. 외출 후 손발을 깨끗이 씻고, 환절기 이전에 폐렴구균 예방접종을 한다.

③ 천식

천식은 기관지 벽의 부종과 기도 협착, 자극에 대한 기도의 과민반응을 보이는 기도의 만성 염증성 질환이다. 원인은 감기, 비염 등과 같은 염증, 스트레스, 긴장감, 평소 노인 개인의 알러지원이었던 꽃가루, 강아지나 고양이 털 및 배설물, 곰팡이 등의 노출이다. 또한 대기오염, 황사, 매연, 미세먼지, 담배연기, 갑작스러운 온도나 습도의 변화, 노화에 따른 폐기능 감소 등이다.

천식의 증상은 숨을 내쉴 때 쌕쌕거리는 호흡음, 기침, 호흡곤란, 가슴의 답답한 느낌, 기도 경련, 알레르기성 비염 등이다. 치료와 예방을 위해 처방받은 약물을 정확하게 복용해야 하며, 처방받지 않은 약물은 함부로 사용하지 않는다. 또한 담배를 피하고 노인 개인의 알러지원이었던 꽃가루, 곰팡이 등의 노출을 피하고 황사, 미세먼지 등 노출을 최소화하고 외출 시 보호 마스크 등을 착용한다. 갑작스러운 온도변화는 피하고 적당한 휴식과 수면을 취한다. 스트레스를 줄이고 매년 1회의 인플루엔자 백신과 65세 이후에는 1회 폐렴구균 백신을 접종받도록 한다.

④ 폐결핵

폐결핵은 폐에 결핵균이 들어가 염증을 일으키는 질환이다. 원인은 결핵균의 호흡기 감염, 알코올 또는 약물 중독 및 영양 부족 등으로 인한 면역력 저하, 악성 종양, 당뇨병 등과 같은 만성 질병 악화 등으로 인한 합병증과 면역력 저하, 스테로이드와 같은 면역억제제의 장기적 사용 등이다.

폐결핵의 증상은 초기에는 대부분 무증상이다가 흉부방사선 단순 촬영에서 우연히 발견되는 경우가 많으며 일반적으로 2주 이상의 기침과 호흡곤란, 흉통, 피로감, 오후에 고열이 있다가 늦은 밤에 식은땀과 함께 열이 내리는 반복되는 증상, 체중 감소, 점액성 · 화농성 · 혈액성 가래, 객혈 등이다. 치료와 예방을 위해 결핵약을 규칙적으로 복용해야 하며 약물 투여로 인한 홍조, 위장장애, 피부 발진, 발열 같은 부작용 증상을 관찰한다. 또한 주기적으로 간 기능 검사와 객담 검사를 받는다. 결핵은 감염성이 있으므로 흉부방사선 단순 촬영과 가래검사를 해서 조기에 발견한다. 다른 사람에게 감염되지 않도록 기침 예절과 손 씻기를 준수한다.

5) 소화기계

노화로 인해 식도와 위, 대장 등의 운동성 감소와 근육 약화 등으로 소화기능이 약해지고 변비 등이 흔히 발생할 수 있다. 위점막의 퇴행성 변화와 위액분비 감소 및 위액의 산도 저하로 소화기능이 저하되고 감소하여 소화불량, 식욕부진, 체중변화, 설사는 물론 만성위염이나 위암 발생률을 증가시킨다.

혀는 미뢰가 위축되고 맛을 느끼는 세포수가 줄고 미각이 둔화된다. 쓴맛을 제외한 짠맛과 단맛의 맛의 역치가 상승하여 과다한 양념을 사용하게 된다. 충치, 치아의 탈락, 잘 맞지 않는 의치로 인한 불편감 등으로 음식을 씹기 어려워진다. 나이와 관련된 식도의 변화는 운동성 감소로 인한다. 식도는 하부식도 근육의 퇴행성 변화로 식도의 수축 약화와 괄약근 약화를 초래한다. 식도와 위의 운동성 감소로 인해 음식은 소화기계 상부에 오랜 시간 남아 있을 수 있으며, 그 결과로 연하곤란, 구토, 소화불량이나 흡인의 위험이 높아진다. 간은 섬유성 조직이 증가, 간 단백 합성 감소, 효소의 변화, 간 세포수의 감소 등은 다양한 대사작용을 변화시키고 약물의 대사에도 영향을 미쳐 약물중독의 가능성을 높일 수 있다. 담낭과 담관의 구조는 노화에도 변하지 않지만 담즙 생성이 감소하며 담석 형성의 위험을 초래한다. 췌장은 섬유화, 위축, 지방산 침착 등이 발생하며, 췌장의 소화효소 분비 감소로 지방 음식을 섭취하면 불편해지는 원인이 된다. 또한 췌장의 랑게르한스섬 수의 감소 등이 당내성을 감소시켜 당뇨의 발생률을 증가시키게 된다. 소장은 융모축소와 점막 표면 위축 및 운동저하로 변비, 숙변, 각종 장질환 위험이 증가한다. 대장은 대장의 운동성 저하로 변의를 느끼는 감각이 둔해지고, 직장벽의 탄력성이 감소되어 변비가 발생할 수 있다.

(1) 주요 질환

① 위염

급성 위염은 갑자기 발생하는 위 점막의 염증으로 적절한 치료를 하지 않고 방치하거나 재발하는 경우 만성 위염으로 진행될 수 있다. 위염의 원인은 충분히 저작이 안 된 음식물을 섭취하거나 아스피린, 알코올 등과 같은 자극적인 약물이나 화학성분을 섭취한 경우이다. 또한 과식 등과 같은 무절제한 식습관과 부패한 음식 섭취 등이 원인이 될 수 있다.

위염의 증상은 식사 후 더부룩하고 명치 부위 통증, 구토 등이다. 치료 및 예방을 위해

하루 정도 금식하여 위의 부담을 덜고 구토를 조절하거나 금식 후에는 미음 등의 유동식부터 서서히 고형식으로 변경하고 위의 자극을 최소화하기 위해 규칙적으로 식사한다. 또한 제산제, 진정제 등의 처방된 약물을 복용하고 과식, 과음을 피하고, 너무 뜨겁거나 찬 음식과 같은 자극적인 음식 등을 섭취하지 않는다.

② 위궤양

위궤양은 위벽의 점막뿐만 아니라 근육층까지 손상되는 질환이다. 위궤양의 정확한 원인은 아직 불분명하나 일반적으로 잘못된 식습관, 스트레스, 알코올, 담배, 커피, 해열제, 진통제, 소염제의 잦은 사용으로 인한 위 자극과 과도한 소화 효소 분비 등에 의한 위 점막 등이 원인으로 알려져 있다.

위궤양의 증상은 속쓰림과 소화불량이 있으며 특히 새벽 1~2시에 발생하는 속쓰림과 상복부 불편감이 나타난다. 또한 심한 경우 위 출혈, 위 천공, 위 협착 등이 나타나기도 한다. 치료 및 예방을 위해 적절한 약물요법과 함께 식이요법, 충분한 수면, 심신 안정이 중요하고 규칙적인 식사를 해야 하며 금연을 해야 한다. 특히 진통제를 복용하는 경우에 반드시 점막 보호제를 함께 복용해야 한다. 또한 위 출혈, 위 천공 등의 증상이 발생한 경우에는 지체 없이 병원을 내원하여 응급치료를 받아야 한다.

③ 위암

조기 위암은 암세포가 점막 또는 점막하층에만 퍼져있는 상태이고, 진행성 위암은 점막하층을 지나 근육층 위로 뚫고 나온 상태를 의미한다. 위암의 원인은 위축성 위염, 악성 빈혈, 짠 음식 등의 지속적이고 과도한 섭취, 가족력, 음주, 흡연 등이다.

위암의 증상은 서서히 진행되어 증상이 잘 나타나지 않지만 체중감소, 식욕감퇴, 소화불량, 오심, 속쓰림, 복부 통증이나 불편감, 빈혈, 피로, 위장 출혈, 토혈, 혈변, 구토 등이 나타나며 컴퓨터 단층촬영과 같은 진단적 검사 상 복부 종양 덩어리, 간 비대 등이 관찰된다. 치료와 예방을 위해 수술, 화학요법, 방사선치료 등 적정 치료방법을 선택하여 꾸준히 치료를 받고 치료 후에도 재발여부를 확인하기 위한 정기검진을 받아야 한다. 또한 맵고 짠 음식, 태운 음식, 훈연한 음식 등을 피하고 균형 잡힌 식사를 한다. 금연해야 하며 스트레스를 줄인다. 예방을 위해 조기진단을 통한 조기 발견이 중요하므로 정기적인 검진을 통해 평소 건강관리를 꾸준히 한다.

④ 대장암

대장암은 맹장, 결장과 직장에 생기는 악성 종양이다. 원인은 가족력, 대장 용종의 과거력, 장기간의 궤양성 대장염, 매일 과도한 알코올 섭취 및 고지방, 고칼로리 식이 등이다.

대장암의 증상은 혈변과 직장 출혈, 체중 감소, 설사, 변비 등이며 노인의 경우 변비, 치질 등 일반적인 질환에서도 증상이 비슷하게 발현될 수 있으므로 주의 깊은 관찰과 구별이 필요하다. 치료 및 예방을 위해 수술, 화학요법, 방사선치료 등 적정 치료방법을 선택하여 꾸준히 치료를 받는다. 또한 조기 발견을 위한 정기적인 건강검진은 물론 치료 후 재발 여부를 확인하기 위한 정기 검진을 받는 등 지속적인 건강관리를 해야 한다.

⑤ 변비

변비는 변을 보는 횟수가 일주일에 2~3회 이하인 경우이거나 변을 볼 때 힘이 들고 변이 심하게 딱딱한 경우, 잔변감이 3개월 이상 지속되는 경우 등을 말한다. 원인은 장운동 저하, 지나친 저잔여식이 섭취, 식사량 및 수분과 고섬유질 음식 섭취의 감소, 복부 근육의 힘 약화, 하제 남용으로 인한 배변반사 저하, 대장암, 뇌졸중, 심부전 등의 합병증으로 발생하는 경우도 있다. 또한 항암제, 마약성 진통제, 제산제 등과 같은 변비를 유발하는 약물의 장기간 사용 등이 원인이다.

변비의 증상은 1주 2~3회 이하의 배변 횟수, 하루 35g 미만의 배변량, 배변 시 어려움 및 통증, 식욕 저하, 복부 통증과 팽만감 등이다. 치료와 예방을 위해 처방에 따라 하제를 사용할 수 있으나, 빈번하게 사용하면 변비를 악화시킬 수 있으므로 주의해서 사용한다. 또한 편안한 배변 환경을 마련하고 식물성 식이섬유, 유산균이 포함된 음식물과 다량의 수분을 섭취한다. 장의 운동력을 높이기 위해 우유를 규칙적으로 섭취하고 걷기 운동 등을 통해 대장의 운동력을 높인다. 규칙적인 식습관과 변의가 생기면 즉시 화장실을 찾음으로써 배변 시기를 놓치지 않는 등 배변습관을 갖는다.

⑥ 설사

설사는 변에 포함된 수분량이 증가하여 물 같은 대변을 보는 상태이다. 원인은 바이러스, 세균, 기생충 등에 의한 장의 감염, 스트레스, 오염된 음식물 섭취, 소화기능의 저하 및 하제 등 약물의 남용이다.

설사의 증상은 매일 1회에서 수십 회의 수분이 많은 상태의 변을 배출하거나 물 설사 등이다. 치료와 예방을 위해 음식물 섭취는 조절하되 물은 충분히 마셔 탈수를 예방한다. 또한 장운동을 증가시키는 음식 등은 섭취를 피하고 지사제를 함부로 써서는 안 되며, 반드시 의사의 지시에 따라 처방된 약물을 규칙적으로 복용한다.

6) 피부감각계

노화로 인해 진피의 두께가 약 20% 정도 감소하며 진피의 세포 수가 전반적으로 감소한다. 모낭의 위축과 섬유화가 심해져서 전체적으로 모낭의 수가 감소하고 모발이 가늘어지고 성장속도도 느려진다. 한선이 기능 감소로 추위에 예민하고 땀 분비량도 70% 수준까지 감소되어 일사병에 취약한 상태가 된다. 노화된 피부는 표피세포의 분열속도와 재생속도가 절반 정도로 감소되어 손상 시 회복 속도가 지연되고 2차 세균감염의 가능성이 증가한다. 또한 피부 면역기능의 저하로 세균이나 각종 바이러스에 의한 피부감염 및 종양에 취약한 상태가 된다. 누적된 자외선의 영향과 함께 노화된 피부에서 멜라닌 세포, 랑게르한스세포의 수적 감소와 기능저하, 염증반응의 감소 등으로 악성 종양의 발생이 증가하는데, 기저세포암, 편평세포암 등이 호발한다. 노화 시 피부 항산화시스템의 기능이 저하되어 피부의 산화 손상으로 인해 주름, 일광흑자, 검버섯 등이 증가한다. 발톱이나 손톱이 딱딱하고 두꺼워지며 세로줄이 생기고 잘 부서진다. 각질층이 수분 감소로 인해 밤과 겨울철에 소양증이 더욱 심해진다.

노화로 인해 시각은 70세 이후에는 교정해도 동공의 크기 감소, 수정체와 유리체의 혼탁화, 망막의 세포 손실이 발생해 시력이 점진적으로 감소한다. 따라서 수정체의 초점을 맞추는 능력이 감소되어 교정렌즈를 필요로 하게 된다. 결막이 얇아지고 홍채의 조절능력 감소로 시야가 좁아져 눈물 감소로 인한 건조와 눈부심이 통증을 유발하기도 하며, 어둠과 빛에 적응하는 데에도 많은 시간이 필요하게 된다.

청각은 청각체계 및 중추신경계의 반응능력 감소로 약화되고 55세 이후 음의 고저 변별력 약화로 인해 사람이 많은 곳이나 소음 환경에서 소리음의 구별이 어렵게 되어 보청기의 사용이 필요하다. 전정 기관의 노화에 의해 전정기관을 통해 들어오는 정보를 부정확하게 하고, 들어온 정보를 분석하는 능력을 감소시켜 노인성 어지러움을 유발한다. 후각은 65세 이후 감소되기 시작하여 냄새를 잘 맡지 못한다. 촉각은 45세 이후 둔화되어 화상, 상처 위험 등이 증가한다.

(1) 주요 질환

① 욕창

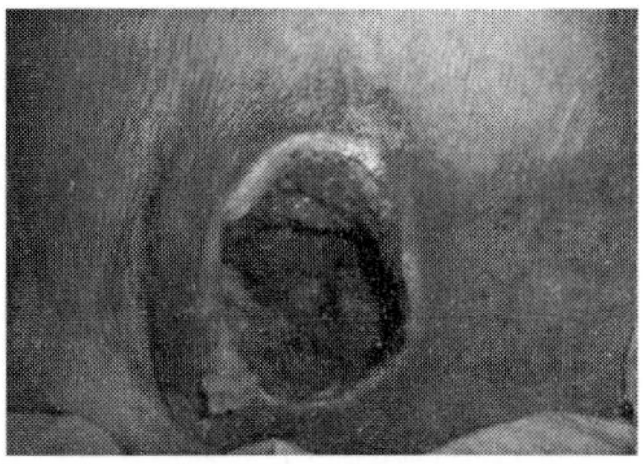

[그림 6-1] 욕창

욕창은 마비 또는 부동이나 움직임이 어려운 노인의 후두부 · 어깨 · 등 · 허리 · 팔꿈치 · 발뒤꿈치 등 바닥면과 접촉되는 피부가 혈액을 공급받지 못해서 피부 손상, 궤양, 심한 경우 괴사가 발생하는 상태이다. 원인은 장기간의 와상 상태, 뇌척수신경의 장애로 인한 체위변경의 어려움, 돌출된 뼈에 가해진 지속적인 압력, 영양부족과 체중 감소, 근육 위축 등으로 인해 뼈와 피부 사이의 완충부위 감소, 변실금 및 요실금 등으로 인한 피부 손상과 미생물 번식에 의한 감염, 자극에 의한 피부 벗겨짐 등이다(그림 6-1).

욕창의 증상은 피부색의 변화, 피부 열감, 피부 손상, 피부 궤양, 분비물, 피부 괴사 등이다. 치료와 예방을 위해 매일 정기적으로 피부상태를 점검하여 붉게 변한 부위 등 피부 변화가 있는지 확인한다. 또한 특정부위에 압력이 집중되지 않도록 의자에서는 한 시간마다 침대에서는 적어도 두 시간마다 자세를 변경해 주고 노인을 이동시킬 때 피부가 밀리거나 벗겨지지 않도록 주의한다. 젖은 침대 시트는 바로 교체하고 시트에 주름을 펴서 제공한다. 돌출된 뼈와 바닥면이 닿는 부위의 마찰을 방지하고 신체의 약한 부위에 압력이 가는 것을 덜어줄 특수 매트리스와 베개를 대어준다. 뜨거운 물주머니는 피부에 화상을 입힐 수 있으므로 조심히 사용하고 수시로 피부 변화 상태를 점검한다. 피부는 부드럽고 순한 비누와 미지근한 물로 닦고 완전히 건조시키고 혈액순환을 돕기 위해 두드려주는 것과 같은 마사지를 하는 것이 좋다. 몸에 꽉 끼는 옷과 단추 달린 스커트나 바지는 입지 않는 것이 좋고 손발톱에 피부가 긁히는 일이 없도록 손발톱을 짧게 유지한다. 단백질 등의 영양분을 충분히 고르게 섭취한다.

② 피부 건조증

피부 건조증은 피부 외층이 노화로 인해 지질 감소와 천연 보습 성분 감소로 피부가 건조해지며 거칠어지거나 심한 경우 갈라지는 질환이다. 원인은 피지 분비 감소, 림프종, 종양, 당뇨병, 잦은 목욕, 스트레스, 수분부족, 이뇨제나 항히스타민제 등의 약물 복용, 실내외 습도가 낮은 환경이나 겨울철 등이다.

피부 건조증의 증상은 피부 발적, 부종 또는 통증, 피부의 가려움증 등의 증상이 있고 사지에 나타나고 정강이 부근에서 흔히 관찰되는 특징적인 병변인 미세한 비늘 모양의 피부 상태가 관찰된다. 치료와 예방을 위해 실내의 적정 습도를 유지하고 가려움증을 경감하기 위해서 수분을 충분히 섭취한다. 또한 잦은 샤워나 때를 미는 것은 피부 증상을 악화시킬 수 있기 때문에 삼가하고 목욕이나 샤워를 할 때 순한 비누를 사용한다. 목욕 후 물기는 두드려 건조하고, 물기가 완전히 마르기 전에 즉시 보습제를 충분히 바른다.

③ 대상포진

대상포진은 수두를 일으키는 바이러스에 의하여 피부와 신경에 염증이 생기는 질환이다.

과로나 스트레스 후에 주로 발생하며 면역이 저하되는 경우 대상포진에 걸릴 위험성이 높아진다. 원인은 고령, 스트레스, 과로, 백혈병, 골수나 기타 장기 이식, 면역 억제제 복용 등이다(그림 6-2).

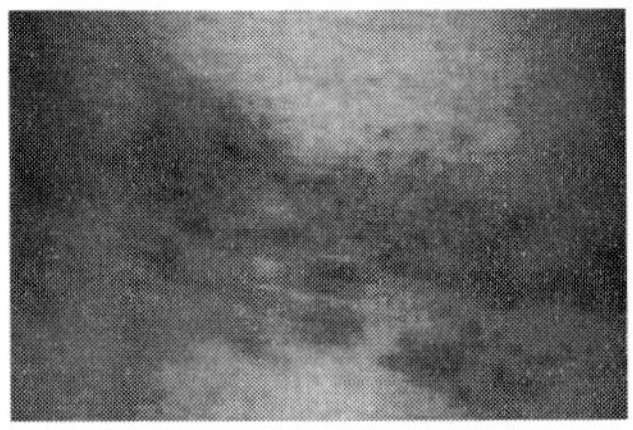

[그림 6-2] 대상포진

대상포진의 증상은 피부 소양감, 피부저림이나 작열감을 포함한 발진, 감각신경말단 부위의 수포, 통증 등이다. 치료와 예방을 위해 항바이러스제, 항염증제, 진통제와 칼라민로션과 같은 국소치료제 등을 사용하여 통증 완화와 수포의 빠른 건조를 돕는다. 또한 대상포진 백신의 투여로 세포성 면역을 증가시킨다. 병소가 퍼지거나 감염되지 않도록 긁지 않도록 한다. 평소에 충분히 휴식과 안정을 취해 신체의 저항력을 높이고 적절한 영양, 휴식 등으로 면역력을 강화한다.

④ 옴

옴은 옴진드기가 정상 체온의 피부표면에서 굴을 뚫어 그 속에 서식하며 피부병을 유발하는 질환이다. 가려워서 긁는 경우 진드기와 알이 손톱에 묻어 다른 사람에게도 쉽게 옮긴다. 옴은 손가락 사이, 팔이 접히는 부분, 팔꿈치, 가슴, 발등, 겨드랑이, 생식기, 엉덩이 등에 잘 생긴다. 증상은 가려움증(옴진드기가 굴을 만드는 밤에 특히 심함), 물집, 고름 등이다. 치료와 예방을 위해 장갑과 가운을 착용하고 목에서 발끝까지 전신에 고르게 치료용 연고를 바르되 옴진드기가 가장 활동적인 밤에 약을 바르고 다음 날 아침에 씻어낸다. 가족 또는 동거인 등 신체접촉이 있었던 모든 사람은 증상 유무에 관계없이 동시에 함께 치료하는 것이 중요하다. 또한 옴진드기에 오염된 것으로 생각되는 사람이나 침구,

옷, 수건 등과의 접촉을 금하고 내복과 침구는 항옴진드기 약을 바르는 날은 같은 것을 사용한 후 뜨거운 물로 10~20분간 세탁하고 세탁 후 3일 이상 사용하지 않는다.

⑤ 녹내장

녹내장은 안압의 상승으로 시신경이 손상되어 시력이 점차 약해지는 질환이다. 원인은 유전적 소인, 스트레스, 원인 불명의 안압 상승 등이다.

녹내장의 증상은 좁은 시야, 눈 이물감, 시력저하, 색깔 변화 인식 어려움, 뿌옇게 혼탁한 각막 및 각막 확장, 안구 통증, 두통, 구토, 실명 등이다. 치료와 예방을 위해 녹내장은 완전히 치료하는 방법은 없지만 조기에 발견하여 안압을 정상 범위로 유지하기 위해 약물요법, 레이저치료, 수술치료 중 적정 치료를 시행한다. 또한 어두운 곳에서 책을 보거나 일하지 않고 과로를 피하며 규칙적인 생활을 한다. 눈의 피로, 시력저하, 두통, 안구 통증이 나타나는 경우 안과의사의 정기적인 검진을 통해 조기 발견하는 것이 좋다.

⑥ 백내장

백내장은 수정체가 혼탁해져서 빛이 들어가지 못하여 사물이 안개가 낀 것처럼 보이는 시력장애가 발생하는 질환이다. 원인은 고령, 눈 주위의 부상, 지나친 음주나 흡연, 스테로이드 약물 복용. 고혈압, 당뇨병 등의 합병증, 과도한 자외선 노출 등이다(그림 6-3).

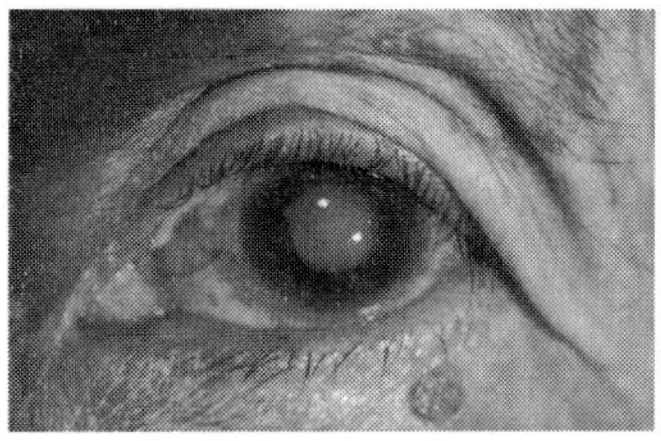
[그림 6-3] 백내장

백내장의 증상은 색 구별 능력 저하, 동공의 백색 혼탁, 복시, 눈부심, 시력 감소 등이다. 치료와 예방을 위해 초기에는 치료제나 점안액으로 진행 속도를 늦출 수 있다. 그러나 상태가 심해지는 경우 인공수정체로 바꾸어 주는 수술을 한다. 또한 백내장 유발 원인을 억제할 수 있는 일상생활(금주, 금연, 자외선 차단 등)을 유지하고 원인이 되는 질환 치료를 적극적으로 시행한다.

⑦ 노인성 난청

노인성 난청은 노화에 따른 고막 및 내이의 퇴행성 변화에 의한 청력 저하가 발생하는 질환이다. 원인은 동맥경화증, 대사 이상, 스트레스와 유전적 요인, 장기간의 소음 노출 등이다. 증상은 소리에 대한 민감성, 평형감각의 저하, 고음 및 저음 모두를 잘 듣지 못하는 난청 등이다. 치료와 예방을 위해 감소된 청력을 근본적으로 복구하는 치료는 없지만 난청을 악화시킬 수 있는 약물 복용을 피하고 보청기를 이용한다. 난청이 있는 대상자와 의사소통할 때에는 조용한 장소에서 말하는 사람의 얼굴을 볼 수 있게 하고, 고음의 큰 소리보다는 저음의 차분한 소리로 천천히 또박또박 말해주는 것이 좋다.

7) 신경계

노화로 인해 뇌 신경원의 변성에 따른 소실 때문에 뇌피질이 위축되어 뇌실질과 두개골 사이의 틈이 벌어지고, 뇌실이 확대된다. 또한 세포질 내 니슬 과립과 신경전달 물질이 감소하고 축삭과 수상돌기의 변성과 소실이 보이며 점차 뇌세포가 탈락한다. 남아 있는 뇌세포에도 변화가 생겨 노화색소가 침착되고, 노인성 반점과 신경섬유다발이 나타난다. 말초신경의 변성으로 인해 신경섬유가 위축되고, 뇌혈관 벽의 비후로 인해 뇌로 공급되는 혈류량이 감소하며 신경 전도속도가 느려진다. 이로 인해 기억력과 지능이 감퇴되고, 지각범위의 협소 및 지연 등이 나타난다.

노화로 인해 교감신경 섬유가 점차 감소하여 체위성 저혈압이 생길 위험을 증가시킨다. 지능은 저하되지만, 경험과 지식을 통해 얻은 문제 해결력은 고령이 되어도 떨어지지 않고 오히려 향상되는 경우도 있다. 신경계의 정보처리 과정을 지연시켜 일상활동 수행 시 예전에 비해 많은 시간을 필요로 하게 한다.

(1) 주요 질환

① 뇌졸중

뇌졸중은 뇌에 혈액을 공급하는 혈관이 막히거나 파열되어 뇌 손상과 그에 따른 신체장애가 나타나는 뇌혈관질환이다. 뇌졸중은 뇌혈관이 터진 뇌출혈과 뇌혈관이 막힌 뇌경색으로 구분된다. 원인은 흡연, 스트레스, 고령, 가족력, 당뇨병, 고혈압, 심장병, 뇌졸중 과거력, 비만, 고지혈증 등이다.

뇌졸중의 증상은 뇌혈관은 부위에 따라 역할이 다르기 때문에 병변이 있는 해당 혈관에 따라 뇌졸중의 임상 증상은 매우 다양하다. 손상된 뇌의 반대쪽 팔다리, 안면하부에 갑작스러운 반신마비가 오거나 뇌간 손상으로 전신마비와 함께 의식이 저하되는 경우도 있다. 좌측뇌가 손상된 경우 말을 못하거나 남의 말을 이해하지 못하는 실어증과 같은 언어장애가 발생한다. 뇌손상 부위에 따라 글을 못 쓰고 못 읽거나 발음이 부정확하거나 어눌한 발음이 나타나기도 한다. 두통 및 구토, 의식장애, 어지럼증, 운동 실조증 증상이 보이기도 한다. 시력장애 및 삼킴장애와 치매 증상이 나타나기도 한다.

뇌졸중의 치료와 예방을 위해 처방된 혈전용해제나 항응고제 등의 약물을 규칙적으로 복용하되 뇌경색 약물을 복용하는 경우 재발 가능성이 높으므로 갑자기 약을 끊으면 안 된다. 또한 뇌부종 등으로 인해 생명이 위급할 때는 수술을 시행한다. 현기증, 팔다리 저림, 뒷골 통증 등과 같은 뇌출혈의 전구증상을 주의 깊게 관찰하고 고혈압, 동맥경화증 등을 예방하고 치료한다. 적절한 휴식을 취하면서 갑작스럽게 자세를 바꾸는 등의 행동은 삼가한다. 삼킴장애가 있는 경우 음식을 삼킬 때 폐로 흡입되지 않도록 주의해야 한다.

② 파킨슨 질환

파킨슨 질환은 중추신경계에 서서히 진행되는 퇴행성 변화로 신경전달물질인 도파민을 생성하는 신경세포가 파괴되는 질환이다. 원인은 도파민이라는 물질의 분비 장애가 발생하는 중뇌의 이상, 염색체의 돌연변이, 뇌졸중, 약물 중독, 다발성 신경계 위축증 등 기타 퇴행성 뇌질환 등이다.

파킨슨 질환의 증상은 무표정, 느린 동작, 근육경직 및 안정 시 떨림, 굽은 자세, 얼어붙는 현상, 균형감각의 소실, 원인불명의 통증, 피로, 수면 장애, 감각적 불편감, 우울, 감정의 변화, 무감정, 인지능력의 감소 등이다. 치료와 예방을 위해 처방된 약물요법을 꾸준히 복용하고 갑자기 약을 끊지 않도록 한다. 또한 관절과 근육의 경직 방지를 위해 근육 스트레칭과 관절 운동을 규칙적으로 한다. 적극적으로 스스로 질병에 대처하도록 정신적으로 지지해 준다.

8) 비뇨생식기계

노화로 인해 신실질량과 신혈류량이 감소하고, 사구체 경화의 증가 등으로 사구체여과율이 감소하기 시작한다. 이러한 신장 기능의 저하는 요농축 및 희석기능을 감소시키고 레닌 및 알도스테론의 감소로 탈수에 취약한 상태를 만든다. 방광의 탄력조직은 섬유화되고 비후되어 방광의 용적을 감소시켜 약물 배설을 포함한 노폐물 배설이 지연되고 크레아티닌 청소율이 감소한다. 잔뇨량이 증가하고 빈뇨, 야뇨, 요실금 등이 발생할 수 있다. 요도 괄약근 기능의 저하로 소변을 참는 능력이 감소하고, 골반근육이 이완되어 남성의 경우 전립선비대로 방광출구가 폐쇄되는 경우 요실금이 흔히 발생한다. 여성의 분만경험이나 수술로 인한 골반근육의 약화가 있는 경우 요실금을 악화시킨다. 남성 호르몬인 테스토스테론의 혈중 농도가 서서히 감소하며 정자 수의 감소, 정액 체액 유지를 위한 용적 감소, 고환 질량 감소, 고환 위축, 발기 유발시간 증가, 발기 시 음경강직도와 발기지속시간 감소 및 사정력의 감소 등이 나타난다. 여성은 폐경으로 인해 여성호르몬인 에스트로겐이 감소하며 외음부와 자궁, 난소관, 난소가 위축되고 자궁과 난소의 크기도 줄어든다. 질의 상피조직감소와 질의 건조 및 알카리화로 성관계 시 어려움을 호소할 수 있다. 질의 수축과 분비물 저하로 질염이 발생하기 쉽다. 유방이 탄력을 잃고 처지며 유선이 지방조직으로 교체되어 덜 단단해지고, 가슴이 처지고 작아진다.

(1) 주요 질환

① 요실금

요실금은 자신의 의지와 상관없이 소변이 배출되는 질환이다. 원인은 노화로 인한 방광의 저장능력 감소, 골반 근육의 조절능력 약화, 파킨슨병, 당뇨병, 각종 약물 복용으로 인한 부작용, 변비, 남성의 전립선비대증, 여성의 요로 감염 및 복압상승이다.

요실금의 증상은 웃음, 기침, 재채기, 달리기 등 복부 내 압력 증가로 인해 소변이 나오거나 요의를 느끼자마자 바로 소변이 나오는 경우이다. 또한, 소변의 배출이 원활하지 않아 소변이 조금씩 계속적으로 흘러나오는 것 등이다. 치료와 예방을 위해 발생 원인에 따라 골반근육강화 운동을 하거나 적절한 약물요법이나 수술 치료를 한다. 또한 충분한 수분 섭취로 방광의 기능을 유지하고 복부 내 압력을 증가시키는 비만은 복압성 요실금을 유발하기 때문에 체중을 조절한다.

② 전립선 비대증

전립선 비대증은 남성에게만 있는 기관으로 방광 바로 아래에 위치하여 요도를 감싸는 전립선이 커져서 요도를 압박하는 질환이다. 원인은 노화에 따른 남성호르몬 감소, 여성호르몬 증가 등 호르몬 불균형, 고콜레스테롤 음식 섭취, 비만, 고지방 등이다.

전립선 비대증의 증상은 가늘어진 소변줄기, 잔뇨감, 빈뇨, 긴박뇨, 야뇨 등이다. 치료와 예방을 위해 간헐적 도뇨법을 이용하여 정기적으로 소변을 빼준다. 또한 약물요법을 통해 신장 기능의 손상을 치료하거나 요실금 증상을 완화시킨다. 심한 경우 전립선절제술을 받는다. 전립선 비대증의 악화를 예방하기 위해 금주 및 저지방 식사와 규칙적인 운동으로 적정 체중을 유지한다.

9) 내분비계

노화로 인하여 모든 내분비선의 기능이 점차 저하되며, 여성호르몬의 노화 현상으로 폐경기가 오고, 골다공증이 가속화된다. 남성호르몬의 감소가 자연스럽게 일어나는 남성 갱년기가 오며, 스테로이드 호르몬의 자연스러운 감소로 코티졸 등이 감소한다.

성장호르몬의 변화는 65세 이상 노인대상자의 약 1/3에서 성장호르몬 결핍이 나타나며, 이로 인해 복부지방 축적, 피부 두께 감소, 근육 소실 등 다양한 대사이상을 보인다. 노화로 인해 성장호르몬의 감소로 혈당이 증가하게 된다. 또한 갑상선의 활동이 위축되고 갑상선자극호르몬의 분비가 감소한다. 부신피질자극호르몬의 분비 감소로 부신의 활동이 저하되면서 에스트로겐, 안드로겐, 프로게스테론 등의 분비가 감소한다. 췌장 내 인슐린의 분비도 감소하고 인슐린에 대한 신체의 민감성도 떨어져 체내 인슐린의 효과가 감소한다.

(1) 주요 질환

① 당뇨병

당뇨병은 혈중 포도당 수치를 조절하는 인슐린이 분비되지 않거나 분비가 부족한 경우, 또는 인슐린에 대한 신체의 저항성으로 인해 포도당이 세포 내로 들어가지 못해 혈중 포도당 수치가 올라가서 소변에 당이 섞여 나오는 질환이다. 원인은 고령, 비만, 과식, 운동부족, 스트레스, 가족력 등이다

당뇨병의 증상은 다음증, 다식증, 다뇨증, 체중감소, 두통, 흐릿한 시력, 무기력, 상처치유 지연, 감각 이상 및 저하 등이다. 또한, 감염, 식사량 증가 등의 경우 고혈당, 식사량 감소 및 활동량 증가 등의 경우 저혈당 등이다. 치료와 예방을 위해 균형 잡힌 식단을 통해 적정 열량을 섭취하고 혈당 조절을 위해 하루 세 번 규칙적으로 식사한다. 또한 반찬은 저콜레스테롤 식이를 기본으로 하여 고섬유질 음식을 섭취하고 청량음료, 아이스크림, 사탕, 주스 등 단 음식과 알코올의 섭취를 제한한다. 매일 규칙적으로 운동을 무리하지 않는 정도로 유지하고 공복 시 운동을 하거나 장기간 활동 시에는 저혈당에 대비한다. 혈당이 조절되지 않으면 의사와 상의한 후 운동량을 조절하고 혈당을 조절한 후에 운동을 시작한다. 경구용 혈당강하제나 인슐린 등 약물요법은 반드시 의사가 처방한 대

로 시행해야 하며 식이요법과 운동요법을 병행하는 것이 치료 효과를 높일 수 있다.

10) 면역계

노화로 인해 정도의 차이는 있지만 면역 기능이 저하되고 염증 반응이 증가하게 된다. 인체의 면역계는 외부 환경이나 스트레스부터 자신을 지키기 위한 더 많은 방어 작용이 필요하다. 항원에 대한 감작반응 속도가 느려지고, 항체생산능력이 저하됨에 따라 장기간의 지속적인 항원 압박으로 염증유발물질(사이토카인)이 증가되고 T세포와 B세포의 획득 면역 기능은 저하된다. 특히 T세포를 혈중으로 보내는 장기인 흉선은 노화에 따른 변화가 뚜렷해져서 T세포의 전체 수와 자연살해세포가 노화에 따라 감소하게 된다. 이들 암세포 파괴능력이 뛰어난 자연살해세포가 노화에 따라 감소되므로 노년기 암 발생률이 증가될 수 있다. 또한 노화에 따라 예방접종 후 항체 생성능력이 저하되고 세균이나 바이러스를 효과적으로 처리할 수 없어 감염성 질환이나 류마티스 관절염 등 자가 면역 질환도 증가하게 된다.

(1) 주요 질환

① 류마티스 관절염

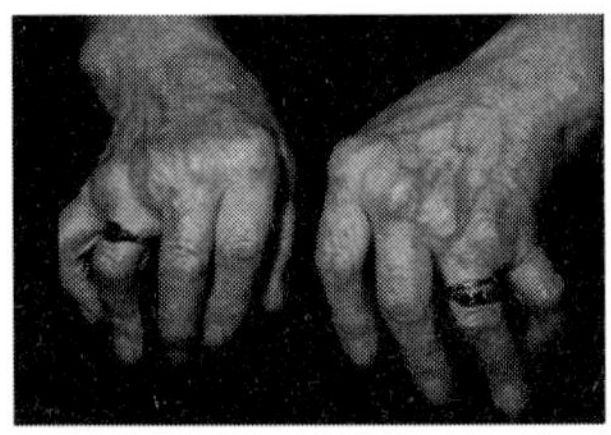
[그림 6-4] 류마티스 관절염

류마티스 관절염은 관절 주위를 둘러싸고 있는 활막이라는 조직에 염증이 발생하는 만성 자가 면역 질환이다. 정확한 원인은 알려져 있지 않지만 유전적으로 류마티스 관절염의 소인이 있는 사람이 어떤 외부 자극을 받으면 인체 내 면역체계가 자신을 항원으로 인식하여 비정상적으로 공격하면서 염증이 발생한다고 추정하고 있다(그림 6-4).

류마티스 관절염의 증상은 관절의 강직, 관절통, 다발성 관절염, 뻣뻣한 손마디, 해당 관절의 열감 등이다. 치료와 예방을 위해 처방된 비스테로이드 소염제, 진통제, 스테로이드제, 류마티스 관절염 억제제 등을 규칙적으로 복용한다. 또한 관절 운동을 증진하거나 필요시 억제하고, 관절 변형을 교정하며 안전성을 증진하기 위해 수술을 시행하기도 한다.

2 인지·정신적 변화와 주요 질환

인지기능은 사고, 기억, 인지, 의사소통, 인식, 계산, 문제해결 등과 같은 지적인 일을 수행하는 능력을 말한다. 인지장애는 지적 능력, 학습능력, 판단력, 지각력, 문제해결능력, 정신운동 능력 및 사회능력에 영향을 미친다. 정신건강은 개인이 스스로 자신을 끊임없이 치유해 나가고 이를 바탕으로 자신을 변화시키는데 효과적으로 대처하고 삶의 스트레스를 관리할 수 있는 능력을 말한다. 이러한, 인지기능과 정신건강이 노화로 인해 생겨나는 변화와 주요 질환을 충분히 이해하고 파악하는 것은 중요하다.

1) 인지적 변화와 주요 질환

노인 개인마다 다양한 인생경험에 따른 차이를 가지고 있으므로 노화에 따른 인지건강에 대한 특성을 설명하기는 어렵다. 노화로 인해 지적 능력이 감소하고 치매와 섬망의 가능성이 높아진다. 노년기에 들어서면 단기 및 최근 기억이 약화되고 사고와 문제해결 능력은 일반적으로 감소되지만 노년기의 반응속도 저하 등은 경험을 통해 얻은 지혜로 보완한다.

(1) 주요 질환

① 치매

치매는 정상적으로 생활해 오던 사람이 뇌에 발생한 여러 가지 질환으로 인하여 인지기능이 저하되거나 상실하여 일상생활을 수행하는데 지장을 초래하는 질환이다. 원인은 뇌에 베타아밀로이드 단백이 침착되어 생긴 노인성 신경반과 타우 단백질이 과인산화 되면서 결합한 비정상 물질이 뇌에 축적되어 세포의 기능 마비, 뇌혈관의 파열이나 협착으로 산소와 영양분의 공급이 차단되어 뇌세포가 손상, 우울증, 약물 및 알코올 중독, 엽산 결핍, 뇌염, 뇌출혈 등이다.

치매의 증상은 인지장애와 정신행동 증상으로 나뉜다. 인지장애 증상은 비번한 기억력 저하(단기 기억력 저하가 먼저 생기고 점점 장기 기억력 저하가 온다), 언어구사능력 저하, 지남력 저하, 시공간 파악 능력 저하, 신체적 수행기능 저하 등이다. 정신행동증상은 우울증, 자살에 대한 생각 증가, 망상, 환청, 환시, 초조, 공격성, 수면장애 등이다.

치매의 치료를 위해 정기적으로 병원을 방문하여 꾸준히 진료를 받고 인지기능개선제,

아세틸콜린 분해효소 억제제, 항우울제, 항경련제 등 처방된 약물을 규칙적으로 복용한다. 또한 가급적 단순화된 안전한 환경을 제공하고 인지 및 활동 자극(간단한 물건 만들기, 원예, 그림 그리기, 노래 부르기 등) 활동을 격려한다. 문제 행동을 수정해서 반복적으로 익힐 수 있도록 한다.

치매의 예방을 위해 고혈압, 당뇨병 등 성인병을 철저히 관리하고 항산화영양소(채소나 생선을 통해 섭취하는 것이 좋다)가 포함된 균형 잡힌 식사를 규칙적으로 한다. 또한 운동은 물론 독서 등 개인적인 취미활동을 꾸준히 하고 사교모임 등 사회활동을 지속한다. 기억력 장애 증상을 보이는 경우 치매안심센터를 통해 조기 검진을 받도록 한다.

② 섬망

섬망은 의식장애로 인해 주의력 저하뿐만 아니라 감정, 언어, 사고 등 인지기능 장애와 정신병적 증상이 나타난다. 섬망은 급격하게 발생하여 지속시간이 다르며 증상의 기복이 심한 것이 특징이다. 원인은 인지 손상, 고령, 치매, 뇌질환, 우울, 만성 신기능 부전, 탈수, 영양 부족, 과다 음주, 약물 사용, 억제대 사용, 기동성 저하 등이다.

섬망의 증상은 잠에서 덜 깼거나 몹시 졸려하는 행동, 주의력 감퇴, 지남력 장애, 인지장애, 지각장애, 편집 망상, 초조, 정서 불안정 등이다. 치료와 예방을 위해 섬망의 원인을 우선적으로 치료한다. 또한 원인이 교정되더라도 증상이 지속될 수 있으므로 일상생활 절차, 규칙, 도움을 요청할 사람 및 방법 등을 반복적으로 알려주고 지남력을 유지할 수 있도록 돕는다. 섬망 노인이 할 수 있는 일은 스스로 하도록 격려하고 말을 경청하는 것은 물론 현실을 확인할 수 있는 안전하고 안정된 환경을 만들어 준다. 충분한 식사와 수분 섭취를 통한 전해질 불균형 및 통증 등을 예방하는 것도 중요하다.

2) 정신적 변화와 주요 질환

노년기에는 다양한 상실, 스트레스, 질병과 관련된 변화, 불편감 등은 여러 가지 정신건강 문제를 발생시킨다. 정신질환의 빈도는 성인에 비해 노인에게 더 높다. 특히 노년기 우울증은 나이에 따른 유병률과 강도가 증가하여 자살과 같은 치명적 결과를 초래할 수 있다. 노화로 인해 내향성, 조심성, 수동성, 의존성이 증가하고 생에 대한 회고 시간 및 친근한 사물에 대한 애착심이 증가한다.

(1) 주요 질환

① 우울증

우울증은 노인에게 흔히 발생하지만 본인 스스로 자각하기 어렵고 주변 사람이 발견하기도 쉽지 않아 방치되기 쉽다. 특히 독거노인의 경우 더 많이 방치되기 쉽다. 원인은 뇌의 신경전달 물질의 변화, 치매, 발견되지 않은 뇌경색 혹은 뇌혈관질환, 부신피질, 뇌하수체 등에서 분비되는 호르몬의 변화, 스트레스, 은퇴, 주변 사람의 죽음, 사회경제적 변화, 건강 악화, 수술 등이다.

우울증의 증상은 잦은 우울감, 잦은 슬픈 기분, 불면, 과도한 수면, 불안, 초조, 무기력, 식욕 변화, 체중 변화, 절망감, 부정적 사고, 자살에 대한 반복적 생각 등이다. 그러나 노인의 우울증은 인지기능 저하 증상이 나타날 수 있으므로 치매와 구별이 중요하다. 치료와 예방을 위해 노인의 생각, 무력감, 분노 등을 인정하고 수용하며 언어로 자신의 상태를 표현하도록 돕고 일상생활이 어려운 우울감이 지속된다면 지체 없이 정신과 외래를 방문하여 상담과 약물치료를 병행한다. 또한, 우울증이 심한 경우는 자살 위험이 증가하므로 자살에 대한 생각과 구체적인 행동계획을 주변 사람들에게 이야기한다면 주의 깊은 관찰과 치료가 필요하다. 우울증은 노인 스스로 극복하기 어렵기 때문에 모임 등 사회적 활동 및 여가활동 등을 늘려 긍정적 지지체계를 형성하고 규칙적으로 운동하는 것이 좋다.

2

노인의 질병예방 및 건강증진

제1장

영양 및 수면

학습목표

1. 노화에 따른 영양 변화를 설명할 수 있다.
2. 시설 노인의 영양 평가와 영양 관리방법을 설명할 수 있다.
3. 노화에 따른 수면 양상의 변화를 설명할 수 있다.
4. 시설 노인의 수면 문제와 관리 방안을 설명할 수 있다.

1 노인의 영양

영양은 건강유지를 위한 필수 요소로, 균형 잡힌 영양 공급은 일상생활을 영위하기 위한 활력과 에너지를 제공하며 생명유지와 직결된다. 영양소는 영양을 제공하고 물질 대사과정과 영양과정에 영향을 미치는 화학적인 물질이다. 인체에 필요한 영양소는 50여종으로 열과 에너지 발생, 체조직 구성과 재생 그리고 여러 형태로 체내 대사 과정을 조절한다. 5대 중요 영양소는 탄수화물, 지방, 단백질, 비타민, 무기질이며 이들 중에서 탄수화물, 지방, 단백질은 에너지 공급 역할을 하고 비타민, 무기질은 에너지 사용의 촉매제 역할을 한다.

1) 노화에 따른 영양 변화

건강을 유지 · 증진하기 위해 필요한 영양 요구는 생애 주기에 따라 지속적으로 변화한다. 노년기에는 노화에 따른 생리적 기능 감소와 더불어 만성질환 발병과 다약제 복용, 사회경제적 지위 상실 등으로 인해 영양 상태가 취약하게 된다. 특히 저작능력과 소화 · 흡수율이 저하되고 운동량 저하에 따른 섭취량의 저하 등이 나타나기 때문에 노인의 영양 섭취 정도를 평가하고 영양 불균형이 발생되지 않도록 주의를 기울여야 한다(표 1-1).

노인은 영양 불균형이 발생하게 되면 영양보충이나 교정을 통한 회복이 쉽지 않고, 영구적 기능 손상 및 질환에 이환될 가능성이 높기 때문에 지속적으로 영양 상태를 감시하고 균형 잡힌 식단을 유지해야 한다. 노인의 질병이환율과 사망률을 높이는 주된 요소로는 저체중과 의도하지 않은 체중감소이다. 저체중은 영양불량과 관련되므로 영양불량의 원인을 조기에 파악하여 건강악화를 예방해야 한다. 특히 치매가 있는 노인은 영양실조 상태이거나 영양실조의 위험이 높아 부족한 영양소의 보충과 대상자의 상황에 맞는 영양 공급 방법을 선택하여 영양을 제공하는 개별화된 케어 제공이 필요하다.

[표 1-1] 노년기 영양 상태에 영향을 미치는 생리적 변화

- 치아손실과 구강상태 불량(예. 치주염) → 의치 착용시 저작의 어려움
- 미뢰 위축과 타액 분비량 감소 → 미각 둔화, 구강 건조증
- 시각, 청각 기능 저하 → 식사준비(조리) 및 식사시 친교 어려움
- 후각 둔화 → 미각 둔화, 식욕저하
- 위장관 연동운동 감소, 위산과 소장내 효소 분비 감소 → 소화 흡수율 저하

2) 노인의 영양 평가

(1) 신체 계측

체중, 체질량지수, 피부두께 및 둘레 측정을 통해 노인의 영양 상태를 평가한다.

① **체중** : 6개월 이내 평소 체중의 10% 이상(혹은 4.5kg) 또는 1개월 이내 5% 비의도적 체중감소는 영양학적 위험 지표이자 질병발생 위험요인이다.

② **체질량지수(Body mass index, BMI)** : 몸무게(kg)를 신장의 제곱(㎡)으로 나눈 값이다. 체형과 체지방을 간접적으로 측정한다(표 1-2).

[표 1-2] 체질량지수(Body mass index, BMI)

※ 세계보건기구의 아시아 · 태평양 비만 진단 기준

BMI < 18.5 kg/m^2 : 저체중	BMI ≥ 25 kg/m^2 : 비만
BMI 18.5~22.9 kg/m^2 : 정상 체중	BMI ≥ 30 kg/m^2 : 고도비만
BMI ≥ 23 kg/m^2 : 과체중	

출처 : 대한비만학회 체질량지수(body mass index, BMI)

③ **피부두께 및 둘레 측정**

삼두박근(triceps)의 피부주름두께(피하 지방 두께)를 측정하여 영양 상태를 평가하며,

중간상박부둘레(mid arm circumference, MAC)와 중간상박근육둘레(mid arm muscle circumference, MAMC)를 측정하여 골격근육 무게, 지방축적 정도를 평가한다.

(2) 진단검사

영양 상태를 판별하는 혈액학적 검사 종류는 혈색소와 적혈구용적률, 혈청알부민과 트랜스페린, 총림프구수, 크레아티닌, 질소균형 등이 있다(표 1-3).

[표 1-3] 영양 상태를 판별하는 혈액학적 검사

진단 검사	영양학적 의미
• 혈색소(Hemoglobin, Hb)	철분 영양 상태 지표 (※ Hb 저하 : 철결핍성 빈혈)
• 적혈구용적률 (Hematocrit, Hct)	혈액 내 적혈구 용적률, %로 표기(※ Hct 상승 : 탈수)
• 혈청알부민(albumin)	장기간(반감기 20일)의 영양결핍에 관한 예측 지표
• 트랜스페린(transferrin)	단기간(반감기 7~8일)의 내장단백 상태 변화를 반영
• 총림프구수 (total lymphocyte count)	혈장단백 무게 측정 지표, 면역상태를 반영
• 크레아티닌(creatinine)	근육의 총량 반영. 근육대사산물로 근육무게에 비례해서 소변으로 배설 (※ 단백 영양 결핍 : 소변 중 크레아티닌 배설 감소)
• 질소균형 (nitrogen balance)	체내 단백질의 결핍, 대치되는 정도 예측 가능

(3) 영양상태 평가 설문 도구

노인의 포괄적 영양 상태를 평가할 수 있는 도구로는 간이영양평가(Mini-nutritional assessment, MNA)가 있다. 노쇠 노인의 영양불량 위험성을 파악하여 조기 치료가 필요한 대상자 선별 방법으로 활용된다. 단시간 안에 정확한 선별이 가능하고 사망률 예측에 도움이 된다. 4개 영역(18문항)으로 신체계측, 일반조사, 식이조사, 주관적 평가 등으로 구성되어 있다.

노인 개별 혹은 집단의 영양 상태와 식사의 질을 종합적으로 평가할 수 있는 도구로는 노인영양지수(Nutrition Quotient for Elderly, NQ)가 있다. 4개 영역(19문항)으로 균형, 다양, 절제, 식행동 등을 평가한다.

3) 시설 노인의 영양 관리

(1) 영양소 보충

① 노년기 적정 영양섭취 기준

우리나라 노인의 적정 영양섭취 기준은 보건복지부 · 한국영양학회가 제시한 「한국인 영양섭취기준」을 따르며, 식품군을 6가지로 분류한 [식품구성탑]을 기준으로 식품군별 1인 1회 섭취 적정량을 참고하면 된다(그림 1-1).

노인의 적정 영양소 섭취 기준은 체중이며, 체중 비율을 고려하여 성인 기준의 평균필요량(Estimated Average Requirement, EAR)이나 충분섭취량(Adequate Intake, AI)을 결정한다. 노인은 나이가 들면서 기초대사율 저하로 에너지 섭취량이 감소하므로 나트륨 섭취 적정량은 체중보다는 에너지 섭취량을 기준으로 한다. 노인은 저작능력과 소화흡수율 저하, 운동량 부족에 따른 섭취량 저하 등과 만성질환 발병 상태에 따라 개인차가 크므로 노인의 개별 특성을 고려해 적합한 영양 공급이 이루어져야 한다(표 1-4).

㉠ 열량 요구량

노인은 활동량 감소에 따라 열량 요구량이 감소된다. 균형 잡힌 식단 제공이 필요하며 고열량이면서 영양소가 함유되지 않은 식품(예. 쿠키, 기름진 디저트 등)을 피한다.

㉡ 탄수화물

탄수화물은 에너지의 주된 공급원으로 성인기와 동일하게 두뇌에서 사용되는 포도당을 기준으로 하여 100g/일, 55~65% 수준이 적절하다. 탄수화물은 소화가 쉽고 체내 대사과정 중 완전 연소되어 독성물질을 남기지 않는다.

㉢ 식이섬유

식이섬유는 포만감을 형성하여 식욕조절에 도움을 준다. 소화시간이 더디어 에너지흡수율을 낮추어 체중조절에 도움이 된다. 노인 남자 25g/일, 노인 여자 20g/일이 적정하다.

㉣ 단백질

단백질은 인체의 정상적인 성장과 유지에 필요한 필수 아미노산과 질소화합물을 공급한다. 단백질 보충이나 고단백섭취가 노쇠(frailty)와 근감소증(sarcopenia; 근육량과 근력감소)을 억제하고 근섬유 생산을 증가시키는데 효과가 있는 것으로 알려져 있다. 노인의 단백질 섭취 기준(1.0~1.6g/kg/일)에 관한 의견은 매우 다양하나 75세 이상 노인(특히 여성)의 대부분은 단백질 섭취량이 1일 권장량보다 부족한 상태로 신장질환이 없는 한 충분한 단백질을 섭취하여 근감소증을 적극적으로 예방하도록 한다.

㉤ 수분

수분은 신체 구성의 주요 성분으로 체중의 60%를 차지한다. 음식의 소화흡수, 영양소 운반, 폐나 신장을 통한 노폐물 배출, 수많은 체내 화학반응이 물을 매개로 이루어지므로 적정한 수분섭취가 필요하다. 특히 노년기에 충분섭취량의 수분섭취를 위해서는 갈증시 뿐만 아니라 수시로 수분을 보충해야 한다.

㉥ 지방

지방은 단위용량 당 에너지가 높아 비만 가능성이 크다. 지질 에너지 섭취량은 15~30% 수준이 적절하며 포화지방산, 트랜스지방산, 콜레스테롤을 과다 섭취하면 이상지질혈증과 관상 동맥질환 등 만성질환이 발생될 가능성이 높기 때문에 지방섭취를 줄인다.

㉦ 칼슘

노인은 골용출량이 골생성량보다 많아 골질량(bone mass)이 상당히 감소하게 되어 골다공증(osteoporosis)의 발생 가능성이 높다. 특히 여성노인의 경우 폐경전후부터 칼슘흡수율 저하, 부갑상선 호르몬의 혈청 농도 상승과 더불어 골밀도가 급격히 감소하므로 지속적인 칼슘 섭취가 필요하다.

㉧ 철

철은 적혈구 단백질인 헤모글로빈의 필수성분이다. 헤마토크릿과 헤모글로빈의 감소로 인한 철 결핍이 나타나며 심한 경우 철 결핍성 빈혈이 발생될 수 있다. 철 결핍시 인지능력이 손상되는 위험이 있다.

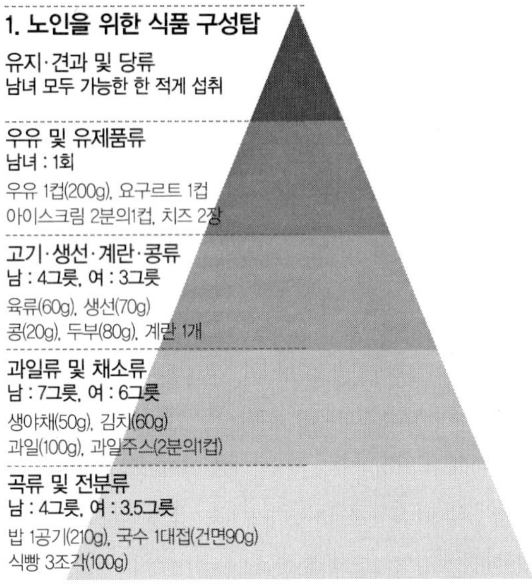

2. 노인에게 좋은 식단 구성

밥	• 아연이 풍부한 콩을 넣으면 떨어진 입맛 돋우는 데 도움 • 보리쌀 · 현미 · 귀리를 넣으면 식이섬유 · 비타민 B1 보충
국	• 배추된장국, 미역국, 두부국 등 심심하게 조리한 국
반찬 1(고기)	• 계란장조림, 고기장조림 등은 비교적 오래 두고 먹을 수 있음 • 동그랑땡처럼 고기를 잘게 다진 반찬은 씹기에 수월
반찬 2(채소)	• 김치, 장아찌 등 오래 두고 먹어도 되는 음식 준비
반찬 3(채소)	• 나물, 멸치 고추 볶음, 연근 조림 등
간식	• 과일, 요구르트, 치즈 고구마 등

[그림 1-1] 노인을 위한 식품구성탑과 노인에게 좋은 식단

출처 : 보건복지부 · 대한의학회「노인을 위한 식품구성탑」

[표 1-4] 노년기 영양소 섭취 기준

연령(세)		체중 (kg)	BMI (kg/m^2)	에너지 (kcal/일)	탄수화물 (g/일)	식이섬유 (g/일)	단백질 (g/일)		수분 (mL/일)	칼슘 (mg/일)	철 (mg/일)
				EAR	EAR	AI	EAR	RI	AI	RI	RI
남자	65~74세	62.4	22.6	2,000	100	25	50	60	2,100	700	9
	75세 이상	60.1	22.6	1,900	100	25	50	60	2,100	700	9
여자	65~74세	50.1	21.4	1,600	100	20	40	50	1,800	800	8
	75세 이상	46.1	21.4	1,500	100	20	40	50	1,800	800	7

* EAR(평균필요량, Estimated Average Requirement), AI(충분섭취량, Adequate Intake), RI(권장섭취량, Recommended Nutrient Intake)

출처 : 한국영양학회(2020). 한국인영양섭취기준

② 경장 영양(Enteral nutrition, EN)

경구섭취가 부족하거나 연하곤란(삼킴장애) 및 흡인의 위험이 높을 때 관을 삽입하여 경장영양(enteral nutrition or tube feeding)을 실시한다. 단기간 영양공급이 필요하면 비위관이나 비장관을, 장기간 영양공급이 필요하면 위루관(gastrostomy)이나 공장루관(jejunostomy tube)을 적용한다. 장내 세균예방과 면역 유지를 위해 정맥영양(parenteral nutrition)보다 소화기관을 이용한 영양공급을 우선 적용하도록 한다.

③ 비경구 영양(parenteral nutrition, PN)

위장관이 정상 기능을 할 수 없을 때 혹은 경구와 경장영양으로 충분한 영양공급을 할 수 없을 때 중심정맥 또는 말초정맥으로 포도당, 아미노산, 지질, 무기질, 전해질, 미량원소, 비타민 등의 영양분을 투여한다. 무균적 관리를 통해 감염의 위험성을 사전에 예방하고 빠른 속도로 주입하게 되면 삼투성 이뇨와 탈수 위험이 발생되므로 주입속도를 철저히 관리한다.

(2) 섭식연하장애 노인 관리

시설 입소 노인 중 저작 및 연하곤란이 있는 노인이 1/3을 넘는다. 섭식연하장애는 음식을 인지하고, 입으로 음식을 운반하여 저작과정을 거쳐 음식물 덩어리(식괴, bolus)를 삼켜서 구강, 인두, 식도, 위로 이동시키는 과정 중 어느 단계에 장애가 발생된 것이다. 섭식연하장애 위험이 높은 대상자는 노인 뇌졸중 환자, 두경부에 방사선요법 받은 암환자, 뇌신경 기능 부전 환자 등이다.

① 섭식연하장애 평가

섭식연하장애를 평가하기 위해 조기발견 설문지와 스크리닝 검사를 실시한다(표 1-5). 섭식연하장애 평가의 중요지표는 신장과 체중으로, BMI 18.5 이하인 경우 저영양상태로 판단하고 저 영양상태가 발생된 원인 분석이 필요하다. 음식섭취에 영향을 미칠 수 있는 인지기능평가 및 구강내 상태 확인(구내염, 궤양 등)이 필요하다. 섭식연하장애 스크리닝 검사로 반복타액연하테스트(repetitive saliva swallowing test, RSST), 개정 물 마시기 테스트(modified water swallowing test, MWST), 경부청진법, 맥박산소측정기, 연하조영술, 연하내시경 등을 실시한다.

섭식연하장애 시 흡인을 수반하는 증상이 나타난다. 폐렴, 식사 중이나 후에 목에 걸리거나 잦은 기침, 식후 애성(쉰 목소리)이 동반되면 무증상 흡인 가능성이 높다. 이외에 식사시간이 1시간 이상 오래 걸리거나 탈수증상(구강건조, 소변량 저하), 저영양, 식욕부진, 야간의 잦은 기침, 수분섭취요구가 줄어드는 등의 증상이 나타난다.

[표 1-5] 섭식연하기능 저하를 조기발견하기 위한 설문지

이름	연령 세	남 · 여	
	20 년 월 일 현재		
신장 cm	체중 kg		
1. 폐렴으로 진단받은 적이 있습니까?	A. 반복	B. 한번만	C. 없음
2. 살이 빠지고 있습니까?	A. 확실히	B. 약간	C. 없음
3. 음식물을 삼키기 어렵다고 느낀 적이 있습니까?	A. 자주	B. 가끔	C. 없음
4. 식사 중에 숨이 막힌 적이 있습니까?	A. 자주	B. 가끔	C. 없음
5. 차를 마실 때에 숨이 막힌 적이 있습니까?	A. 자주	B. 가끔	C. 없음
6. 식사중이나 식후, 그 외에도 목에서 그렁그렁(가래가 걸린 느낌)한 적이 있습니까?	A. 자주	B. 가끔	C. 없음
7. 목에 음식이 남은 느낌이 있는 적이 있습니까?	A. 자주	B. 가끔	C. 없음
8. 식사 속도가 느려졌습니까?	A. 심함	B. 약간	C. 없음
9. 딱딱한 것을 먹기 힘들어졌습니까?	A. 심함	B. 약간	C. 없음
10. 입에서 음식물이 품어져 나온 적이 있습니까?	A. 자주	B. 가끔	C. 없음
11. 입 안에 음식물이 남는 적이 있습니까?	A. 자주	B. 가끔	C. 없음
12. 음식물이나 시큼한 액체가 위에서 목으로 역류한 적이 있습니까?	A. 자주	B. 가끔	C. 없음
13. 가슴에 음식이 남거나 꽉 찬 느낌으로 답답한 적이 있습니까?	A. 자주	B. 가끔	C. 없음
14. 밤에 기침으로 잠을 못 자거나 깬 적이 있습니까?	A. 자주	B. 가끔	C. 없음
15. 목소리가 쉬어 있습니까?(컬컬한 소리, 쉿소리 등)	A. 심함	B. 약간	C. 없음
* 일본 섭식연하장애 학회에서 작성한 설문지로 A가 하나라도 있으면 장애를 의심하고 보다 상세한 평가를 실시한다. B항목만 있다면 상태를 관찰한다.			

출처 : 소종섭, 고석민 (2018). 섭식연하장애의 이해와 실제, 대한치과의사협회지, 56(5), 287-295.

② 섭식연하장애의 치료

섭식연하장애가 있는 노인은 영양 보충을 위한 경장영양 제공과 재활치료를 실시한다. 재활치료 중 섭식연하훈련은 구강 주위근(턱, 볼, 입술, 혀)의 수의적 운동으로 구강 운동 능력 향상 및 흡인예방(식괴를 인두로 보내는 과정 촉진)에 기여한다. 또한 음식을 이용하지 않는 간접훈련(기초훈련 ; 연하체조, 아이스마사지, 멘델슨 기법 등), 음식물을 이용한 직접훈련(섭식훈련 ; 단계적 섭식훈련, 자세나 체위, 고개 돌리고 삼키기, 고형물과 유동물 번걸아 삼키기 등), 자세 유지 능력 등 대상자의 힘을 강화하여 활동, 휴식, 배설 등 생활리듬을 정비하는 생활재건 재활치료도 적용된다.

(3) 시설 노인의 영양관리 지침

① 시설 노인의 선호도를 고려한 식사 제공이 필요하다.

시설 노인은 제공되는 음식의 간, 맛, 양, 형태 및 종류 등에 만족하지 못하는 경향이 있다고 한다. 일관된 식사제공보다는 입소자의 개인별 선호도를 고려할 필요가 있다.

② 정신 · 심리적 문제를 고려한다.

시설 노인은 만성질환으로 인한 독립성 상실, 배우자, 가족 및 사회적으로 친밀한 관계를 유지했던 사람들과의 분리 등으로 관계 형성이 줄어들게 되면서 우울, 불안, 무력감이 나타나고 식욕 부진을 초래하므로 정신 · 심리적 문제를 고려할 필요가 있다.

③ 불필요한 식이제한을 금한다.

표준식이를 토대로 만성질환별 개인 상황에 적절한 특별 식이를 제공하되, 엄격한 식이제한은 오히려 영양 불균형 상태를 초래할 수 있으므로 불필요한 식이제한을 금한다.

④ 섭취량과 배설량을 확인한다.

체액 균형 및 수분 섭취량 등의 평가를 위해 필요 시 섭취량과 배설량을 확인한다.

⑤ 치매 노인은 영양실조 혹은 영양실조의 위험성이 높은 상태로 적극적인 영양 평가와 위험 요인에 관한 감독을 실시한다.

㉠ 식사 시간 관리 감독이 필요하다. 음식물의 온도를 검사하여 화상을 예방한다.

㉡ 동일한 시간과 장소에서 음식을 제공한다.

㉢ 한 번에 한 가지 음식을 제공하여 대상자의 혼란을 방지한다.

㉣ 먹기 쉬운 간식(예. 샌드위치, 음료수, 손으로 집어먹을 수 있는 음식)을 식간에 제공한다.

㉤ 음식을 작은 조각으로 자르고 씹기 편하게 하여 질식을 예방한다.

㉥ 영양상태의 지표인 체중을 지속적으로 모니터링한다. 의도하지 않은 체중감소는 저영양 상태의 지표가 된다.

㉦ 중증 치매의 경우 혼자 음식 섭취하는 것과 음식 섭취 방법도 잊어버릴 수 있으므로 영양 공급을 위해 비위관 영양 공급이 필요할 수 있다.

2 노인의 수면

1) 노화와 수면 양상

수면(sleep)은 자극에 대한 인식과 반응이 감소되는 의식 변화 상태로, 생명을 유지하는 동안 수면과 각성 주기는 반복적으로 일어난다. 수면은 신체 기능을 최적의 수준으로 회복하고 힘과 건강을 유지하는 기전으로 신체적, 정서적 에너지를 충전하여 최적의 건강상태를 유지하도록 돕는 가장 중요한 휴식 방식이다.

연령은 수면에 영향을 미치는 가장 중요한 요소 중 하나로 성인기를 거쳐 노년기에 접어들면서 지속적이고 상당한 수면 양상의 변화가 나타난다. 나이가 들수록 좋은 수면을 취하기가 어려워지고 수면의 질이 저하된다.

적정 수면시간은 개인별 특성에 따라 다르며 적게는 4~6시간이, 많게는 9~10시간이 필요하기도 하지만 대부분은 7~8시간의 수면을 필요로 한다. 2020년 65세 이상 고령자 통계에 따르면 우리나라 노인의 총 수면시간은 8시간 28분이며, 65세 이후 연령이 증가할수록 총 수면시간은 증가하는 양상을 보였다(그림 1-2). 총 수면 시간의 증가는 잘 자는 것(good sleep)과 다르다. 시설 노인은 침상에 누워있는 시간이 길지만 각성시간이 길고 수면효율성이 낮다. 노인의 대부분은 관절염, 신경통, 고혈압, 당뇨 등의 다양한 만성질환으로 인한 통증을 경험하며 이는 수면의 질을 저하시키는 요인이 된다.

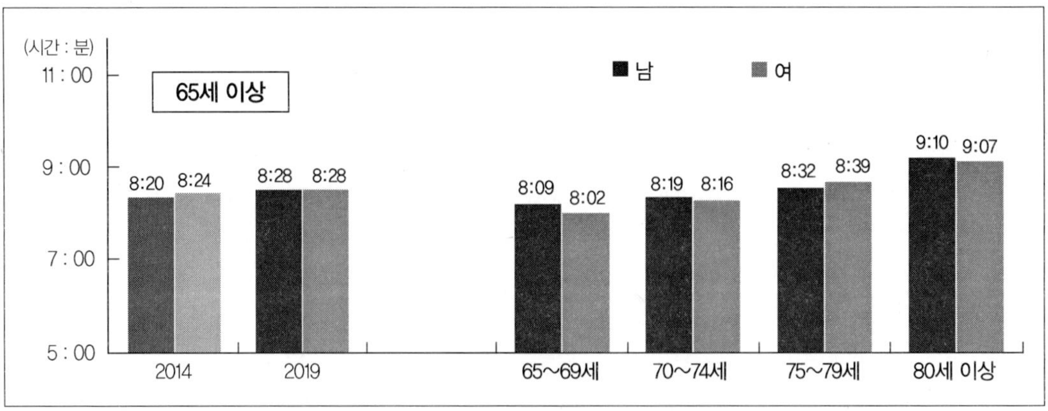

[그림 1-2] 65세 이상 고령자의 수면시간

출처 : 2020년 고령자 통계(2014년과 2019년 65세 이상 고령자 시간사용 : 수면시간 비교)

2) 수면의 생리

(1) 수면조절중추

수면과 각성의 조절중추는 뇌의 시상하부에 위치한 시교차상핵(Suprachiasmatic nucleus, SCN)에 있다. 생체리듬을 관장하는 생물학적 시계가 노화로 인해 손상되면서 일중리듬(circadian rhythm)에 변화가 나타난다. 시교차상핵은 뇌의 시각 중추까지 정보를 전달해주는 신경다발 아래에 위치해 있는데 눈의 망막이 시교차상핵과 연결되어 있어서 빛이 수면/각성주기에 직접적인 영향을 미치는 요인이 된다. 노화에 따라 일주기 리듬과 24시간 주기의 수면/각성 리듬의 진폭이 감소되어 밤 동안 숙면을 취하기 어렵고 잦은 각성상태가 나타나며 낮 동안에 주간졸리움을 경험하게 된다.

(2) 수면의 단계

정상적인 인간의 수면은 크게 두 가지 종류로 구분한다. 조용한 수면인 비렘수면(Non-Rapid eye movement, Non-REM)과 빠른 안구의 움직임을 동반하는 '꿈수면'에 해당되는 렘수면(Rapid eye movement, REM)이다. 비렘수면은 수면의 깊이에 따라 1~4단계로 세분화되어지며 3, 4단계와 같이 깊은 수면의 단계일수록 각성상태로 전환되기 위해서 더 강한 자극이 필요하다.

수면 단계에 따른 뇌파 양상을 살펴보면 생리학적, 행동학적으로 뚜렷이 구별되어지는 특정한 전기 생리학적 표지자가 존재함을 확인할 수 있다. 뇌파는 뇌의 활동 상태를 반영하여 사람이 활동 중이거나 특별한 정신적 활동을 할 때는 빠르고 작은 파장을 보이는 반면, 쉬거나 깊은 수면시간에는 크고 느린 파장으로 표현된다. 뇌파의 패턴과 안구의 운동, 근육 긴장도 등에 따라 수면을 단계별로 분리할 수 있다(표 1-6).

수면의 단계는 수면 전 졸음이 나타나고 비렘수면 1단계를 시작으로 깊은 수면의 단계인 3, 4단계까지 진행되고 다시 3, 2단계를 거쳐 렘수면 단계로 진행된다(그림 1-3). 수면의 단계는 수면 주기당 90분 정도 지속되며 보통 7~8시간의 수면 동안 4~6회의 수면주기를 경험하게 된다. 비렘수면 3, 4단계(서파수면, slow wave sleep; 뇌파가 완만하여 거의 꿈을 꾸지 않는 숙면 상태)는 심박동수, 호흡수가 각성상태보다 20~30% 감소한다. 인체는 서파수면 동안 기초대사율이 느려져 에너지 공급을 보존하고 세포의 회복과 재생을 위한 성장호르몬을 분비한다. 이러한 생물학적 과정을 통해 인체가 최상의 면역기능을 유지하도록 돕는다.

렘수면은 비렘수면 뒤에 나타나며, 수면 후반부에 집중적으로 관찰된다. 렘수면은 '꿈수면'이라고도 한다. 수면주기의 가장 마지막 단계로 빠른 안구운동, 체온상승, 심박동, 호흡수, 혈압증가 등 교감신경계가 각성상태보다 2배 더 활성화된다. 그러나 신체는 호흡이나 안구운동 이외에 거의 움직임이 없어 역설적 수면(paradoxical sleep)이라고 한다. 렘수면 동안 부적절한 정보를 제거하여 마음을 회복하고 정신적 피로를 풀어주며 낮 동안 습득된 단기기억이 장기기억으로 저장되도록 돕는 등 학습과 기억을 촉진한다.

8시간 수면시간 중 비렘-렘 주기가 반복되는데, 첫 렘수면 지속 시간은 10분보다 짧을 수 있으나 마지막 렘수면은 60분 이상 지속되기도 한다. 렘수면은 주로 마지막 1/3분기에 가장 많이 나타난다(표 1-7).

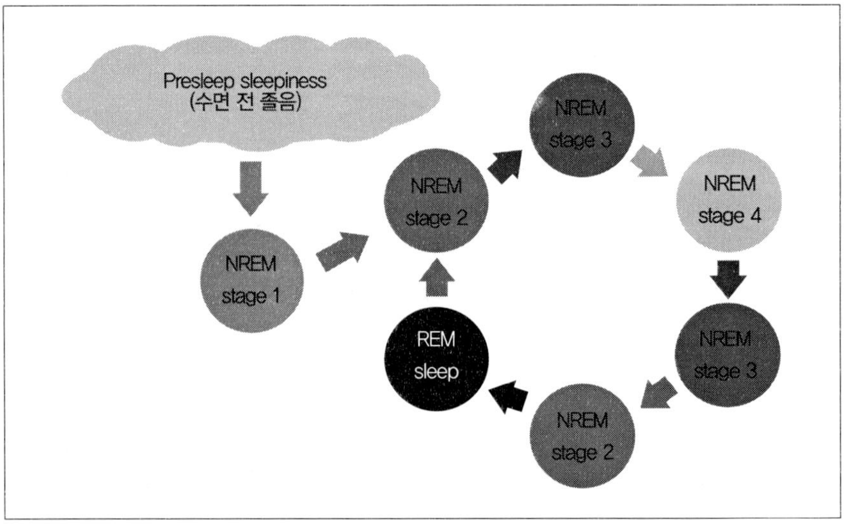

[그림 1-3] 수면의 단계

[표 1-6] 수면과 뇌파양상

수면 단계	뇌파 양상
각성상태(눈을 감고 긴장을 푼 상태)	알파파(alpha waves) ※ 눈을 감은 상태에서 8~12Hz 의 알파파가 후두부에서 관찰되며, 안구운동과 눈 깜빡거림 등으로 잡파가 섞일 수 있음
NREM 1단계	세타파(theta waves)
NREM 2단계	수면추(sleep spindle)라는 짧은 활동의 파열들과 K-복합체파(K-complex)
NREM 3, 4단계	크고 느린 델타파(delta waves)

[표 1-7] 수면의 단계별 특징

비렘수면(Non-Rapid eye movement, NREM)			
▪ NREM 1단계	▪ NREM 2단계	▪ NREM 3단계	▪ NREM 4단계
• 가장 얕은 수면의 단계 • 5분 정도의 시간 소요 • 체온 저하 시작, 근육이 완, 눈은 때때로 좌우로 천천히 움직임 • 소음같은 감각자극에 의해 쉽게 각성 • 초당 4~7Hz 쎄타파가 보이며 뇌파가 현저히 느려짐	• 이완된 상태로 수면이 정착되는 첫 단계 • 10~25분 소요 • 닫혀 있는 안검에 약간의 움직임이 있음 • 여전히 쉽게 각성됨 • 심박동수와 호흡수가 각성상태보다 약간 감소, 체온 저하 • 뇌파상 K-복합체(K-complex)와 함께 12~14Hz 수면추가, 두정엽 부위에 나타남	• 깊은 수면의 초기 단계 • 체온과 심박동수 감소 • 근육 이완 및 각성이 어려움 • 뇌파상 델타파가 20~50% 차지	• 가장 깊은 수면과 이완의 단계 • 모든 신체기능의 이완 • 각성을 위해서는 상당한 자극이 필요 • 활력징후가 각성상태 보다 상당히 감소 • 뇌파상 델타파가 50%가 넘음

렘수면(Rapid eye movement, REM)
• 전체 수면의 20~25% 차지 • 양안의 불규칙한 빠른 안구 움직임, 턱 근육의 근긴장도 저하 • 활력징후가 증가하며 때로는 불규칙적임 • 뇌파는 각성시의 뇌파소견과 유사함 : 저진폭의 3~13Hz 알파파

(3) 노년기 수면의 변화

노년기에도 성인기의 수면 특징들이 지속되어진다. 성인기에 비해 달라진 변화로 1시간 일찍 잠이 들고 1~3시간 일찍 일어나는 양상을 보인다. 수면 잠복기와 비렘수면 1, 2단계 수면 비중이 증가하고 총 수면시간, 깊은 수면, 렘수면 및 수면의 효율성은 감소하게 된다.

특히 노화에 따라 깊은 수면의 단계인 비렘수면 3, 4단계(서파수면)가 현저히 감소하는 것이 특징적이며, 때로는 4단계 수면이 없을 수도 있다. 이러한 양상은 뇌파에서도 확인할 수 있는데 청소년기 델타파는 전형적으로 고진폭 양상을 보이나, 노인의 경우 델타파의 진폭이 기준을 충족하지 못하는 저진폭 양상을 보인다(그림 1-4). 노화로 인한 수면 변화로 침대에 누워있는 시간이 증가하고 수면의 효율성은 저하되어 불면증에 취약하다. 또한 질병과도 관련되어 수면무호흡, 근골격계 질환, 심폐질환 등으로 인해 수면의 연속성이 깨지고 수면 분절이 늘어나게 된다.

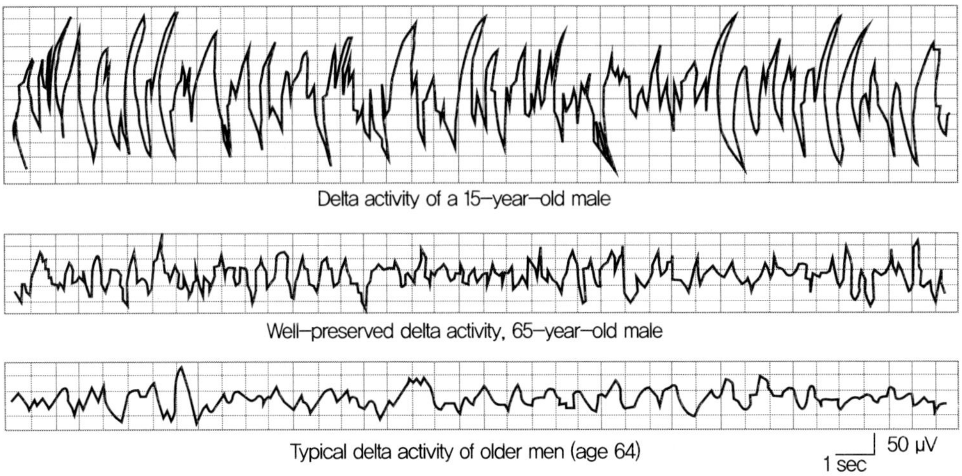

[그림 1-4] 델타파(delta waves)의 연령별 차이

출처 : Zeppelin, H. (1983). Normal age related change in sleep. In Sleep disorders: Basic and clinical research (pp. 431-444). Spectrum New York.
Kryer, M. H., Roth, T., & Dement, W. C. (2005). Principles and practice of sleep medicine. Elsevier Saunders.

3) 노인의 수면장애

(1) 불면증(insomnia)

불면증이란 대상자 스스로 느끼는 불충분한 수면 혹은 수면을 취하지 못하거나 수면의 질이 좋지 못한 상태이다. 불면증은 잠들기 힘든 '입면 곤란 불면증'과 수면 중 자주 깨고 다시 잠들기 어려운 '수면유지 곤란 불면증'이 있는데 노인의 경우 '수면유지 곤란 불면증'의 빈도가 더 높다. 불면증은 기간에 따라 수일간 지속되는 일시적 불면증, 수 주간 지속되는 단기간 불면증, 3주 이상 지속되는 장기간(만성적) 불면증으로 나뉜다. 또한 원인에 따라 명확한 이유 없이 발생하는 일차성 불면증과 질병상태와 관련된 이차성 불면증(예. 수면무호흡증, 기면증, 협심증, 우울증, 하지불안증후군, 주기적 사지운동증 등)으로 나뉜다.

불면증의 치료는 수면위생 개선, 바이오피드백, 이완요법 및 약물치료 등이 있으며, 치료의 방향은 불면증을 유발하는 정서적, 의학적 문제를 해결하는데 초점을 맞추어야 한다

약물 치료제는 비처방약물과 처방약물이 있다. 비처방약물은 항히스타민계열의 약물(심한 졸음을 유발하는 효과)이 단기간 사용될 수 있다. 처방약물로 벤조다이아제핀계 약물

[예. 트리아졸람(Triazolam)], 비벤조다이아제핀계 약물[예. 졸피뎀(Zolpidem)], 항우울제(antidepressants), 멜라토닌 수용체 작용제(melatonin receptor agonist) 등이 치료제로 쓰인다. 벤조다이아제핀계 약물은 신체, 심리적 의존도가 발생할 수 있어 중단 시 금단증상이 나타날 수 있으므로 단기간 사용해야 한다. 비벤조다이아제핀계 약물은 신체의존도가 낮으나 심한 졸음, 몽롱함, 집중력 저하 등이 초래될 수 있으므로 취침 직전 복용하여 다음날 일상생활활동에 지장을 초래하지 않도록 충분한 수면시간을 확보해야 한다.

(2) 수면무호흡증(sleep apnea)

수면 동안 정상적으로는 근육 이완, 호흡이 느려지고 기도가 약간 좁아지는 양상을 보이나 천천히 호흡을 유지하는 것이 가능하다. 수면무호흡증의 경우 수면 동안 호흡 기류가 원활하지 않아 호흡과 수면을 동시에 할 수 없다. 호흡장애지수(respiratory disturbance index, RDI) 값이 5 이상 시 수면무호흡증으로 진단한다(표 1-8).

노인은 폐쇄성 수면무호흡증(obstructive sleep apnea)이 흔하다. 노화에 따른 폐쇄성 수면무호흡증의 위험인자는 비만, 상기도 허탈의 증가, 근육 긴장도 감소, 갑상선 기능저하, 수면분절 및 서파 수면 감소, 폐 용량의 감소 등이다. 비만으로 코골음이 나타나는데 이는 목 부위의 과도한 지방축적으로 공기 통로가 좁아져서 발생한다. 근육긴장도는 나이가 들수록 감소하여 목 내부가 좁아지고 혀가 목 뒤로 쉽게 넘어가게 된다. 폐쇄성 수면무호흡증은 심혈관계, 대사성, 신경학적 질환 등과 밀접한 관련이 있어 고혈압, 뇌졸중, 당뇨병, 심부전증, 심부정맥 등의 발병 빈도가 증가한다.

수면무호흡증의 치료는 체중감량과 지속적 기도 양압(continuous positive airway pressure, CPAP) 유지 등이 있다. 지속적 기도 양압 유지 방법은 수면동안 일정한 압력으로 공기를 지속적으로 주입하여 기도에 양압 상태를 유지함으로써 상기도 폐쇄 예방, 수면위생의 개선 등의 효과가 나타난다.

[표 1-8] 수면무호흡증의 진단기준

호흡장애지수(respiratory disturbance index, RDI)
= (무호흡 빈도 + 저호흡 빈도) / 총 수면시간 ** > 5회/hr : 수면 무호흡증

- 무호흡(apnea) : 10초 이상 호흡 정지, 호흡 크기 감소(기본치의 80% 이하)
- 저호흡(hypopnea) : 10초 이상 호흡 정지, 호흡 크기 감소(기본치의 50% 이하)

(3) 하지불안증후군과 주기적 사지 운동증

① 하지불안증후군(Restless legs syndrome, RLS)

하지불안증후군은 사지(특히 다리)를 움직이고 싶은 충동을 느끼는 이상감각 혹은 불편감이 나타나는 감각운동 신경장애이다. 주로 다리에 나타나지만 팔에도 나타날 수 있다. 움직이면 불편한 감각이 호전되지만, 쉬거나 움직이지 않는 경우와 야간에 더욱 악화되며 하지불안증후군 대상자의 70~80%에서 수면장애가 동반된다. 하지불안증후군은 모든 연령대에서 발생될 수 있으나 특히 50세 이후 발병 빈도가 높아지며 노화에 따라 더 심해진다. 30% 정도는 이상감각으로 입면의 어려움이 나타나며 다리를 심하게 움직이기, 문지르기, 펴기, 치기, 걷기 등의 다양한 움직임을 통해 호전된다.

② 주기적 사지 운동증(periodic limb movements disorder, PLMD)

주기적 사지 운동증은 사지(주로 하지)에 일정한 양상으로 불수의적, 주기적 움직임이 나타나는 것이다. 수면 중 발생하는 경우 PLMS(periodic limb movements in sleep), 깨어 있을 때 발생하면 PLMW(periodic limb movements during wakefulness)라고 한다. 특징적 증상은 엄지발가락이 율동적으로 신전되거나 발목의 발등굽힘(dorsiflexion)이 나타나고 각 연축이 20~40초 간격으로 0.5~5초간 지속되며 간헐적으로 나타나 몇 분 혹은 몇 시간 지속되기도 한다. 하지불안 증후군이 있는 대상자에게서 주기적 사지 운동증이 빈발하며 수면 전반부에 더 자주 관찰되고 불면증이나 과도한 주간 졸음 등이 나타난다.

③ 약물치료

하지불안증후군이나 주기적 사지 운동증의 약물치료 시 질병관련 요인(예. 철 결핍성 빈혈, 당뇨, 관절염, 항우울제 사용 등)을 우선 파악하고 필요 시 철분을 보충할 수 있다.

하지불안증후군 치료제로 도파민 효현제가 우선적으로 사용되었으나 부작용으로 인해 최근엔 alpha-2-delta(α2δ) ligands 항경련제(예. regabalin과 gabapentin 등)를 주로 투여한다. 철분제제, 아편양제제, 벤조디아제핀 등도 투여하며 약물 부작용을 고려한 약물 치료가 진행되어야 한다. 하지불안증후군 치료제는 주기적 사지 운동증 치료에도 효과가 있다.

(4) 렘수면 행동장애(REM sleep behavior disorder, RBD)

렘수면 행동장애는 렘수면 중 정상적인 근력소실이 없고, 꿈꾸는 동안 과도한 근육운동이 동반되는 질환이다. 꿈의 내용대로 행동에 옮겨 소리지르기, 주먹 휘두르기나 발길질, 침대에서 뛰어내리는 행동 등 난폭한 행동이 나타난다. 이러한 수면 중 이상 행동은 각성 상태의 성격과 일치하지 않는다.

진단기준은 ① 수면 중 위협적이거나, 자신을 위협할 정도로 수면을 지속하지 못하거나, 혹은 같이 자는 사람을 괴롭히는 이상행동을 보이면서 수면다원검사(polysomnography, PSG)에서 이상소견이 있을 때, ② 수면 중 이상행동은 없으나 PSG 상 이상소견을 보이고 수면 중 이상행동이 비디오 촬영시 나타날 때이다.

약물치료제로 클로나제팜[Clonazepam(rivotril)]이 가장 치료효과가 좋아 1주일 이내에 수면 중 이상행동과 악몽이 조절된다. 그 외 약물로 카르바마제핀(carbamazepine), 멜라토닌, 도파민 효현제(L–dopa) 등이 있다.

4) 시설 노인의 수면 관리

시설 노인은 노화로 인한 수면양상의 변화, 만성질환으로 인한 신체 및 인지기능 저하와 통증, 노인시설의 특성상 공동생활로 인한 야간의 간헐적 소음발생 및 불빛 등 복합적 요인으로 인해 수면의 질이 저하된다. 수면의 질 저하는 우울증 발생 및 인지기능장애와 관련성이 높아 수면의 질을 향상시키는 방안이 필요하다. 치매 노인은 활동량 저하로 인해 빛에 노출이 감소하고 멜라토닌 리듬 감소, 시교차상핵(suprachiasmatic nuleus; 일주기 리듬 관장)과 기저핵(basal nucleus of maynert; 아세틸콜린 분비) 등의 퇴화로 수면효율 저하 및 잦은 각성 등이 나타난다. 그 외 과수면증, 조기 기상, 저녁이 되면 혼돈이 심해지는 일몰증후군(sundowning)으로 야간 흥분(agitation), 불안, 배회 등으로 인해 수면장애가 흔하다. 치매 노인은 약물치료(질병과의 관련성을 우선적으로 확인한 후 불면증 치료제인 비벤조다이아제핀계, 벤조다이아제핀계 약물, 항우울제, 멜라토닌 등을 사용) 및 비약물치료(예. 식이조절, 낮잠 시간과 횟수 제한, 수면위생 개선, 낮 동안 빛에 노출시키는 시간 늘리기 등)를 통한 수면 관리가 필요하다.

시설 노인의 수면 위생 수칙은 다음과 같다.

- 규칙적인 수면–기상 습관을 유지한다.
- 낮 동안 침대에서 보내는 시간을 줄인다.

- 가급적 낮잠을 피하고 필요시 낮잠의 횟수 및 시간을 최소화한다.
  ※ 20분 이하 혹은 2회/일
- 낮에는 가능한 방을 밝게, 밤에는 어둡게 유지한다.
- 야간동안 불빛과 소음을 최소화한다. 필요에 따라 소음 차단을 위해 부드러운 음악을 사용할 수 있다.
- 가능하다면 잠에서 깬 직후 매일 30분~2시간 자연광에 노출시킨다.
- 수면-각성 리듬이 비슷한 사람끼리 같은 방에 배치한다.
- 수면무호흡증이 있는지 확인한다.
- 복용약물과 수면과의 관련성을 확인한다.
- 수면촉진을 위한 이완요법을 실시한다.
- 안정제 혹은 수면제는 마지막에 사용하며 필요에 따라 단기간 동안 사용한다.
- 통증 경감을 위해 수면 30분전 진통제를 복용하도록 한다.
- 만성질환 조절을 위해 처방된 약물을 제공한다.
- 취침 2~4시간 전 수분섭취를 줄이도록 한다.

제2장

운동 및 휴식

학습목표

1. 노인의 운동에 대해 설명할 수 있다.
2. 노인의 운동실천의 효과를 설명할 수 있다.
3. 노인의 운동처방 내용을 설명할 수 있다.
4. 시설 노인의 운동과 휴식을 설명할 수 있다.

1 노인의 운동

운동(exercise)은 신체적 건강상태를 유지, 증진하는데 목표를 두고 계획적이고 구조화된 신체활동을 하는 것이다. 노화에 따른 신체 및 정신 인지기능의 퇴화는 운동과 활동 상태에 영향을 미친다. 2020년 고령자통계(통계청)에 따르면, 2018년 기준 국내 65세 이상 노인의 운동 실천율이 저연령층(19~64세)보다 모든 항목에서 낮은 것으로 나타났다. 노인이 가장 많이 하는 운동 형태는 걷기(37.3%)였으며, 유산소 신체활동(28.1%), 근력운동(18.3%) 순으로 빈도가 높았으며, 10년 전과 비교 시 걷기 실천은 12.6% 감소한 반면 근력운동 실천은 8.4% 증가한 것으로 나타났다(표 2-1).

노인의 운동은 단순한 신체활동보다 더 큰 의미를 지닌다. 운동은 계통별 신체기능을 향상시킬 뿐만 아니라 일상생활수행능력(activities of daily living, ADL)과 인지기능을 증진시키고 우울을 경감시키는 등 신체적, 정신 심리적 건강증진에 기여한다. 노인은 운동 수행 시 현재의 건강상태를 고려하여 운동의 목적, 운동의 형태 혹은 운동 시간이나 빈도 등을 개인별 상황에 맞게 적용해야 한다.

[표 2-1] 고령자(65세 이상)의 운동실천율

	걷기 실천율[1]			근력운동 실천율[2]			유산소 신체활동 실천율[3]		
	전체	남자	여자	전체	남자	여자	전체	남자	여자
2005	54.6	60.0	51.0	6.1	12.6	1.8	–	–	–
2008	49.9	60.2	42.8	9.9	19.7	3.3	–	–	–
2010	39.8	44.2	36.6	11.9	20.6	5.8	–	–	–
2015	35.8	41.1	32.0	17.7	30.7	8.3	33.7	41.7	27.9
2016	35.4	39.0	32.7	15.2	24.7	8.4	34.4	43.4	27.9
2017	35.7	42.2	30.8	17.5	28.8	9.0	29.4	32.6	26.9
2018	37.3	46.1	30.8	18.3	30.3	9.5	28.1	33.4	24.3

주 : 1) 최근 1주일 동안 걷기를 1회 10분 이상, 1일 총 30분 이상 주 5일 이상 실천한다고 응답한 사람의 비율
2) 최근 1주일 동안 팔굽혀펴기, 윗몸 일으키기, 아령, 역기, 철봉 등의 근력운동을 2일 이상 실천한다고 응답한 사람의 비율
3) 일주일에 중강도 신체활동을 2시간 30분 이상 또는 고강도 신체활동을 1시간 15분 이상 또는 중강도와 고강도 신체활동을 섞어서(고강도 1분은 중강도 2분) 각 활동에 상당하는 시간을 실천한다고 응답한 사람의 비율
– 고강도 신체활동: 격렬한 신체활동으로 숨이 많이 차거나 심장이 매우 빠르게 뛰는 활동
– 중강도 신체활동: 중간 정도의 신체활동으로 숨이 약간 차거나 심장이 약간 빠르게 뛰는 활동
출처 : 통계청 (2020). 2020년 고령자통계

2 노인의 운동 실천의 생리적 효과

1) 근골격계의 기능

운동을 하면 근육의 규칙적 수축과 이완이 되고 근육의 긴장도와 힘, 크기도 증가한다. 관절의 가동성 증가 및 뼈의 밀도가 증가되어 골다공증을 예방하며 뼈, 인대, 관절, 건, 연골과 같은 결체조직의 손상 방지 능력이 증진되고 신경전달의 효율성이 증가한다.

노쇠(frailty)의 주요 증상은 체중감소, 극도의 피로감, 근육 허약, 보행속도와 신체활동 저하 등이다. 노인은 규칙적인 운동 실천을 통해 근력, 보행속도, 신체활동을 향상시켜 노쇠를 예방할 수 있다. 특히 노인에게 빈발하는 낙상과 골다공증 예방을 위해서는 근력강화 및 체중부하운동을 꾸준히 실시해야 한다.

2) 심혈관계 기능

신체활동과 운동은 많은 양의 산소가 필요하기 때문에 동맥계에서 충분한 산소가 조직으로

공급되어야 한다. 운동을 하면 심근수축력과 심박출량(cardiac output)의 증가로 심장과 근육에 혈류가 증가하게 되며 혈류량의 증가는 혈관을 이완시키게 된다. 수축하는 근육이 정맥을 압박하고 중력에 대항하여 혈액을 심장으로 운반시키게 되어 정맥 귀환량이 증가한다.

노인의 경우 노화에 따른 심장 판막의 비후, 혈관 벽 비후 및 탄력성 저하 등이 나타나고 심장의 효율성이 저하되어 최대 박동 후 안정 상태로 회복되는 시간이 지연된다. 이러한 변화로 노인이 운동을 하면 젊은 사람과 유사한 심혈관계반응이 나타나지만 심박출량과 1회 박출량(stroke volume)은 노인층에서 더 낮고 동정맥간 산소차가 크다. 동일한 운동을 했을 경우 혈압과 말초저항도 증가한다.

노인은 연령증가로 최대심박수(최대심박수=220−나이)가 1년에 1회(분당 1회) 정도씩 감소하며, 운동을 하거나 안정상태에서도 수축기압(평균 10~40mmHg)과 이완기압(평균 5~10mmHg)이 상승한다. 65세 이상 노인의 50% 이상이 고혈압 환자로 노인이 운동을 하면 수축기확장이 제한되어 혈압과 저항이 더 상승하는 양상을 보인다. 고혈압은 심뇌혈관 질환(뇌졸중, 관상동맥질환 등)의 위험요인으로 혈압상승은 사망률을 증가시킨다. 꾸준한 중강도, 고강도 운동을 적절히 실천하는 것은 심장 근육과 혈관에 탄력성을 증가시켜 혈압조절이 용이해져 심혈관계 질환을 감소시키는 효과가 있다.

3) 호흡기계 기능

노인은 노화로 인해 흉곽과 척추 변화(척추측만증, 척추후만증, 골다공증 등)로 흉곽확장이 원활하지 않아 환기능력이 저하되고 호흡기계 근육량, 근육강도가 줄어들어 호흡근육이 위축된다. 흉벽 강직성 증가로 탄력성 감소 및 탄력반동(elastic recoil)이 소실되어 폐활량 감소, 잔기량 증가 및 호기시 유속률이 감소한다.

노인은 운동을 통해 근력과 지구력 증가, 호흡근육의 강화로 기침의 효율성이 증진되어 폐활량 증가와 폐속 잔기량이 감소하여 숨가쁨(breathlessness)도 줄어든다. 그 외 면역, 순환, 소화, 배설을 증진시키고 근육긴장도, 골격강도에 좋은 영향을 미친다. 즉 적절한 운동은 노화로 인한 호흡기계 기능 저하 속도를 늦출 수 있다.

4) 심리 사회적 기능

노인은 노화에 따른 신체질환과 기능저하, 경제적 어려움, 사별, 은퇴로 인한 사회적 지위 상실 등 복합적 요인에 의해 우울을 경험하는 빈도가 높다. 적절한 운동은 노인의 삶에 활력을 주고 수면의 질을 높이고 스트레스 대처 능력을 높여준다. 또한 운동을 하면 엔도르핀 수치를 상승시켜 안녕감을 증진시킨다.

3 노인의 운동 처방

노화에 따라 근력, 지구력, 유연성, 심폐지구력, 민첩성 및 평형감각이 저하되기 때문에 노인에게 적합한 운동 처방을 위해서는 노인의 일상생활수행능력(activities of daily living, ADL), 체력평가가 필요하다. 노인의 운동 처방 시 일정수준 이상의 체력유지 및 향상을 목표로 하되, 운동으로 인해 초래될 수 있는 손상의 위험을 낮추고 개인에게 적합한 맞춤형 운동프로그램을 제공해야 한다.

운동 처방은 운동의 형태, 강도, 시간, 빈도 및 운동의 단계를 포함하며 4~6주간 지속하도록 한다. 운동의 단계는 개인의 적응 정도에 따라 달라서 단계 변경이 필요한 경우 강도보다는 빈도나 지속시간을 늘리는 것이 체력손상 방지에 도움이 된다.

운동 전 의학적인 검사로 현재의 건강 및 질병상태를 확인한다. 운동 수행 시 안전성을 우선적으로 고려하여 손상 발생을 예방한다. 운동 내용에는 준비운동, 본 운동, 정리운동이 포함되어야 하며 과도한 운동을 피하고 노인의 개인별 능력에 맞는 운동을 적용한다.

1) 운동 처방의 원리

(1) **과부하의 원리** : 일상적 기능을 수준이상으로 발휘하도록 일정기간 이상 계속 반복해야 그 기능이 발달된다.

(2) **점진성의 원리** : 가벼운 부하에서 점진적으로 부하를 높여가야 한다.

(3) **반복성의 원리** : 운동을 정기적, 반복적으로 시행해야 효과를 얻을 수 있다.

(4) **개별성의 원리** : 개인의 체력요건, 건강상태 및 특수조건을 고려하여 운동을 적용한다.

2) 질환에 따른 운동 지침

(1) 고혈압(hypertension)

고혈압이 있는 노인이 유산소 운동을 하면 안정상태에서 5~7mmHg 이상 혈압을 낮추는 효과가 있다. 노인의 혈압 수치가 180/110mmHg 이상인 경우 약물치료와 함께 운동요법을 병행하며, 200/110mmHg 이상 지속될 경우 운동을 금한다. 운동시에도 220/105mmHg 이하로 유지한다.

운동은 일반 성인과 비슷한 수준으로 실시하되 유산소 운동을 주당 3~7회씩 20~60분간, 강도는 최대 산소섭취량의 50~85% 수준으로 유지한다.

(2) 골관절염(Osteoarthritis)

골관절염이 있는 노인은 통증이 점차 심해지며(그림 2-1), 골관절염 발생 시 통증이 점차 심해지며 운동시에 악화되고 휴식하면 나아지는 양상을 보인다. 골관절염이 있는 노인은 통증 때문에 움직임을 기피할 수 있으나 사실상 가장 중요한 치료가 운동이다. 이는 관절이 움직일 때 연골에 영양을 공급해 주기 때문이다. 그러나 통증이 악화되지 않는 강도로 적용되어야 한다.

유산소운동, 저항운동, 관절가동범위(Range of motion, ROM)운동을 포함한 유연성을 증진시키는 운동 등을 지속적으로 실천해야 한다. 유산소운동은 5~10분 간헐적으로 짧은 시간 적용하고, 저항운동은 낮은 부하로 반복횟수를 줄이는(6~8회 이하) 근력운동을 실시한다. 운동의 종류는 고정식 자전거, 걷기, 수영 등이 있다.

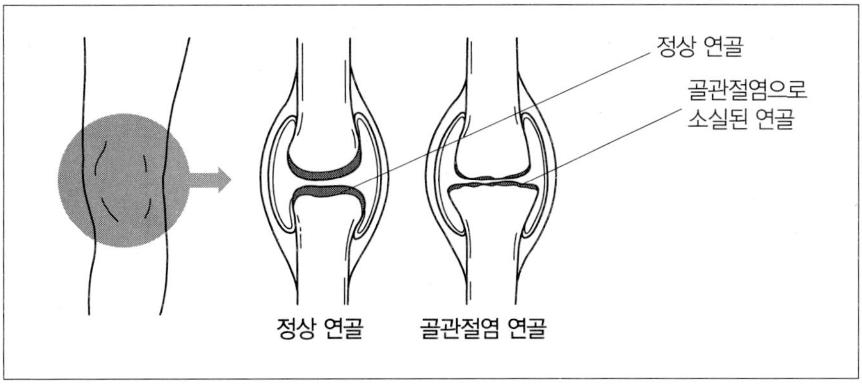

[그림 2-1] 골관절염

(3) 당뇨병(diabetes mellitus)

당뇨병이 있는 노인은 혈당 수준에 따라 혈당 수준에 따라 운동 적용 지침이 달라진다. 혈당이 300mg/dL이면 운동을 실시해서는 안 되며, 혈당이 60mg/dL 이하이면 운동을 실시하지 않고 사탕이나 오렌지 주스 등을 섭취하여 당을 보충한다. 혈당이 150~249mg/dL

수준은 운동하기에 가장 적합한 혈당수준이다.

(4) 골다공증(osteoporosis)

골다공증 시 뼈가 견딜 수 있는 수준의 유산소운동과 저항운동을 실시한다. 골다공증이 있는 노인은 걷기, 수영, 고정식 자전거타기 등과 같이 관절 부위에 충격을 덜 주는 운동을 하는 것이 좋다(그림 2-2).

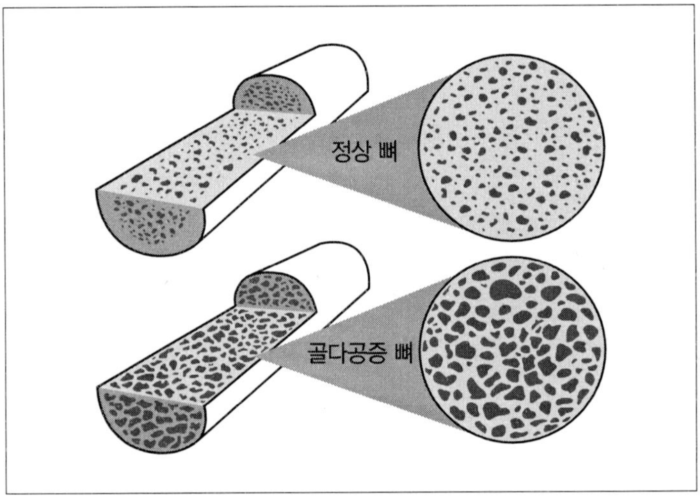

[그림 2-2] 골다공증

(5) 요통(low back pain)

요통이 있는 노인은 원인에 따른 치료와 함께 운동요법이 필요하다. 요통이 특정 척추 질환 없이 발생한 경우 척추 근육강화와 유연성을 증진시키는 운동이 좋다. 전신운동, 복근/배근 운동, 허리강화운동, 요통체조 등이 허리 건강에 좋은 운동이다. 걷기, 조깅, 자전거타기, 수영 등 유산소운동을 실시하며 초기에는 가벼운 강도에서 짧은 시간인 5분부터 시작하여 20~30분으로 점차 늘려나가고 주당 3~5회 실시한다.

4 시설 노인의 운동과 휴식

시설 노인은 노화와 복합 만성질병으로 인해 일상생활을 유지하는 능력이 줄어들고 신체활동(physical activity)도 감소하게 된다. 노인의 신체활동 정도는 현재의 건강상태를 반영함과 동시에 미래의 건강을 예측할 수 있는 중요 변인이다. 신체활동은 에너지를 소비하는 근육 활동을 포함한 모든 신체의 움직임으로 신체적, 정신적인 활력을 주고 강인하게 하며 낙상 방지 및 오랜 기간 독립성을 유지할 수 있는 능력을 갖는데 도움이 된다. 시설 노인은 건강한 노인과 동일한 수준의 규칙적인 운동이 어려울 수 있으나 가벼운 신체활동부터 계획적이고 구조화된 운동 수행까지 개인의 건강 수준에 적합한 운동이 시행되어야 한다.

시설 노인에게 적절한 운동프로그램을 적용하는 것은 인지기능 증진, 우울과 불안 경감에 긍정적 영향을 미친다. 걷기, 계단 오르기와 같은 가벼운 신체활동이나 운동과 더불어 활동요법(독서, 뜨개질, 음악, 공예 등), 심신요법(요가, 명상, 기공, 이미지 요법 등) 등을 제공하여 정신 심리적 안정감과 휴식을 제공한다.

제3장

인지적 변화에 따른 안전

학습목표

1. 노화에 따른 인지적 변화를 설명할 수 있다.
2. 노인시설의 위험관리 절차를 설명할 수 있다.
3. 노인의 인지변화에 따른 안전관리 방안을 설명할 수 있다.

1 노화에 따른 인지적 변화

인지기능이란 주의집중력, 언어능력, 기억력, 시공간 파악능력 및 실행능력(추상적 사고력과 집행기능) 등을 포함한 광범위한 지적 능력이다. 노화에 따라 주의집중력이 저하되어 동시에 두 가지 이상의 여러 정보나 자극에 관해 집중하기 어려워진다. 언어능력의 경우 70대 이후 자발적 언어의 유창성과 사물 이름대기 능력이 감소하며, 기억력과 학습능력의 경우 과거의 기억은 잘 보존되나 새로운 최근 기억의 재생능력이 저하되고 시공간 파악능력도 노화에 따라 감퇴한다. 또한 실행능력의 경우 추상적 사고력, 변화 상황에 대한 적응능력이 저하되는 양상을 보인다.

시설 노인은 복합 만성질환과 함께 인지기능이 저하된 노인들이 많다. 인지기능이 저하된 노인은 광범위한 지적 능력 손상과 함께 불안, 우울, 행동장애, 수면장애, 인격변화 및 망상, 환각 등의 행동심리증상까지 동반되면서 실제적, 잠재적 위험사고가 발생될 수 있다.

이러한 위험사고 발생요인들을 사전에 효과적으로 제어 및 관리하여 사건 발생 가능성을 최소화하고 사후대책 수립을 통한 위기관리 피해를 최소화하는 것을 위험관리(risk management)라고 한다. 위험관리는 시설 노인의 생명과 안전을 지키고 케어 서비스의 질을 확보할 수 있다. 또한 노인시설 이용자의 기본적인 안녕을 담보하고 안전한 생활환경을 확보할 수 있으며, 시설 종사자의 안전한 업무환경을 제공할 수 있다.

시설 노인의 인지기능변화에 따라 치매(dementia), 섬망(delirium), 경도인지장애(mild

cognitive impairment) 등의 감별 진단이 필요하며 인지기능 저하에 따른 적절한 안전관리 방안이 마련되어야 한다.

2 노인시설의 위험관리 절차

노인시설에서 위험관리 과정은 다음의 4단계를 거친다.

첫째, 위험 실태를 파악한다.

둘째, 위험 상황을 평가 · 분석한다.

셋째, 위험에 대한 대응 · 처리한다.

넷째, 위험 재평가 · 재발 방지 등의 절차를 통해 관리된다.

노인시설에서 위험 실태를 파악하는 방법은 보고서, 이용자 · 종사자 · 가족으로부터의 보고, 이용자 · 종사자의 만족도, 사례발표회, 각 위원회의 보고자료, 타시설이나 행정기관(보건소 등) 정보, 불만이나 고충처리함의 쪽지 등이 있다. 노인시설 내 위험관리 절차는 사건발생 사전 예방, 사건발생시 대처, 사후관리의 절차로 이루어진다(그림 3-1).

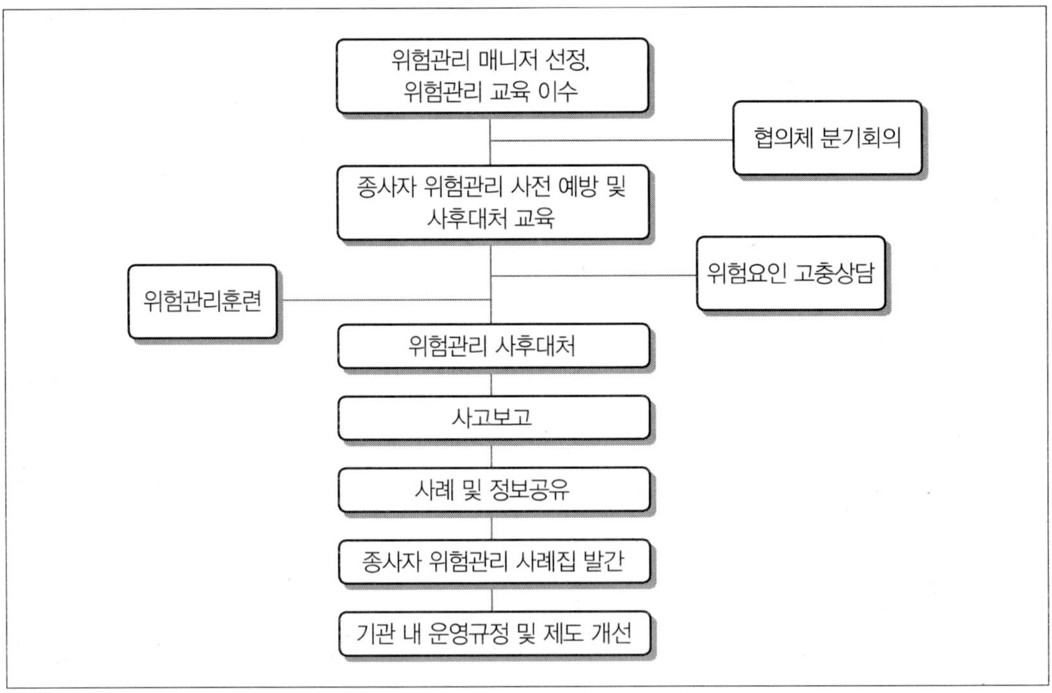

[그림 3-1] 시설내 위험관리 절차도

출처 : 부산복지개발원. 노인요양시설 위험관리 매뉴얼.

3 노인의 인지변화에 따른 안전관리

1) 전도(넘어짐)

노화 및 만성질병으로 신체활동능력, 균형감각, 주의집중력이 저하되면서 입소자가 엎어지거나 넘어지는 전도가 빈번하며, 화장실, 야간배회, 목욕 시 자주 발생한다.

화장실 전도 예방을 위해 케어제공자는 화장실에서 입소자 케어시 주의깊게 관찰하고, 입소자를 혼자 두고 자리를 뜨지 않도록 한다. 케어제공자가 2인 이상의 입소자를 케어할 경우 화장실 케어 중에는 1:1 케어를 제공하도록 다른 케어제공자의 도움을 요청하여 안전확보 및 즉각적인 도움을 제공할 수 있도록 하며 이동식 변기 등 복지용구를 이용하는 방안이 필요하다. 시설 환경 측면에서 손잡이(안전바), 바닥에 물기제거, 미끄럼 방지 매트 및 호출 벨 설치 등이 필요하다.

야간배회 중 전도방지를 위해 넘어짐이 빈번한 입소자를 세심하게 관찰하고 야간 순회를 자주 실시한다. 낮 시간에 활발한 활동을 하도록 돕고 취침 전 화장실을 다녀오게 하여 야간 배회의 기회를 최대한 막는다. 시설 환경 측면에서 실내조명을 환하게 밝히고 야간에는 야간등과 센서를 설치하며 시설 내외에 CCTV를 설치하여 지속적으로 감시한다. 모서리, 깨지기 쉬운 물건 제거 등 주변 환경에서 위험요인을 제거한다.

목욕 시엔 충분한 인력 배치 및 목욕용품을 목욕 전에 미리 준비하여 입소자를 목욕 중 홀로 두는 일이 없도록 한다. 시설 환경 측면에서는 미끄럼 방지 매트, 욕실손잡이 설치, 욕조 안과 바닥에 미끄럼방지 방수용 테이프, 미끄럼방지 액을 도포하고 화장실 내 물기를 항상 제거한다.

2) 낙상(떨어짐)

낙상은 의도치 않게 바닥으로 떨어지거나 넘어지는 것으로 노인시설에서 빈발하는 부주의사고이다. 낙상 발생은 침대에서, 이동 중, 휠체어 이용시 빈번하게 발생한다. 침대에서의 낙상은 입소자가 스스로 움직이려고 하다 발생하는 경우가 많고, 스스로의 컨디션을 잘못 인지하여 충분히 혼자 이동할 수 있다고 여기지만 몸 상태가 따르지 않을 때, 입소자에 대한 교육 부족, 케어 제공자의 부주의 등으로 발생한다.

낙상예방을 위해 이동 시 항상 호출벨을 눌러 도움을 청하도록 설명하고, 낙상의 과거력이 있는 경우 케어제공자들이 교대로 순회하며 입소자를 자주 주의 깊게 관찰하는 것이 필요하다. 시설 환경 측면에서 침대높이를 저상침대(입소자 종아리 높이 정도)로 조절해 주고 매트리스 폭은 100cm 정도로 제공하며 침대와 같은 높이의 벤치를 붙여 침대 폭을 확장시켜주는 것도 도움이 된다. 침대 아래에 충격완화를 위한 완충제를 깔아두거나 침대기어를 부착한다. 완충제가 오히려 독립보행이 가능한 입소자나 다른 입소자가 걸려 넘어질 수 있으므로 주의가 필요하다.

입소자가 한꺼번에 이동할 때에는 케어제공자의 안내에 따라 천천히 안전하게 이동하도록 하고 계단 이용 시 거동이 불편한 대상자는 1:1로 케어하며 이동하도록 한다. 시설 환경 측면에서 계단에 추락방지턱과 손잡이를 설치하고, 바닥재는 코르크(탄력성과 신축성이 좋고, 가벼운 무게로 충격 흡수가 잘 되는 소재) 등 덜 미끄러운 소재를 사용하며, 입소자들이 함께 이동시 부딪히지 않도록 계단의 폭과 높이를 낮추어 낙상 사고 시 다치지 않도록 한다.

3) 휠체어 낙상

휠체어 낙상 예방을 위해 정상 보행이 어려운 입소자와 케어제공자에게 보행 보조기구와 휠체어 사용방법을 교육하고, 휠체어 이동 시 바른 자세로 이동하여 자세를 변경하다 넘어지는 경우가 없도록 한다. 시설 환경 측면에서 휠체어 등 복지용구의 안전점검(바퀴 잠금장치, 바퀴손잡이, 팔걸이, 발 받침대 등)을 수시로 실시한다.

4) 오연(목에 걸림)

시설 노인 중 섭식연하 장애가 있는 노인이 많다. 식사과정에서 오연으로 인해 질식이나 폐렴 발생으로 이어질 수 있어 생명의 위험을 초래하는 요인이다.

오연 발생 위험이 높은 대상자를 전문가의 소견에 따라 먼저 선별하고 관리해야 한다. 식사 시 턱을 들지 않고 당긴 자세를 유지하도록 하며 식사 수발하는 케어제공자 1명이 최대 2명의 노인만 케어하도록 하여 사고 발생 시 신속히 대처하도록 한다.

구강위생을 자주 시행하고 대상자가 섭식연하 장애가 발생하지 않도록 대상자에게 적합한 식사 형태를 제공한다. 식사 시 한입씩 삼키고 중간에 적당한 수분을 제공하며 오연의 위험을 방지하도록 씹고 있을 때 대답을 요하는 말을 걸지 않도록 한다. 국물, 수분의 형태는 사레가 걸리기 쉽기 때문에 소량씩 제공하며 목에 뭔가 걸린 것 같으면 식사를 중단하고 이물이 제거되지 않은 상태에서는 식사를 제공해서는 안된다.

5) 입소자간의 폭행(폭언)

입소자간 다툼이 심해져 난폭한 말과 행동을 하게 되는 경우이다. 주로 치매 환자에게 발생하며 심신 상태를 관찰하여 인간관계 문제가 있는 경우를 파악하고 불만이 있는 입소자의 항의 내용을 경청하여 분쟁 가능성을 최소화한다.

6) 기물파손(식판 및 컵을 던지는 행위)

시설 노인 중 불만이 있는 노인이나 인지기능이 저하된 치매 노인이 시설의 식판, 컵 등 기물을 던지거나 파손하게 되는 것으로, 주로 치매 노인에게서 나타난다. 평소 정신상태 등 관찰을 통해 기물파손의 가능성이 있는 대상자를 면밀히 관찰 후 불만사항이 있다면 정기적 상담을 실시하고 케어제공자 간에 공유하여 철저한 관리가 이루어지도록 한다.

7) 이식(대변, 이물질, 종이기저귀, 비누 섭취)

이식은 대변, 이물질, 종이기저귀, 비누 등을 섭취하는 행위로 주로 치매 노인에게서 발생한다. 인지기능 저하로 인해 사물에 대한 판단력이 저하되어 발생하는 것으로 이식 예방을 위해 이식의 위험이 있는 것들을 미리 파악하여 손이 닿는 곳에 물건을 두지 않고 바로 정리하는 것이 좋다.

사고발생 시 등을 두드리거나 흡인하여 이물질을 제거하고 대상자를 안정시킨 후 활력징후 측정, 얼굴색깔, 호흡상태 등 전반적인 건강상태를 확인한다. 상태가 호전되지 않으면 즉시 의사에게 보고 후 병원으로의 이송이 필요하다. 이식 사고 발생 시 노인시설 내 위원회에 보고하고 재발방지 대책을 수립하며 케어제공자에게 정보를 공유한다.

8) 자학행위

시설 노인 중 스스로 자신을 학대하는 행위를 말한다. 대상자가 불안증상이나 치매가 있는 경우 나타날 수 있다. 자학행위가 나타날 가능성이 있는 대상자를 미리 파악하여 정신과 의사의 진료를 받도록 하며 입소자 간의 언쟁, 불안증이 나타날 수 있는 상황을 주의 깊게 살핀다.

제4장

개인위생 및 환경

학습목표

1. 시설 노인을 위한 개인위생의 필요성을 설명할 수 있다.
2. 노인시설의 개인위생 관리 방법을 설명할 수 있다.
3. 노인시설의 환경관리 방법을 설명할 수 있다.

1 노인의 개인위생

개인위생은 건강을 유지하고 품위를 지키며 인간다운 삶을 살아가기 위한 가장 기본적이고 필수적인 요소이다. 건강한 사람은 스스로 개인위생을 실시함으로써 청결함과 안위, 안전, 안녕감을 느낄 수 있는 반면, 노인은 다른 연령대와 비교 시 상대적으로 사회활동 감소와 사회적 고립으로 개인위생에 관심을 덜 기울이게 된다.

시설 노인은 노화로 인한 생리적 변화, 노쇠 및 다양한 만성질병의 악화와 합병증으로 인해 신체활동 및 인지기능 저하 등 독립적인 일상생활수행(activities of daily living, ADL)이 어려워 의존성이 증가된다. 노인시설에서는 머리감기기, 목욕, 이 닦기 등의 개인위생 서비스를 주로 제공하고 있다. 또한 시설 노인은 소변배출을 위한 유치도뇨관이나 외부카테터 등을 부착하고 있는 경우가 많아 감염 예방을 위한 관리가 필요하다.

1) 개인위생의 영향 요인

대상자에게 개인위생 서비스를 제공할 때 개인위생에 영향을 미치는 요인을 파악하는 것이 우선되어야 한다.

(1) 개인적 기호(선호도)와 신체상(body image)을 고려해야 한다. 개인의 외모(겉모습)는 위생관리의 척도이다. 대상자 개인의 기호를 존중하고 가능한 범위 내에서 참여

할 수 있도록 격려한다.

(2) 문화적 믿음, 관습, 종교, 개인적 가치 등 사회 문화적인 다양성을 고려해야 한다.

(3) 건강과 에너지 수준을 파악해야 한다. 입소자의 만성질환, 상처나 감각소실 등 질병 상태는 통증을 유발할 수 있다.

(4) 노화에 따른 피부변화(피부 탄력 저하, 수분상실, 피지샘과 땀샘활동 감소, 건조함, 갈라짐 등)를 고려해야 한다.

2) 개인위생 요구 사정

(1) 대상자의 피부상태, 자가간호 능력, 피부질환력, 피부 손상의 위험요인을 확인한다.

(2) 일반적인 개인위생 양상을 확인한다.

(3) 독립적 개인위생 수행이 어려운 경우 부분적 혹은 전적인 도움의 필요 정도를 파악한다.

(4) **대상자의 피부 변화로 인한 위험요인을 확인한다.**

시진, 촉진(피부병소, 발적, 알레르기 반응 등) 및 피부색깔, 감촉, 두께, 팽만감, 온도, 수분 상태 등을 관찰한다.

(5) **피부손상 위험요인을 사정한다.**

예) 부동, 불량한 영양상태, 감각 변화, 피부에 묻은 분비물이나 배설물, 혈관기능 부전, 기계적 물품(외부 장비), 기타(통증, 관절가동범위 감소, 정서적 요인 등)

3) 노인시설의 개인위생 관리

(1) 모발 위생(머리감기기)

머리감기기는 두피와 모발을 청결하게 하고 모낭에 영양공급과 혈액순환을 증진하며 안락과 이완을 도모할 수 있다. 머리감기기 전 대상자의 모발과 두피 상태 및 모발 위생에 영향을 미치는 요인을 사정한다. 모발과 두피 상태로 모발의 결, 청결함, 기름기 정도 및 두피의 비듬, 병변, 염증 등을 확인하며, 모발 문제로 비듬, 모발 소실(탈모), 진드기, 이, 옴(scabies) 등이 있는지 확인한다. 머리 감기는 동안 침구가 젖지 않도록 목욕담요로 보온해 주고 실내 적정온도(22~23℃)를 유지한다. 더운물의 온도는 40~43℃로 준비하며 두피에 샴푸를 바르고 손톱이 아닌 손가락으로 마사지한다.

(2) 목욕

목욕은 땀과 세균, 죽은 피부세포 등을 제거하여 피부를 청결하게 유지하고 말초신경과 피하조직 자극을 통한 순환상태를 촉진한다. 또한 체취 감소, 노폐물 제거를 통한 배설을 촉진시키며 근육 이완, 피부 자극을 통한 안위를 도모한다.

목욕은 침상목욕(bed bath), 부분목욕(partial bath), 통목욕(tub bath)과 샤워(shower)로 구분된다. 침상목욕은 와상 환자를 위한 것으로 스스로 목욕이 가능한 대상자는 혼자 하도록 지지하는 것이 바람직하다. 대상자가 지나치게 허약하거나 기력이 쇠약한 경우 너무 잦은 목욕은 에너지 소모를 발생하므로 피하는 것이 좋다.

목욕 시 주의 사항은 다음과 같다.

- 목욕 제공 시 먼저 입소자의 자기간호 능력을 확인한 후 필요한 도움을 제공한다.
- 목욕물은 따뜻한 물(목욕물 온도 43~46℃)로 준비한다.
- 목욕은 말초부위에서 시작하여 신체 중심부위 방향으로 씻어 정맥혈의 순환을 촉진한다.

  ※ **순서** : 눈(안쪽 → 바깥쪽) ⇨ 얼굴(이마, 코, 뺨, 입주위, 귀, 코) ⇨ 팔, 액와, 손 ⇨ 가슴, 복부 ⇨ 다리, 발 ⇨ 등과 둔부 ⇨ 회음부(생식기, 항문)
- 프라이버시(privacy)를 유지한다. 바람이 들어오지 않도록 창문과 욕실 문을 닫도록 하되, 위급한 상황에서 도움 요청이 용이하도록 문을 잠그지 않는다.
- 식사 전 혹은 식사 1시간 후에 실시한다.
- 불필요한 노출을 피하고 적절한 실내온도를 유지한다.
- 위에서 아래로, 바깥에서 안쪽으로, 근육이나 건의 분포에 따라 실시한다.
- 대상자는 노화와 질병상태에 따라 온도 감각이 둔화될 수 있어 목욕물의 온도가 적절한지 반드시 확인해야 한다.
- 요실금 증상이 없는 경우 매일 물과 비누로 침상 목욕을 실시할 필요는 없다. 비누를 사용한 경우 거품을 충분히 내 주어 사용하고 깨끗한 물로 비누기를 완전히 닦아내어 피부자극을 예방해야 한다.
- 통목욕 중 입소자가 실신할 경우 통속의 물을 완전히 뺀 후 머리를 심장보다 낮춰준다. 이는 말초혈관이 이완되어 뇌혈류량이 부족해져서 나타나는 현상이다.
- 피부가 건조한 경우 이틀에 한번 정도 로션이나 오일을 발라준다.

(3) 구강위생

구강위생은 대상자가 부분적 혹은 독립적으로 구강위생을 수행할 수 없어 도움이 필요할 때 시행한다. 구강위생은 구강청결, 건강한 치아보존, 식욕증가 및 상쾌한 기분이 들게 한다. 구강 위생 전 구강위생 습관, 자기간호능력, 영양상태, 치주질환, 과거 및 현재의 구강문제(예. 출혈, 붓거나 붉어진 잇몸, 궤양, 치통 등)를 확인한다. 구강위생은 일반 구강위생과 특별 구강위생으로 구분한다.

① 일반 구강위생

- 구강위생 시 자기간호 능력을 확인한 후 필요한 도움을 제공한다.
- 구강위생 제공 전 절차와 방법을 설명하고 가능한 범위 내에서 직접 참여하도록 한다.
- 칫솔이 너무 단단하면 따뜻한 물에 몇 분간 담가 부드럽게 한 후 사용한다. 뻣뻣한 칫솔은 법랑질(enamel)을 손상시킨다.
- 45° 각도로 칫솔 가장자리를 잇몸에 대고 둥글리는 동작으로 치관쪽을 향해 아래, 위 방향으로 움직인다.
- 구강 내 세균수를 줄이기 위해 혀를 내밀도록 하여 혀의 길이와 직각으로 놓고 솔 끝을 가볍게 누르며 잇솔질을 한다.
- 치실은 플라그 제거와 건강한 잇몸조직이 유지되게 돕는다. 하루 1회 치실을 사용하여 치아 사이에서 위 아래로 움직인다.
- 충분히 물로 입안을 헹구도록 하되 필요시 빨대를 사용한다.
- 필요 시 구강세정제(mouthwash)를 사용해 입 안에 상쾌함을 제공한다.
- 바셀린으로 입술에 윤활제를 발라 주어 입술이 마르고 갈라짐을 방지한다.
- 의치를 삽입하고 있는 경우 음식물 찌꺼기와 미생물이 축적될 수 있으므로 매일 칫솔에 치약이나 의치용 세정제를 묻혀 미온수나 찬물로 세척하여 청결하게 관리한다. 의치 삽입 전 잇몸과 혀도 잘 닦도록 하며 보관시 건조와 뒤틀림을 방지하기 위해 찬물 속에 보관한다.

② 특별 구강위생

- 무의식 또는 부동 상태에 있는 입소자에게 구강청결과 습기를 제공하여 감염예방 및 병변을 치료하기 위해 실시한다.

*무의식 상태 대상자의 특성 및 주의사항

ⓐ 타액 분비가 적고, 산소 요법 시 구강건조가 심해 감염의 기회가 증가한다.

ⓑ 구토반사가 소실될 수 있으므로 질식이나 흡인이 발생되지 않도록 주의를 기울인다.

- 구강위생 시 자기간호 능력을 확인한 후 필요한 도움을 제공한다.
- 구강위생 제공 전 절차와 방법을 설명하고 가능한 범위 내에서 직접 참여하도록 한다.
- 무의식 상태인 경우 베개를 뺀 상태로 고개를 옆으로 돌려주어 입에서 분비물이 자연스럽게 흘러나오도록 하여 기도흡인을 예방한다.
- 의식이 없는 경우 턱을 조심스럽게 잡아당겨 거즈로 싼 설압자를 이용해 입을 벌려준다.
- 지혈감자를 이용하여 멸균솜이나 멸균거즈에 구강소독액[생리식염수, 클로르헥시딘 글루코네이트, 과산화수소 희석액(과산화수소1:물1)]을 묻혀 이, 잇몸, 혀를 골고루 닦아준다.
- 구강 건조 시 금기가 아닌 경우 습기 제공을 위해 물이나 얼음조각을 사용할 수 있다.
- 필요 시 구강 함수용액으로 입안을 헹군다.

(4) 회음부 청결 및 유치 도뇨관(foley catheterization) 관리

회음부의 분비물과 냄새 제거, 감염 방지 및 치유증진을 위해 회음부 위생 및 유치 도뇨관 관리가 필요하다.

① 회음부 청결

회음부는 민감한 부위로 프라이버시를 유지하여 불필요한 노출을 피하고 보온과 안위를 유지한다. 회음부 청결 제공 시 먼저 대상자의 자기 간호 능력을 확인한 후 필요한 도움을 제공한다(그림 4-1).

㉠ 남자 노인

- 앙와위(supine position) 자세에서 요도구 중심에서 바깥쪽으로 원을 그리며 요도구를 청결히 한다.
- 음낭은 비누를 묻혀 수건으로 닦고 비눗기가 남지 않도록 물수건으로 닦아낸다. 음낭의 뒤쪽은 오염되기 쉽고 가려움증이 생길 수 있다.
- 음낭부위에서 항문 쪽으로 닦고 잘 말린다. 음경, 음낭의 순서로 닦는 것은 음낭이

항문과 가깝기 때문이다.

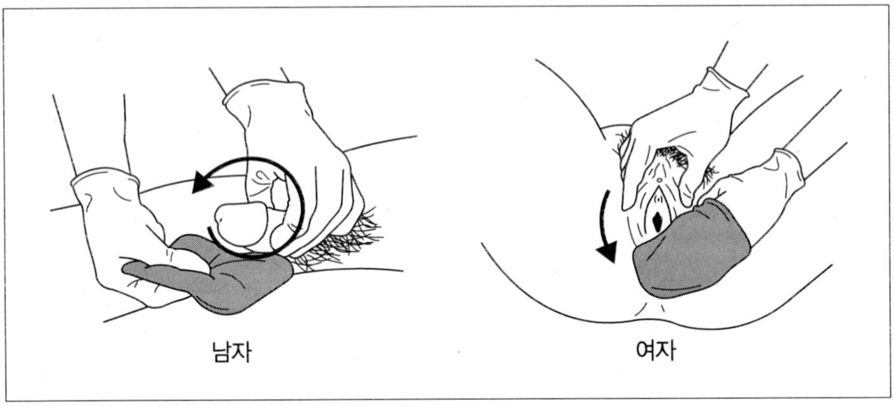

[그림 4-1] 회음부 청결

ⓛ 여자 노인

- 배횡와위(dorsal recumbent position) 자세에서 앞에서 뒤로(요도구에서 항문 쪽으로), 바깥에서 안쪽으로(대음순, 소음순, 요도구) 닦아준다.
- 회음부 청결 시 비눗물을 사용할 경우 피부에 비눗기가 남지 않도록 깨끗이 닦는다. 여성 노인은 노화로 인한 질점막 위축이나 분비물 감소로 비누를 사용하면 오히려 감염성 질환을 발생시킬 수 있다.

② 유치 도뇨관(foley catheterization) 관리

- 도뇨관 감염 예방을 위해 필요한 경우 이외는 도뇨관과 튜브를 분리하지 않도록 하여 멸균 폐쇄 체계를 유지한다.
- 대변을 본 후 비누로 회음부를 씻는다. 변실금이 있는 입소자는 도뇨관이 대변에 오염되지 않도록 청결하게 유지한다.
- 도뇨관이 꼬이거나 막히지 않았는지 배액체계를 점검한다.
- 2~3시간 마다 소변의 흐름을 관찰하고 색깔, 냄새, 비정상적인 물질은 없는지, 침전물이 있는지 도뇨관을 자주 점검한다.
- 소변주머니에 소변이 차면 주머니를 비운 후 배출구를 잠근다.

2 노인시설의 환경관리

노인시설 내외 환경에는 다양한 미생물이 존재하므로 감염병이 발생하지 않도록 대상자 및 시설 종사자의 개인위생뿐만 아니라 시설 환경을 청결하게 관리해야 한다. 청결 유지를 위해 손위생이 가장 중요하며 대상자가 생활하는 병실의 청소와 소독, 혈액 및 체액으로 오염된 환경 관리, 주변 환경이 모두 포함된다.

1) 침실의 환경 관리

(1) 침상의 먼지와 미생물 전파를 예방하여 청결하고 편안한 환경을 유지한다.

(2) 침상 주름을 제거하여 안전과 안위를 제공한다.

(3) 대상자가 생활하는 병실 내부의 청소, 소독을 담당하는 시설종사자는 용액이 튈 가능성이 있다면 시작 전 개인보호구(personal protective equipment, PPE; 앞치마, 안면보호대, 장갑 등)를 착용하고 표준주의 및 전파경로별 주의지침을 준수한다.

(4) 격리침실을 청소할 때는 대상자자 침실에 없거나 퇴원을 했더라도 개인보호구를 착용하고 수행한다.

(5) 결핵의심 혹은 확진자의 침실을 청소할 때는 병실 문을 닫고 N95(또는 KF94) 이상의 마스크를 착용한 후 청소하고 침실을 나갈 때까지 마스크를 벗으면 안 된다.

(6) 세척 및 소독제는 기관 인증을 받은 제품을 사용하고 주의사항을 준수한다.

① 소독약 선택 시 식약처 허가증, 물질안전보건자료(material safety data sheet, MSDS)를 확인한다.

② 시설에서 사용 가능한 인증된 제품으로 선택하고, 제조업체의 권장사항(희석농도, 접촉시간 등)을 따른다.

③ 세척 혹은 소독하려는 환경과의 접촉 시간은 짧게 하고 상온에서 활용되는 제품으로 선택한다.

④ 자극과 알러지가 낮은 제품, 시설 환경에 사용가능한 안전한 제품으로 사용한다.

⑤ 세척, 소독하려는 곳에 오염물질(흙, 먼지 등)이 묻어 있다면 먼저 제거한 후 소독제를 사용한다.

⑥ 소독제의 사용 목적을 고려하여 적절한 수준의 소독제(높은 수준, 중간 수준, 낮은 수준)를 선택해야 한다. 높은 수준의 소독제나 화학멸균제는 소독력은 높으나 독성

이 강하고 자극적일 수 있다.

(7) 혈액, 체액에 오염된 환경은 개인 보호구를 착용하고 주의하며 제거한다.

2) 카페트와 천으로 된 가구

(1) 시설 공용 장소에 설치된 카페트는 정기적으로 진공 청소하여 먼지 분산을 최소화한다.

(2) 곰팡이 번식을 방지하기 위해 젖은 카페트는 완전히 건조시키고 72시간 이후에도 젖어 있다면 교체한다.

(3) 카페트에 먼지, 파편이 정체되고 세균, 곰팡이 등 미생물의 서식지로 활용될 수 있으므로 통행량이 많거나 액체를 쏟을 만한 장소, 면역력이 저하된 입소자가 있는 병실, 복도에는 카페트를 설치하지 않도록 한다.

(4) 천 재질의 커버나 비품류는 소독이 어려우므로 입소자의 체액과 접할 가능성이 높은 장소에서는 사용하지 않는다.

3) 꽃과 식물

면역력이 저하된 대상자가 생활하는 곳에는 화분, 생화, 조화 등을 두지 않고 모든 환경 표면을 청결하게 유지한다.

4) 설사를 유발하는 미생물 관리

(1) 청소과정에서 모여진 분변, 구토물 등은 다른 환경에 접촉하지 않게 즉시 처리한다.

(2) 장염 관련 병원체는 청소할 때 염소계 소독제(1,000ppm 이상, 나무나 흡습성 있는 표면은 5,000ppm)를 적용하며, 개인보호구(장갑, 가운 등)를 착용하여 아포의 확산을 막는다.

① **노로바이러스** : 증상 발생 전부터 감염력이 있고, 증상 호전 후 2주 또는 그 이상까지 변에서 분리될 수 있다. 사급 암모늄 제제 등이 유효하다.

② **클로스트리디움 디피실**(Clostridioides difficile; C. difficile) : C. difficile로 오염된 환경은 아포까지 사멸하기 위해 염소계 소독제[1:10(소독제 원액 5% 기준)으로 희

석, 유효염소 농도를 5,000ppm으로 만듦]를 사용한다. 금속제품 부식, 가구 변색, 호흡기나 피부 자극이 있으므로 주의가 필요하다.

(3) 침상을 닦는 걸레와 주변 환경물품을 닦는 걸레를 구별하여 사용한다.

(4) 변기, 수도꼭지, 전화기, 문손잡이 등 사람들의 손이 자주 닿는 곳은 정기적인 청소와 소독이 필요하다.

(5) 린넨이나 가운은 주변 환경을 오염시키지 않도록 교환시 오염세탁물에 분리수거한다.

(6) 린넨을 수거 및 세탁하는 담당자는 개인보호구(마스크, 장갑, 필요시 가운이나 앞치마 등)를 착용한다.

약물 및 통증

학습목표

1. 노인 약물요법의 역동학적 특성과 약물 부작용을 설명할 수 있다.
2. 노인시설에서 약물요법의 관리 방안을 설명할 수 있다.
3. 노화에 따른 통증 문제를 설명할 수 있다.
4. 시설 노인의 통증관리 방안을 설명할 수 있다.

1 노인의 약물관리

2020년 보건복지부 노인실태조사 결과 한 가지 이상의 만성질환이 있는 노인은 84.0%로 평균 1.9개의 만성질환이 있는 것으로 나타났다. 노화에 따른 만성질환의 증가 및 다약제복용(polypharmacy)은 약물 상호작용과 부작용의 위험을 증가시킨다(표 5-1).

우리나라 75세 이상 노인 환자의 다약제 병용[※성분이 다른 5개 이상의 약을 만성적(90일 이상)으로 동시 복용하는 것] 처방률이 68.1%(2017년 기준)로, OECD 국가(평균 48.3%, 통계 제출 7개국 기준) 중 가장 높은 것으로 나타나 약물 처방 관리가 필요하다(표 5-2).

[표 5-1] 노인 약물치료시 주된 위험인자

• 6개 이상의 만성질환	• 85세 이상의 연령
• 1일 12회 이상의 약물 복용	• 신장기능의 저하(크레이티닌 청소율, Creatinine clearance < 50mL/min)
• 9개 이상의 복용 약물	• 이전의 약물 부작용 과거력
• 낮은 체중이나 체질량지수(BMI < 22kg/m^2)	

출처 : 김창오 (2020). 「노인에게 흔한 약물 부작용과 그 대책」

[표 5-2] 75세 이상 노인의 다약제 병용 처방률

연 도	13년	14년	15년	16년	17년	
					한국	OECD(국가수)
다약제병용 처방률(75세 이상, %)	67.4	67.8	68.0	68.2	68.1	48.3(7)

출처 : 보건복지부 (2020). 「2020년 노인실태조사」결과

1) 노인 약물요법의 역동학적 특성

(1) 노인의 약물 흡수

약물 흡수는 혈류속으로 약이 도달하기까지의 과정으로 약물투여 부위의 조직구조, 혈관상태, 흡수를 방해하는 물질의 존재여부에 따라 달라진다. 노인은 위장관 운동 감소, 소화기관 혈류량 감소, 위내 산도 증가로 젊은이보다 약물 흡수 속도가 느려진다.

(2) 노인의 약물 분포

약물이 흡수된 후 신체조직과 기관 내에 분포하며 작용 장소로 이동하여 특수부위에 작용하게 된다. 약물분포에 영향을 미치는 요소는 체격, 순환상태(혈관분포, 혈관수축 정도 등), 근육이나 지방의 차이, 혈장 단백질 결합 등이다. 지방이 많을수록 약물 분포 시간이 길어져 약물 작용이 오래 지속된다. 또한 혈장단백질과 결합한 약물은 활성이 없으나, 혈장단백질과 결합하지 않은 유리형 약물은 약리작용을 발현하게 되어 약물 작용 증가나 독성을 유발할 수 있다. 노화에 따른 약물 분포의 변화는 다음과 같다.

① 노화에 따라 체지방량 증가로 체액 내 약물 농도 및 지용성 약물(예. acetamino-phen, diazepam, prazosin, salicylates, tolbutamide 등)의 반감기와 분포가 증가된다. 예를 들어 diazaepam은 혈중 약물 분포량이 약 2배 증가하여 20세 기준 20시간 반감기가 70세에서는 75~80시간으로 증가된다.

② 노인은 체수분량 감소로 탈수 증상이 빈발하고 약물 중독의 위험 및 기립성 저혈압의 위험이 증가한다.

③ 노인은 체지방 중량(lean body mass)과 체내 총수분량이 10~15% 정도로 감소하여 수용성 약물(예. cimetidine, digoxin, gentamicin, meperidine, theophylline 등)이 농축되어 혈중 농도가 증가한다.

④ 노인은 간의 노화(간 중량감소, 간 혈류량감소 등)로 알부민 생산이 15~25% 가량 감소하여 혈장 단백 결합능력의 감소와 혈류 내 결합되지 않은 유리형 약물 수준이

증가하여 약물의 독성이 유발될 수 있다.

⑤ 노인은 심혈관계 노화(심박출량 감소, 비효율적 혈액순환)로 약물 분포가 느려지므로 약물 치료시 적은 용량부터 시작하여 서서히 용량을 늘려야 한다.

(3) 노인의 약물 대사

노인은 간 효소 생성 감소, 내장 혈류 감소로 간의 약물 대사가 감소한다. 많은 약물의 반감기를 길게 하여 약물 효과가 강하고 길게 발현된다. 또한 노인은 간 기능 저하로 1차 통과 대사(first pass metabolism : 장에서 흡수된 약물이 간을 통해 첫 번째 혈액 순환 동안 제거되는 양)가 감소되어 혈장 약물 수준과 조직 내 농도가 증가한다.

(4) 노인의 약물 배설

노인은 신장 혈류량, 사구체 여과율, 사구체 분비 감소로 신장의 약물 제거 능력이 감소한다. 이로 인해 혈청내 약물 농도, 중독 가능성이 증가하므로 노인의 투약스케줄과 약물 용량 처방시 주의해야 한다.

2) 노인의 약물 부작용

노인은 젊은 사람에 비해 약물 부작용이 2배 이상 더 나타나며, 75세 이상 노인은 특히 더 많은 부작용을 경험한다. 이는 고혈압, 관절염, 뇌졸중, 암, 당뇨 등의 만성질환이 늘어나고 복용약물 개수가 증가하기 때문이다. 약물 부작용의 흔한 증상은 식욕부진, 메스꺼움, 구토, 장기능 변화, 의식 변화 등이다.

특히 노인시설에는 복합 만성질환으로 다약제 복용(polypharmacy)의 기회가 늘어난다. 시설 노인은 처방 약물과 비처방 약물을 함께 복용하게 되면서 약물부작용의 위험도 증가한다. 노인에게 부작용이 자주 발생하는 약물의 종류는 심혈관계 약제가 가장 빈번하고, 항정신적 약제, 항생제, 항응고제, 진통제, 당뇨약제 순이다. 이에 시설 노인에게서 갑작스럽게 새로운 증상이 나타난 경우 약물 부작용과의 관련성을 확인해야 한다(표 5-3,4,5).

[표 5-3] 약물-약물간의 상호작용

약 물	상호작용
• 1세대 sulfonylurea와 sulfonamide계 항생제 병행 투여	sulfonylurea 혈중농도 증가 및 저혈당 위험 초래 ※ sulfonamide : 간 대사 방해
• salicylate, phenylbutazone, NSAID	혈중 고인슐린혈증 초래(혈장내 단백질과 결합한 sulfonylurea 유리시킴)
• ciprofloxacin와 제산제, sucralfate투여	ciprofloxacin이 흡수되지 않고 거의 다 배설됨
• 항 콜린성 약물들[예. 파킨슨 약물(benztropine), 항우울제(amitriptyline, imipramine), 항정신병약물(thioridazine), 항부정맥약물(disopyramide), 항히스타민제(diphen-hyramine, chlorpheniramine)] 혼합 사용	구강건조, 변비, 배뇨장애, 섬망 등 초래

[표 5-4] 약물-질환에 의한 상호작용

질 병	약물상호작용
• 심장전도장애	전도장애를 유발할 수 있는 베타차단제, digoxin, ditiazem, verapamil, 삼환계 항우울제(tricyclic antidepressants, TCA) 등에 의해 전도장애 악화
• 만성폐쇄성폐질환	베타차단제, 아편제제(opioid)에 의해 기관지 수축, 호흡억제(dyspnea 증가)
• 기립성 저혈압	항고혈압제, 이뇨제, 항정신병약물, 삼환계 항우울제(TCA), L-dopa(Levodopa)은 기립성 저혈압 유발
• 전립선비대	항콜린제, 코막힘약(Psuedoephedrine)이 증상을 악화시킴(요정체)
• 만성신기능장애	aminoglycoside, NSAIDs, 조영제(radiocontrast dye) 등이 신장기능을 악화시킴(급성신부전)
• 치매	항콜린제, 항전간제, amantadine, L-dopa(Levodopa), 정신항진약물은 혼돈, 섬망 증가
• 점안용 베타차단제	호흡기계, 심장질환 악화

[표 5-5] 약물-음식과의 상호작용

약 물		음 식	상호작용
• 고지혈증 치료제 예. 심바스타틴(simvastatin), 로바스타틴(lovastatin), 아토르바스타틴(atorvastatin)		자몽주스	약물 분해 방해로 혈중 농도 상승 ** 자몽주스는 적어도 약 복용 후 2시간 이후에 섭취
• 고혈압 치료제	칼륨보충 이뇨제	칼륨이 풍부한 식품 (바나나, 오렌지, 푸른잎 채소 등), 칼륨을 함유하는 식염대용품(KCl)	고칼륨혈증(무력감, 마비) 위험 초래
	질산염	알코올	질산염의 혈관 확장 작용이 증가되어 심각한 저혈압 발생

• 기관지 확장제 예. 테오필린(theophylline), 에피네프린(epinephrine) 등	고지방 식이	테오필린의 흡수량 증가, 약효 증가
	고탄수화물식이	테오필린의 흡수량 감소, 약효 저하
	카페인함유식품(초콜렛, 콜라, 커피, 차와 음료)	카페인, 테오필린 둘 다 중추신경계 자극
	알코올	테오필린과 동시 복용할 경우 부작용(오심, 구토, 두통, 과민 반응 등) 발생
• 마약성 진통제 예. 코데인(codein), 모르핀(morphine) 등	알코올	알코올이 약물의 진정효과를 증가시킴
• 변비치료제 : 예. 비사코딜(bisacodyl)	우유	우유(약알칼리성)가 위산을 중화시켜 약의 보호막을 손상시켜 약물이 대장으로 도달하기 전 위장에서 용해되어 약효저하 및 위자극(복통, 위경련 발생) ※유제품 섭취 후 1시간 이후 약 복용하도록
• 알루미늄(aluminum) 포함 제산제(수산화 알루미늄겔)	오렌지주스	알루미늄성분의 체내흡수촉진
	과일 주스 및 콜라 등	위 산도 높여 효과적인 약효 발현 방해
• 우울증 치료제 : 모노아민 산화 효소 억제제(MAO 억제제)	티라민 성분 함유음식(청어, 치즈, 소나 닭의 간 등), 알코올	치명적인 혈압 상승(※고혈압 환자 주의)
• 칼슘 보충제	카페인함유식품(예. 초콜릿, 초콜렛, 콜라, 커피, 차와 음료)	신장에서 칼슘배설 증가 촉진
	알코올	칼슘 배설 촉진, 골다공증 악화
• 항응고제 : 와파린(warfarin)	비타민 K 다량 함유된 식품(녹색채소, 양배추, 아스파라거스, 케일, 간, 녹차, 콩류 등)	비타민 K(혈액응고촉진) 효과로 와파린과 반대작용
• 항생제 : 테트라사이클린계 – 테트라사이클린(tetracycline) – 독시사이클린(doxycycline) – 미노사이클린(minocycline)	우유, 유제품, 제산제, 항생제, 철을 함유한 비타민 등	체내에 흡수되지 않고 배출되어 약효 저하 ※공복상태 복용(식사 1시간 전이나 2시간 후) 위장장애 있는 경우 음식과 함께 복용

3) 노인시설에서의 약물 관리

시설 노인의 약물 치료는 질병 치료, 고통경감 및 만성질환의 합병증을 예방하도록 적용된다. 대상자에게 약물 관련 상호작용, 부작용 등의 문제가 발생되지 않도록 약물 반응(효과, 부작용 등)을 면밀히 관찰해야 한다.

노인장기요양기관 평가의 일환으로, 노인요양시설, 노인요양공동생활가정 등 장기요양기관(시설급여)에서 투약 및 약품을 안전하게 관리하고 수급자의 투약관련 정보를 숙지하여 정확하게 투여하고 있는지 수시 및 정기 평가하고 있다(표 5-6). 케어제공자는 대상자에게 약물을 투여할 때 다음의 사항을 고려해야 한다.

(1) 대상자에게 약물 투여시 가급적 약물 종류를 최소화해야 한다.
※ 투약중인 약물(처방약물, 비처방약물)의 리스트를 작성하여 꼭 필요한지 평가한다.
(2) 대상자의 전반적 상태를 고려하여 적합한 약물 종류 선택하고 낮은 용량부터 시작하여 증량하는 것이 필요하다. 일반적인 약물 용량은 20~60세 남자를 기준으로 한 용량이다.
(3) 간이나 신장 장애가 있다면 약 용량을 줄여야 하며, 가급적 독성이 적은 약으로 대체하기 위해 노력한다.
(4) 불필요한 중복 처방 여부를 확인해야 한다. 약물 부작용 치료를 위한 약물 처방인 경우 대안적 방법(예. 약용량 감량, 약물 대체 등)을 모색한다.
(5) 대상자의 약물 투여 반응 및 효과를 지속적으로 관찰하여 약물 부작용을 확인하는 노력이 필요하다. 갑작스럽게 새로운 증상이 나타난 경우 약물 부작용과의 관련성을 확인해야 한다.
(6) 대상자의 인지기능 감퇴, 기억소실 여부를 확인하여 약물투여가 정확하게 이루어지도록 한다.

[표 5-6] 장기요양기관(시설급여)의 투약 및 약품관리 평가기준

평가 기준	① 약품보관함에 잠금장치가 되어 있다. ② 의약품의 유효기간 및 보관 상태를 분기별 1회 이상 점검한다. * 확인사항 : 일자, 의약품명, 효능, 유효기간, 점검자 ③ 수급자별 투약 및 약품관리가 적정하게 이루어진다. ④ 수급자의 투약에 대해 기록하고 관리한다. * 확인사항 : 수급자명, 일자, 투약시간, 제공자	평가 방법	현장 기록, 현장 면담
평가 척도	우수(1) : 평가기준을 모두 충족함 양호(0.75) : 평가기준 중 3개 항목을 충족함 보통(0.5) : 평가기준 중 2개 항목을 충족함 미흡(0) : '보통'의 기준을 충족하지 못함		

출처 : 국민건강보험 (2020). 노인장기요양보험 [2019년 장기요양기관(시설급여) 수시평가 분석보고서 : 38. 투약 및 약품관리]

2 노인의 통증관리

1) 노인의 통증

(1) 노화와 통증

국제통증학회에서 제시한 통증의 정의란 실제적이거나 잠재적인 조직 손상과 관련되어 나타나는 불유쾌하고 고통스러운 감각과 감정적 경험이다. 통증은 다양한 질환과 관련되어 나타나는 주요한 증상으로 신체 기관에 이상이 있음을 알려주는 경고신호이며, 보호해 주는 방어기전이기도 하다. 그러나 경고신호 및 방어기전의 역할을 다한 후에도 지속된다면 통증 자체가 질병이 된다. 통증은 타인이 지각할 수 없는 매우 주관적이고 개인적인 경험으로 통증의 생리적 원인을 찾을 수 없어도 대상자가 통증을 호소한다면 통증은 실제로 존재하는 것이다.

노인은 노화로 인한 신체적 변화, 기능 저하와 만성질환의 발병 등으로 신체의 전신 혹은 부분적으로 다양한 종류의 통증을 경험하게 된다. 시설 노인의 45~80%가 만성통증을 경험하는 것으로 추정된다. 만성통증은 일상생활에 지장을 초래하고 보행장애, 우울증, 낙상을 포함한 부주의 사고, 인지기능 저하, 다약제 복용 등 합병증을 유발하고 삶의 질을 저하시킨다.

노인에게 만성통증을 유발하는 원인은 주로 관절염, 요통, 뼈 · 관절 문제 등과 관련된다. 노인에게서 질병과 관련된 만성통증 증후군의 유병률이 높다(표 5-7). 만성통증은 우울, 불안, 신체화 증상, 약물남용 등의 반응이 흔하고 특히 우울증이 동반되는 경우가 많다. 따라서 노인이 경험하는 통증을 노화로 인한 당연하고 자연스러운 현상으로 생각해서는 안 되며 통증의 원인 파악 및 통증 조절을 위한 중재 방안이 마련되어야 한다.

[표 5-7] 노인에게 흔한 만성통증 증후군(chronic geriatric pain syndrome)

• 류마티스질환(예. 류마티스 관절염) • 암성통증 • 협심증 • 포진 후 신경통/대상포진 • 측두 동맥염	• 말초신경병 통증(예. 당뇨병) • 삼차신경통 • 영양실조 • 말초혈관질환 • 허혈성 통증

출처 : 이동국 (2016). 노인만성통증관리. Journal of Pain and Autonomic Disorders, 5(1), 6-10.

(2) 통증의 분류

통증은 지속기간에 따라 급성 및 만성통증으로 분류하며, 근원에 따라 체성, 내장성 및 신경인성 통증으로 분류할 수 있다(표 5-8, 9).

[표 5-8] 지속기간별 통증 분류

지속기간별 통증 분류	
급성 통증 (acute pain)	• 명확한 원인에 의해 6개월 이내 단기간에 나타나는 통증 • 급성 질병, 심각한 손상, 수술 후 발생 • 개인을 보호하는 생리적 기제
만성통증 (chronic pain)	• 통증 유발 부위가 명확하지 않으며 6개월 이상 지속되는 통증 • 보호적 기제로 작용하지 않음 • 장기간 지속되며 완화와 악화가 반복됨 • 피로, 불면, 식욕부진, 체중감소, 분노, 우울 및 절망감 등 경험 • 삶의 질 저하, 일상생활 유지 어려움

[표 5-9] 근원별 통증 분류

근원별 통증 분류	
체성통증 (somatic pain)	• 피부, 근육, 뼈, 결합조직 등에서 발생되는 통증 (예. 종이에 베었을 때 날카로운 통증, 발목을 삔 경우 쑤시는 통증)
내장성 통증 (visceral pain)	• 내부 장기의 통증 • 통증 부위가 불명확하고 경련성이나 체성통증과 유사 • 자율신경계 증상과 관련(식은땀, 오심/구토 등 동반) (예. 분만통, 협심증, 과민성 장 등)
신경인성 통증 (neurologic pain)	• 신경 손상, 기능 이상과 관련된 통증으로 치료가 어려움 • 말초신경인성 통증과 중추 신경인성 통증으로 구분되며, 통증발생 요인 없이도 통증 발생 • 저림, 화끈거림, 둔한 느낌, 찌르는 느낌, 욱신욱신 쑤시는 느낌 등 (예. 대상포진, 당뇨병성 말초신경병증, 환상지통, 척수손상통 등)

(3) 통증 평가

통증은 주관적인 지각이 많기 때문에 노인의 통증 평가시 노화에 따른 신체적 변화와 만성질환, 개인별 주관적 증상의 차이 등을 고려하여 포괄적 평가가 이루어져야 한다(표 5-10).

[표 5-10] 포괄적 통증 평가 항목

1. 통증 조사 : 통증부위(P), 양상(Q), 관련요인(R), 강도(S), 시간적 양상(T)
2. 질병력 조사 : 암이나 다른 질병 등에 대한 조사
3. 정신사회적 문제 조사 : 우울증, 불안, 가족력
4. 통증 및 통증 조절에 대한 잘못된 믿음
5. 신체검진
6. 합당한 검사 : 원인을 찾기 위한 혈액 및 방사선 검사 등

출처 : 보건복지부. 암성통증관리지침 권고안.

① 통증 사정

P(Position, 통증 위치), Q(Quality, 양상), R(Relieving or aggravating factor, 완화 및 악화요인), S(Severity, 강도), T(Timing, 기간)의 통증병력(Pain history; 현재와 과거의 통증 경험)을 확인한다(표 5-11).

[표 5-11] 통증 병력(PQRST)

P (Position)	통증의 위치	• 통증 부위가 어디인가? • 신체의 다른 부분으로 통증이 퍼져나가는가? * 방사통(radiating pain), 연관통(referred pain) 확인
Q (Quality)	통증의 양상	• 통증이 어떻게 느껴지는가? (예. 날카로운지, 둔한지, 욱신욱신 쑤시는지, 타는 듯한지, 저리는지, 칼로 벤 것처럼 아픈지 등) • 동반되는 다른 증상이 있는가?
R (Relieving or aggravating factor)	통증 완화 및 악화요인	• 통증을 완화시키거나 감소시키는 요인이 있는가? (예. 마사지, 열요법, 냉요법, 이완요법 등) • 통증을 유발하거나 악화시키는 요인이 있는가? (예. 자세 변경, 특정활동, 실내 온도, 방광팽만 등)
S (Severity)	통증의 강도	• 통증이 얼마나 심한가? • 가장 심할 때, 가장 편안할 때 통증 점수는 얼마인가? ※ 통증척도 활용 : 숫자통증등급(NRS), 얼굴통증등급(Faces Pain Rating Scale) 등
T (Timing)	통증의 시기 (시작, 지속시간)	• 통증이 언제 시작되는가? • 하루 중 통증이 완화되는 때는 언제인가? • 통증이 갑자기 시작되는가? 점진적으로 심해지는가? • 통증이 일정한가? 간헐적인가?

출처 : 병원간호사회 부록 3「통증간호 실무지침서 및 요약본」

② 통증 평가 척도

통증 평가는 숫자통증등급(Numeric rating scale, NRS), 얼굴통증등급(Faces Pain Rating Scale) 등의 척도를 이용한다.

㉠ 숫자통증등급(Numeric rating scale, NRS)

숫자통증등급은 통증 사정시 가장 많이 사용되는 척도이다. 통증 정도를 0부터 10 사이 숫자로 평가하는 것으로 의사소통이 가능하고 수 개념이 있는 대상자에게 적용가능하다. 통증 정도에 따라 통증 없음(0점), 경도(1~3점), 중등도(4~6점), 심한 통증(7~10점)으로 분류된다(그림 5-1).

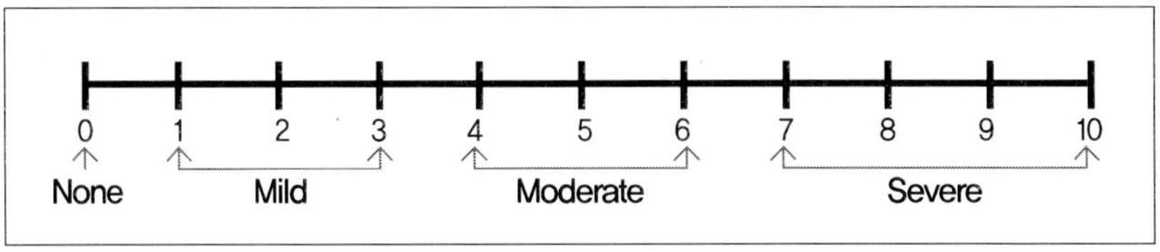

[그림 5-1] 숫자통증등급(Numeric rating scale, NRS)

㉡ 얼굴통증등급(Faces Pain Rating Scale)

얼굴통증등급은 3세 이상 소아, 의사소통장애가 있는 성인 및 노인에게 사용되는 척도이다. 자신이 느끼는 통증 정도에 맞는 얼굴표정을 선택하도록 한다(그림 5-2).

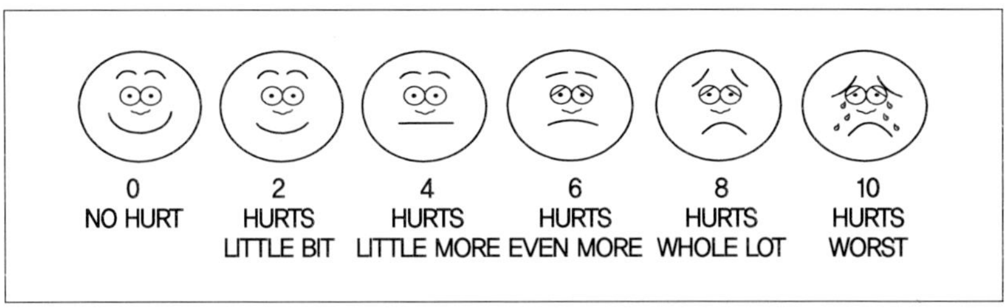

[그림 5-2] 얼굴통증등급(Faces Pain Rating Scale)

2) 노인의 통증관리

노인의 통증관리 방법은 약물치료, 시술요법, 비약물적 통증완화요법 등이 있다. 케어제공자는 부드러운 접촉과 케어를 제공하여 노인의 통증을 최소화하는 것이 중요하다.

(1) 약물치료

노인 통증 치료제로 쓰이는 약물은 Paracetamol, 비스테로이드성 소염제(NSAID), 마약성 진통제, 삼환계 항우울제나 항뇌전증제, 국소 lidocaine, capsaicin 등이다(표 5-12).

[표 5-12] 노인 통증관리 약물

약 물	관련 사항
Paracetamol	• 근골격계 통증(일중 권장량 이상 투여하지 않도록)
비스테로이드성 소염제	• 가장 낮은 용량부터 시작하여 짧은 기간 사용 • NSAID나 선택적 COX-2 억제제 처방시 양성자 펌프 억제제를 함께 처방해야 한다.
마약성 진통제	• 중등도 이상 통증조절에 사용한다. • 개인마다 마약성 진통제에 대한 반응이 다르므로 치료는 환자상태에 따라 개별화되어야 하고 약효와 내성에 대한 감시가 필요하다. • 오심/구토를 포함한 마약성 진통제의 부작용은 매우 흔하기 때문에 부작용이 발생할 가능성에 대해 늘 염두에 두고 있어야 한다.
삼환계 항우울제 혹은 항뇌전증제	• 항콜린성 부작용이 문제가 될 수 있다. • 가장 낮은 농도로 사용 시작하여야 하고 약효와 부작용에 따라 매우 천천히 증량하여야 한다.
국소 lidocaine 및 capsaicin	• 신경통에 효과는 제한되어 있다. • 통증이 국소적일 경우 사용될 수 있다.

출처 : 이동국 (2016). 노인만성통증관리. Journal of Pain and Autonomic Disorders, 5(1), 6-10.

(2) 시술요법

노인 통증 완화를 위해 마취 및 신경차단 등 시술요법을 적용할 수 있다.

① **경막외 마취(epidural anesthesia)** : 척수를 싸고 있는 경막외강에 약물을 투여하여 통증을 완화시키는 방법이다. 통증완화효과가 뛰어나며, 최소의 아편제제 용량으로 약효가 오래 지속된다.

② **신경블록(신경차단술, nerve block)** : 국소마취제를 신경에 주입하여 신경자극전달을 방해하는 것이다.

③ **척수신경로절단술(cordotomy)** : 전측방 경로의 척수시상 수준 이하의 통증과 온도감각을 폐쇄한다. 보통 하지와 체간 통증시 시행한다.

④ **신경근 절단술(rhizotomy)** : 신경절과 척수 사이의 전 · 후 신경근(nerve)을 차단하는 방법이다.

⑤ **신경절제술(neurectomy)** : 말초나 뇌신경 차단하여 하지나, 발의 혈관폐쇄로 인한 국소통증을 조절한다.

⑥ **교감신경절제술(sympathectomy)** : 자율신경계의 교감신경줄기(Sympathetic chain)를 차단하여 혈관경련을 없애고, 말초혈액 공급을 개선하는 방법이다. 혈관 질환(협심증, 레이노병 등) 치료에 효과적이다.

(3) 비약물적 통증완화요법

비약물적 통증완화요법으로 마사지, 열 · 냉요법 적용, 경피전기신경자극(transcutaneous electrical nerve stimulation, TENS)과 같은 피부자극, 이완 및 심상요법, 전환요법 등이 있다. 비약물적 통증완화요법은 큰 부작용없이 약물치료와 병행하여 치료효과를 증진시킬 수 있는 장점이 있다.

① **마사지** : 신체적, 정신적 이완을 돕고 근육긴장 감소, 불완완화 효과로, 통증경감 및 통증 약물 요법의 효과를 증진시킨다.

② **열 · 냉요법** : 통증경감과 손상부위의 치유를 돕는다. 적용시 피부손상에 주의한다.

③ **경피전기신경자극(transcutaneous electrical nerve stimulation, TENS)** : 비침습적 방법으로 외부 전극을 통한 약한 전류로 피부를 자극하는 것이다.

④ **이완 및 심상요법**

㉠ **이완요법** : 맥박과 혈압 감소, 근육긴장이 완화되어 통증경감 및 진통제 사용을 줄인다. 간단한 이완, 심상요법 및 음악과 함께 사용시 효과적이다.

㉡ **심상요법** : 대상자가 마음의 이미지를 창조하고, 그 이미지에 집중하도록 하여 서서히 통증을 덜 느끼게 한다(지시적 심상요법, guided imagery).

⑤ **전환요법** : 즐거운 감각자극을 이용해 엔도르핀을 방출하여 통증지각을 감소한다.
예. 노래하기, 기도하기, 음악듣기, 농담하기, 게임하기 등

3) 시설 노인의 통증관리

노인시설의 케어제공자는 노인의 통증수용과 지각을 줄이고 안녕상태 유지 및 안위증진을 도모하는 케어를 제공해야 한다. 통증으로 인한 자가간호 수행능력 저하시 무력해져 사회적 고립, 우울, 자아개념의 변화를 경험하게 된다.

(1) 안녕상태를 유지하도록 돕는다.

① 온수욕, 개인적인 위생관리, 적당한 휴식을 계획하여 불편감을 최소화하고 안녕상태를 유지하도록 한다.

② 기동성 제한을 예방하기 위해 신체를 보호할 탄력붕대, 브레이스, 부목 등 적절한 사용법을 교육하고 필요시 도움을 제공한다.

(2) 일상생활수행능력(ADL)을 증진시킨다.

① 먹기, 목욕하기, 손질하기, 옷입기 등 일상생활활동의 어려움이 있는 노인에게 일상생활동작훈련(ADL훈련)을 꾸준히 실시한다.

② 손가락 움직임이나 움켜쥐기 악화시 기능을 유지하도록 만든 도구를 활용한다.

예. 사용하기 쉬운 핸들, 부목연결 장치에 기구, 빗, 칫솔 부착하기, 옷에 벨크로테이프로 잠금장치를 달아 혼자서 옷 벗고 입을 수 있도록 돕기

(3) 통증 유발 요인을 제거하고 통증수용과 지각을 줄임으로써 안위증진을 도모한다.

① 주름진 침대 시트 팽팽하고 부드럽게, 관이나 다른 장비가 노인 대상자에게 닿지 않도록 한다.

② 젖은 드레싱이나 침구는 즉시 교환한다.

③ 자세 변경시 노인 대상자를 끌어당기지 말고 들어 올리며 해부학적 자세를 취해준다.

④ 배설물, 상처배액과 같은 자극물에 노출되는 것을 피한다.

(4) 치매 노인은 기억장애, 지남력 장애, 판단력 저하, 실행, 실인, 실어증의 주된 증상과 함께 불안/초조(agitation), 불면, 우울, 식행동 이상, 배회, 환각, 망상과 공격(aggression)적 행동 등의 주변 증상이 나타난다. 이에 치매 노인의 통증관리는 직접적인 의사소통 보다는 변화된 목소리나 얼굴표정, 수면습관/의식상태/대인관계의 변화 및 신체 이상운동 등의 증상을 면밀히 관찰해야 한다.

제6장

금연과 음주

학습목표

1. 흡연이 노인 건강에 미치는 영향을 설명할 수 있다.
2. 시설 입소 노인의 금연관리 방법을 설명할 수 있다.
3. 음주가 노인 건강에 미치는 영향을 설명할 수 있다.
4. 시설 입소 노인의 음주관리 방법을 설명할 수 있다.

1 노인의 금연관리

1) 노인의 흡연

2017년 보건복지부 노인실태조사에 따르면, 국내 65세 이상 노인의 흡연율은 10.2%이고 남자 노인 20.0%, 여자 노인 3.0%가 현재 흡연을 하고 있는 것으로 나타났다(표 6-1).

[표 6-1] 노인의 흡연상태

특 성		응답자수(명)	비흡연(%)	현재 흡연(%)
성별	남자	4,286	80.0	20.0
	여자	5,788	97.0	3.0
연령	65~69세	3,314	86.6	13.4
	70~74세	2,536	89.4	10.6
	75~79세	2,137	91.2	8.8
	80~84세	1,314	93.2	6.8
	85세 이상	774	95.2	4.8

출처 : 보건복지부 국가통계포털 노인실태조사(2017) : 노인흡연상태

노인의 흡연율은 연령이 증가할수록 낮아지는 특성이 있는데, 건강을 지키기 위한 행동변화로 보고 있다. 흡연을 하는 노인의 특성을 보면 남자 노인의 흡연율이 높고 경제적 어려움이나 스트레스와 관련이 있다. 흡연의 위해성은 전 연령대에 모두 크지만 특히 노화에 따른 신체적 변화와 복합 만성질환이 있는 노인에게 질병 발생 및 수명을 단축시키는 건강 위협요소이다.

2) 흡연과 건강문제

담배는 7천여종의 유해성분과 70여종의 발암물질을 포함하고 있다. 흡연은 각종 암, 성인병, 호흡기 질환 및 심혈관계 질환 등 각종 질병을 유발하는 원인이 된다. 흡연은 폐, 구강, 후두, 식도, 간, 췌장, 신장, 방광 및 자궁경부 등에서 각종 암을 유발할 수 있다. 특히 폐암에 걸릴 확률이 비흡연자의 15~64배 더 높고, 폐암 사망률의 기여위험도는 90%보다 높다. 20년간 매일 하루 1갑의 흡연을 했을 경우 폐암 발생률이 약 10배, 하루 2갑의 흡연을 했을 경우 20배 이상 폐암의 위험이 증가한다. 즉 폐암 발생의 주된 원인이 흡연인 것으로 보고된다.

성인병으로 골다공증, 뇌졸중, 2형 당뇨, 피부노화, 난청, 백내장 등이 발생될 가능성이 높으며 당뇨의 합병증으로 실명, 심장 질환, 신경 질환, 신부전 등으로 이어질 수 있다. 심혈관계 질환으로 고혈압, 동맥경화, 심근경색, 심장 마비와 뇌졸중의 위험을 증가시킨다.

호흡기 질환으로 섬모운동의 저하 및 폐와 기도를 손상시켜 만성 기관지염과 폐기종, 천식 등을 유발한다. 그 외에 상처치유 지연, 남성의 발기부전의 위험도 증가시킨다. 간접흡연 역시 건강의 위협요소로 성인의 심장병과 폐암의 위험을 증가시킨다. 흡연의 위해성은 전자담배도 마찬가지로 일반 담배처럼 유해물질이 다량 포함되어 있어 일반 담배와 위해성에 차이가 없다.

3) 시설 노인의 금연관리

노년기 이전에 지속적인 흡연을 했던 경우도 금연을 실천하면 건강상의 많은 유익이 있어 심장병, 뇌졸중 및 암 위험을 크게 낮추고 사망 위험을 줄일 수 있다. 심박수와 혈압이 정상 수준으로 떨어지고 신경말단의 기능이 회복되어 미각, 후각 감각이 좋아지고 폐, 심장과 순환계통의 기능이 더 좋아지며 기침과 호흡곤란 증상이 호전된다. 심장마비나 뇌졸중의 위험도 낮아지고 호흡양상이 좋아지며 암에 걸릴 확률이 낮아진다(그림 6-1).

금연을 실천하기 위해서 구체적인 금연 시작일을 정하는 것이 좋다. 주변인들에게 금연할 것이라는 것을 공표하고, 목표로 하는 금연일까지 흡연량을 서서히 줄여나간다. 그리고 흡연시 사용했던 물품(예. 재떨이, 라이터 등)을 점차적으로 정리해 나간다.

시설 노인의 금연에 도움을 주는 음식으로 우유, 된장, 양파, 오렌지, 토마토, 녹차 등이 있다. 우유는 담배의 쓴맛을 극대화시켜 담배 맛을 못 느끼게 만든다. 된장은 해독효과가 있으며 니코틴 성분 배출을 돕는다. 양파껍질의 폴리페놀 성분, 퀘르세틴 성분과 오렌지의 비타민 C는 니코틴의 해독을 돕는다. 토마토는 폐기능 저하 방지 및 폐손상 복구를 돕는다. 녹차의 타닌과 카데킨 성분은 니코틴, 타르 같은 유해물질을 배출시키고 입냄새 방지 및 원활한 신진대사를 촉진한다.

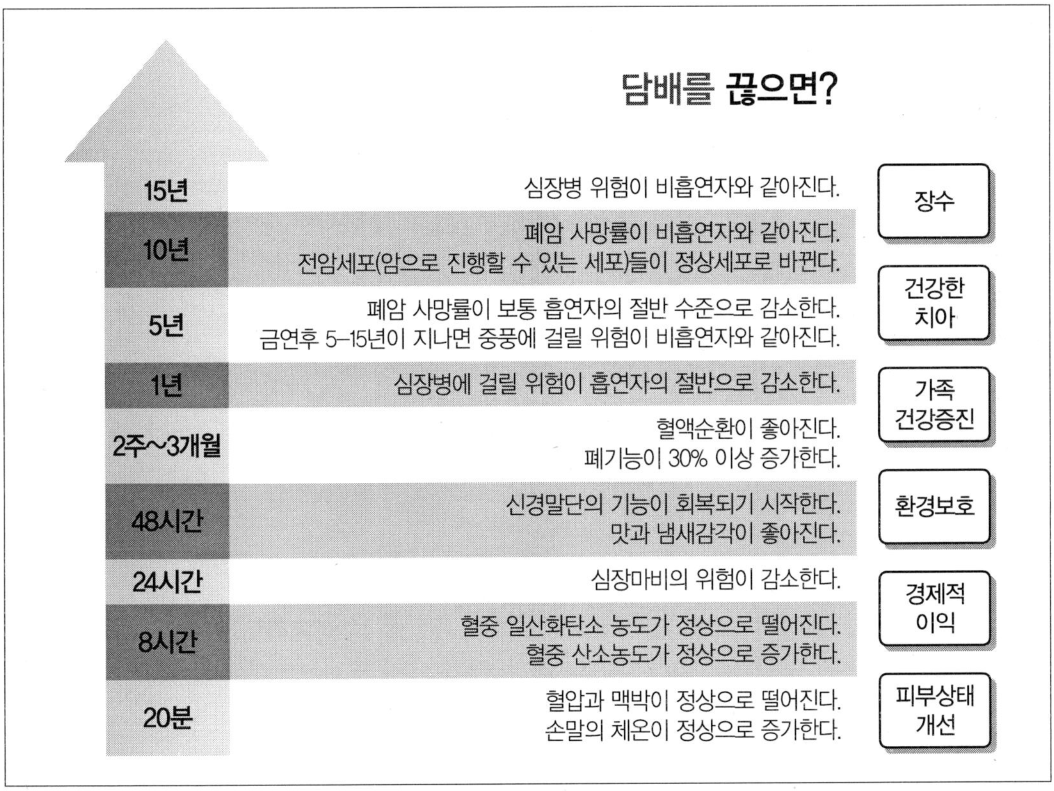

[그림 6-1] 금연을 통해 얻는 이익

출처 : 한국건강관리협회 메디체크

2 노인의 음주관리

1) 노인의 음주

2017년 보건복지부 노인실태조사에 따르면, 국내 65세 이상 노인 중 남자 노인 45.8%, 여자 노인 12.4%가 현재 음주를 하고 있으며, 남자 노인의 23.2%가 과음주를 하고 있는 것으로 나타났다(표 6-2). 노인시설 입소자의 1/5 가량이 알콜 의존 과거력이 있는 것으로 보고되고 있다.

노인의 음주율도 흡연과 마찬가지로 건강유지를 위해 연령증가에 따라 음주의 빈도는 점차 낮아지는 양상을 보인다. 음주를 하는 노인의 특성을 보면 과거부터 지속되어 온 음주 습관, 여가생활과 사회적 관계망 구축, 불안, 우울 등의 요인과 관련된다.

노인의 과음주는 인지기능을 저하시킨다. 과음주로 인해 뇌세포를 손상시켜 기억력과 판단력을 저하시키고 알콜성 치매와 혈관성 치매의 발병 요인이 된다. 또한 음주는 식욕을 저하시킨다. 충분한 영양공급 없는 만성적인 알코올 중독은 티아민(thiamine, 비타민 B1)의 결핍을 초래하여 베르니케-코르사코프 증후군(Wernike-Korsakoff syndrome, WKS)이 나타나 치매, 안구 운동 이상, 보행 장애 등이 발생한다(표 6-3).

노인은 과음주로 시력과 청력저하, 반응시간 및 집중력 저하, 운동감각 둔화로 균형상실 및 낙상 발생의 위험이 증가하며 골절(엉덩이, 팔 등)과 부상 등을 초래할 수 있다. 골절은 노인의 독립적인 일상생활 수행능력에 장애를 초래하며 부동상태로 인해 삶의 질을 저하시킨다.

[표 6-2] 노인의 음주 정도

특 성		응답자수(명)	비음주(%)	적정음주(%)	과음주(%)
성별	남자	4,285	54.1	22.6	23.2
	여자	5,788	87.6	11.2	1.2
연령	65~69세	3,312	66.3	19.1	14.6
	70~74세	2,536	71.8	17.4	10.8
	75~79세	2,137	76.3	14.9	8.8
	80~84세	1,313	82.6	10.6	6.8
	85세 이상	774	85.0	10.9	4.1

출처 : 보건복지부 국가통계포털 노인실태조사(2017) : 노인 음주정도

[표 6-3] 알코올로 인한 신체 반응

• 심장박동 증가 • 피부 혈관의 팽창, 홍조 유발 • 위산 배출 촉진, 위 내벽 염증 유발 • 이뇨작용 (소변량 증가) • 말이 빨라지고 발음이 불분명해짐 • 기억력 감퇴	• 눈의 초점을 맞추기 어려워짐 • 몸의 움직임 둔화, 근육 조절 능력 손상 • 감정 제어가 어렵고 판단력이 흐려짐 • 과량 음주시 – 인사불성이 되어 호흡곤란의 위험성 증가 – 뇌의 호흡중추 차단 가능성이 있음

출처 : Dr. Jonathan Chick 저, 남궁기 편역 (2005). 알코올과 음주문제. 아카데미아

2) 시설 노인의 음주관리

시설 입소 노인은 복합 만성질환으로 다약제 복용의 빈도가 높다. 시설 입소 노인 중 알코올 의존도가 높은 대상자를 파악하고 약물 관련 상호작용을 확인해야 한다.

알코올은 약물과 상호작용을 통해 약물 효과에 영향을 미친다(표 6-4). 약물과 함께 술을 마시면 간 효소가 알코올과 약물 대사를 동시에 진행해야 하므로 약물분해 속도가 저하되어 약물의 효과가 오래 지속될 수 있다. 진정제는 알코올과 상호작용으로 약효가 배가되므로 사고의 위험이 증가된다. 시설 입소 노인 중 알코올 의존도가 높은 노인이 알코올의 금단증상으로 인한 섬망(delirium), 발작 증세가 나타날 수 있으므로 주의 깊은 관찰이 필요하다.

[표 6-4] 알코올과의 약물 상호작용

약물명	알코올과의 상호작용
중추신경계 억제 약물	약물효과 상승작용으로 중추신경계 억제작용(CNS depression), 진정(sedation), 운동실조(ataxia) 및 사고 위험 증가
metronidazole (fragyl)	일부에서 디설피람과 유사한 반응(disulfiram–like reaction) 발생(※아세트알데하이드의 분해를 저해, 체내에 축적시킴)
paracetamol (acetaminophen)	지속적 과음이나 알코올 중독자에서 심한 간 손상 발생되어 병용금기는 아니지만, 장기 복용시 주의가 필요
항경련제(phenytoin)	알코올 중독자에서 혈청농도가 빠르게 소실되어 약효 감소될 수 있어 경련 악화의 위험이 있음

제7장

감염관리와 예방접종

학습목표

1. 노인시설의 감염발생 요인을 설명할 수 있다.
2. 노인시설의 감염관리 방법을 설명할 수 있다.
3. 시설 노인의 감염성 질환 예방을 위해 필요한 예방접종을 설명할 수 있다.

1 노인시설의 감염관리

감염(infection)은 미생물(세균, 바이러스, 곰팡이, 기생충)이 민감한 숙주로 침입하여 질병을 일으키는 것으로 정상조직의 손상이나 기능장애를 초래한다. 질병은 감염 감수성(susceptibility)이 크고 감염성 미생물에 대한 면역성(immunity)이 낮을 때 발생한다.

질병을 일으키는 능력을 가진 병원균(pathogenic infection)은 미생물의 약 3% 정도이며, 약 97%는 병원성이 없거나 미약한 미생물(세균, 바이러스, 진균 등)인 정상균주(normal flora)로 숙주가 면역력이 저하되고 극도로 쇠약해진 상태일 때 질병을 유발하는 기회감염(opportunistic infection)이다.

1) 노인시설의 감염 발생 요인

시설 노인은 노화로 인한 생리적 변화와 복합 만성질환 등으로 면역력이 저하되어 질병발생에 취약하다. 노인시설에서의 감염병 발생 요인은 입소자 관리, 전파경로 관리, 병원체 관리 체계 등과 관련되며 효과적 감시체계 운영을 통해 감염병 발생을 예방해야 한다.

감염발생은 병원성 미생물(microorganism), 저장소(reservoir), 출구(portal of exit), 전파 방법(mode of transmission), 입구(portal of entry), 민감한 숙주(susceptible host)의 6개 감염고리를 체계적으로 관리하여 감염회로를 차단하면 감염의 조절과 예방이

가능하다(그림 7-1).

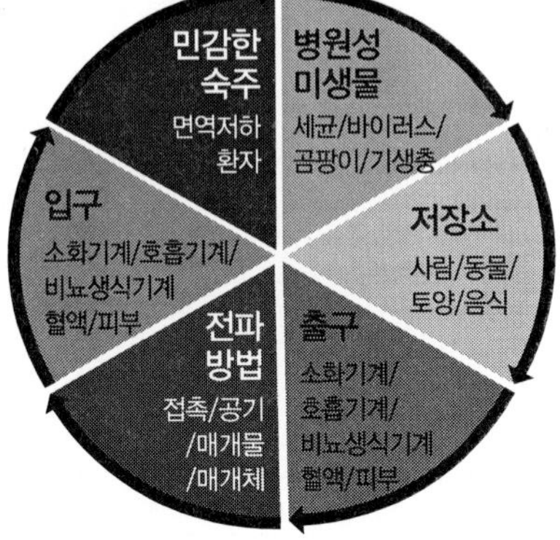

민감한 숙주
면역저하 환자
병원성 미생물
세균/바이러스/곰팡이/기생충
저장소
사람/동물/토양/음식
출구
소화기계/호흡기계/비뇨생식기계 혈액/피부
전파 방법
접촉/공기 /매개물 /매개체
입구
소화기계/호흡기계/비뇨생식기계 혈액/피부

[그림 7-1] 감염회로

(1) 병원성 미생물(microorganism)

감염의 유발 요인은 병원성 미생물(세균, 바이러스, 진균 등)이다. 병원성 미생물은 단기균(transient flora)과 상주균(resident flora)이 있다. 단기균은 일상생활 중에 타인 등과의 접촉으로 피부에 묻게 되며 적절한 손씻기로 제거된다(그림 7-2). 상주균은 수가 일정하며 피부에 생존하고 증식하는데, 10-20% 정도는 피부주름이나 갈라진 틈에 존재한다.

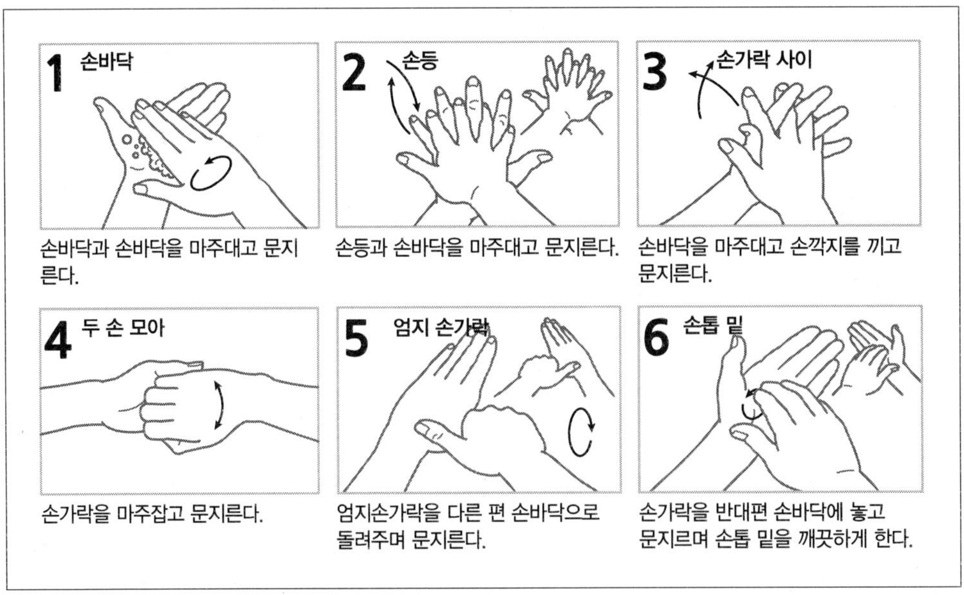

[그림 7-2] 올바른 손위생 절차

출처 : 질병관리청「코로나19를 이기는 가장 손쉬운 방법 올바른 손씻기」

대부분 독성은 없으나 수술시 심부조직으로 침입한 경우, 심각한 면역손상 시에는 심각한 감염을 초래한다.

질병을 유발하게 되는 것은 미생물의 감염능력에 달려있다. 충분한 유기체 수가 있어야 하고 유기체의 독성(virulence), 질병을 일으키는 능력, 숙주의 감수성(면역체계) 및 인체와 미생물 간의 접촉 정도와 기간이 영향을 미친다.

(2) 저장소(reservoir)

미생물의 성장과 증식을 위한 자연적 서식지로 인체(보균자, carrier), 동물, 음식, 물, 우유, 곤충 등을 이용한다. 유기체가 번식하기 위한 환경은 음식물, 산소(호기성균, 혐기성균), 수분, 온도, 산도(pH), 빛 등과 관련된다.

(3) 출구(portal of exit)

출구는 저장소에서 미생물이 나오는 곳이다. 사람의 호흡기계, 위장관계, 비뇨생식기계, 피부혈액과 조직 등이다.

① **호흡기계** : 재채기, 말, 기침, 호흡 시 병원균을 배출하며, 인공기도도 병원균 배출구가 된다.

② **위장관계** : 키스, 장배설, 외과적 상처, 토물 등은 유기체의 배출구가 된다.

③ **비뇨기계** : 정상 소변은 무균상태, 그러나 회장누공 설치술 등을 통해 미생물이 배출된다.

④ **생식기관** : 남성 요도구나 여성 질 강 통해 배출된다.

⑤ **피부와 점막** : 상처 감염되면 화농성 배액이 생성된다(감염원의 주요 출구).

⑥ **혈액** : 정상에서는 무균 상태이나 감염, 패혈증 시 병원균의 저장소가 된다.

(4) 전파 방법(mode of transmission)

병원성 미생물의 전파는 접촉, 중개물, 공기를 통해 전파된다. 미생물 전파의 주된 방식은 건강관리요원의 손으로써 노인시설의 케어제공자는 감염조절 행위 수행이 양심적이어야 한다.

① 접촉

㉠ 직접적 접촉 경로는 신체적 접촉, 키스, 성교 등이며 감수성이 높은 숙주나 감염자,

보호자의 접촉을 통해서 전파된다.

㉡ 간접적 접촉 경로는 오염된 기구나 사람과의 접촉, 오염된 혈액, 음식, 물, 비활성 물체 등을 매개체(vehicle)로 하여 전파된다.

※ 5㎛보다 큰 입자는 비말핵(기침, 재채기)으로 전파된다.

② 중개물(vector)인 모기, 파리, 진드기, 이 등의 곤충은 숙주끼리 유기체 전파된다.

③ 5㎛보다 작은 입자는 공기로 전파된다.

(5) 입구(portal of entry)

입구는 미생물이 숙주로 들어오는 곳이다. 출구와 같은 경로이며, 신체의 방어기전을 감소시키는 요인들에 의해 병원균의 체내 침입 기회가 증가된다.

(6) 민감한 숙주(susceptible host)

감수성(susceptibility)은 개인이 병원균에 대해 가지는 저항력의 정도이다. 감수성이 클수록 저항력(resistance)이 저하되며 균의 독성이 클수록 감수성이 증가한다.

감염에 영향을 미치는 요인은 연령, 영양 상태, 피부 건강, 기관의 정상산도(pH), 피로, 신체적 · 생리적 스트레스, 면역상태, 유전, 기저질환, 의학적 치료, 기능적 장애, 인지적 장애, 공동시설 이용 등이다.

2) 노인시설의 감염관리 방법

노인시설의 감염예방을 위해 표준주의와 전파경로별 주의지침을 준수해야 한다. 전파경로는 공기주의, 비말주의, 접촉주의로 분류된다. 시설에서 외부로 통하는 출입구에 손소독제를 비치하여 출입 시 사용하도록 안내하여 감염 전파를 차단한다.

(1) 표준주의(standard precautions)

표준주의란 의심이나 확인된 진단, 혹은 추정된 감염상태에 관계없이 모든 사람에게 적용되는 감염예방 행위이다. 감염전파원은 혈액, 체액, 분비물, 땀을 제외한 배설물, 손상 피부나 점막 등으로 노인시설에서 감염원으로 인지되거나 인지되지 않은 모든 미생물의 전파를 감소하기 위한 것이다.

표준주의 지침에서 가장 중요한 감염예방 지침은 손위생(hand hygiene)이다. 손위생을 통해 병원균이 제거 및 불활성화 되어 감염 전파를 차단할 수 있다. 신종감염병(코로나19), 호흡기 감염병(인플루엔자, 감기, 호흡기 세포융합바이러스 감염병 등), 장관 감염병(장티푸스, A형간염, 장출혈대장균감염증, 세균성 이질 등) 등 다양한 감염성 질환이 손위생으로 예방 가능하다(표 7-1).

손씻기는 손의 모든 표면에 비누액이 골고루 닿도록 15초 이상 문지르며 총 40~60초간 실시한다. 손소독제는 자극이 적은 것을 선택하여 펌프 1~2회 정도(3~5mL)를 손바닥에 분사하여 20~30초간 문지른다.

혈액/체액 및 분비물, 배설물, 점막, 손상된 피부와 접촉이 예상될 경우 오염원에 노출될 정도를 판단하여 적절한 보호장구(장갑, 마스크, 보안경, 안면보호대, 가운 등)의 착용이 필요하다. 장갑 착용은 혈액, 체액, 분비물 및 배설물(땀 제외), 불안전한 피부나 점막, 오염된 기구나 환경표면과 접촉시 사용한다. 사용 후 즉시 벗으며 동일한 사람이라도 오염부위에서 깨끗한 부위로 옮겨갈 경우 장갑 교체가 필요하다. 혈액이나 체액에 의해 피부나 옷이 오염될 가능성 있으면 가운을 착용한다. 가운을 벗은 후 손위생을 실시한다.

대상자에게 사용한 기구는 적절히 세척 및 소독을 실시하며, 1회용 물건은 사용 후 폐기한다(※기관규정 확인). 오염된 세탁물은 방수처리된 백이나 세탁주머니에 넣고 직원의 피부, 점막이 노출되지 않도록 보호한다.

[표 7-1] 손위생이 필요한 상황

- 대상자 간 접촉 사이
- 식사 및 간식 제공 보조 전 후
- 혈액/체액 및 분비물, 배설물, 점막, 손상된 피부와 접촉 후
  (예. 기저귀 케어 전후, 화장실 용변 보조 전후, 흡인 전후, 코를 풀거나 닦은 후, 드레싱 등 손상된 상처 접촉 전후 등)
- 혈액/체액 및 분비물 등에 오염된 물품이나 장비 등 주변 환경과 접촉한 후
  (예. 오염물질이 묻은 침대, 휴지통, 대 · 소변기, 카테터 등)
- 장갑을 벗은 직후 수행
  ※ 반드시 물과 비누로 손위생이 필요한 상황
  - 손이 눈에 보이게 더러워진 경우
  - 혈액/체액에 의한 오염이 있을 때
  - 아포[예. 클로스트리디움 디피실(Clostridium difficile)이나 탄저균(Bacillus anthracis)]를 생성하는 미생물과의 접촉이 있을 때

(2) 공기주의(airborne precautions)

공기주의는 사람 간에 공기에 의해 전파되는 감염을 예방하는 행위로 표준주의와 함께 공기주의 지침을 적용한다. 직경 5μm 이하의 작은 입자인 비말핵(droplet nuclei)을 통해

공기 전파된다. 대상자는 음압장치가 있는 1인실에 격리하고, HEPA(High efficiency particulate air) filter를 통해 최소 6회~12회/hr 공기교환이 되도록 하며 음압유지를 위해 반드시 병실 문을 닫아두어야 한다. 격리실 출입시 N95 마스크나 호흡보호기구 사용이 필요하며 불필요한 이동을 제한하고 이동 중에도 반드시 외과용 마스크를 착용한다. 공기 매개 감염 질환은 홍역, 수두, 파종성 대상포진, 활동성 폐결핵 등이다.

(3) 비말주의(droplet precautions)

비말주의는 기침, 재채기, 대화, 기관 흡인, 혹은 다른 치료과정에서 생성된 5μm 이상의 비말입자가 호흡기를 통해 전파되는 감염을 예방하는 행위이다. 병원균 전파를 방지하기 위해 표준주의와 함께 비말주의 지침을 적용한다. 비말은 공기 중 부유 상태로 있지 않아 별도의 공기 교환 시설이나 환기 시설은 필요하지 않다.

가능하면 1인실 또는 코호트 격리(기관규정에 따름)한다. 코호트 격리가 불가능하여 다인실에 배치하는 경우 침상 간 간격을 1.5m 이상으로 하고 개인 화장실(또는 개인용 의자형 이동변기)과 세면대를 갖춘다. 이송 시 대상자는 손위생 후 마스크를 착용하도록 하고 이송 직원은 마스크를 착용할 필요가 없으나 호흡기 위생을 지키지 못하는 대상자의 경우 안면보호구를 착용한다.

비말주의 감염 질환 종류는 인플루엔자, 디프테리아, 풍진, 성홍열, 백일해, 유행성 이하선염, 수막구균성 수막염, 중동호흡기 증후군 등이다.

(4) 접촉주의(contact precautions)

접촉주의는 대상자와 대상자 주변 환경과의 직 · 간접 접촉을 통한 전파를 차단하는 감염 예방 행위로 표준주의와 함께 접촉주의 지침을 적용한다.

직접접촉전파(direct contact transmission)는 감수성이 있는 숙주와 감염되었거나 집락상태인 사람 간에 직접적인 접촉(예. 체위변경, 목욕시키기, 접촉이 필요한 케어제공 등)으로 전파된 감염이다. 간접접촉전파(indirect contact transmission)는 감수성 있는 숙주가 오염된 매개물, 무생물 환경과의 접촉(예. 오염된 의료기구, 주사바늘, 드레싱, 오염된 손이나 다른 입소자에게 사용한 오염된 장갑 등)으로 전파된 감염이다.

1인실이나 동일 환자 집단 병실로 배정하며 개인화장실(또는 지정된 의자형 이동변기)과 세면대를 갖추도록 한다. 코호트 환자, 장갑, 가운 등 개인보호구 사용은 기관의 규정에 따른다. 대상자가 사용하는 물품은 개별물품으로 사용한다(예. 혈압계, 청진기, 체온계, 토니켓 등).

케어제공자는 격리실이나 격리구역에 들어가기 전 장갑, 가운을 착용하고 나오기 전 탈의하여 폐기물 용기에 버리고 손위생을 실시한다. 대상자 주변 환경 표면 혹은 물품과 접촉시 장갑과 가운을 착용한다. 장갑 착용 전, 장갑 벗은 후 손 위생을 실시한다.

코호트 격리가 불가능하여 다인실에 배치하는 경우 침상 간 간격을 1.5m 이상으로 하고 설사를 하는 경우 지정된 화장실 혹은 의자형 이동변기를 사용하여 화장실을 공동으로 사용하지 않게 한다. 가능한 이동을 제한하며 불가피한 이동시 덧가운이나 시트로 감싸준다. 이동시 의료진도 보호구를 착용한다.

접촉주의 감염 질환 종류는 다제내성 균주(VRE, MRSA, CRE 등), 클로스트리듐 디피실리균(Clostridium difficile), 콜레라, 장티푸스, 세균성 이질, A형 간염, 옴 등이다.

(5) 다제내성균(multidrug-resistant bacteria)의 감염관리

시설 노인은 노화와 복합 만성질환 등으로 다약제 복용 빈도가 높고 장기적인 요양이 필요한 대상자가 많아 다제내성균의 발생과 전파의 위험이 크다. 다제내성균이란 한 개를 초과하는 항균제에 내성을 가진 병원균이다(표 7-2). 면역력이 떨어진 대상자는 감염에 취약하여 항생제 사용 및 다제내성균 감염 위험도 증가된다.

[표 7-2] 주요 다제내성균의 종류

■ **그람양성균**
- 메티실린 내성 황색포도알균(Methicillin-resistant Staphylococcus Aureus, MRSA)
- 반코마이신 내성 장알균(vancomycin-resistant enterococci, VRE)
- 반코마이신 내성 또는 중등도 내성 황색포도알균 (vancomycin-resistant S. aureus/vancomycin-intermediate resistant S. aureus, VRSA/VISA) ǂ

■ **그람음성균**
- 카바페넴 내성 장내세균속균종(carbapenem-resistant Enterobacteriaceae, CRE) ǂ
- 다제내성 녹농균(multidrug-resistant Pseudomonas aeruginosa, MRPA)
- 다제내성 아시네토박터 바우마니균(multidrug-resistant Acinetobacter baumannii, MRAB)

ǂ 2급 법정감염병 지정(2020년~)

다제내성균의 전파예방과 관리를 위해 손위생, 감시, 접촉주의, 1인실 혹은 코호트 격리 혹은 일반 병실 배치 및 환경관리 등의 지침을 준수해야 한다. 직 · 간접 접촉으로 다제내성균의 전파가 우려될 경우 표준주의와 함께 접촉주의 지침을 적용한다. 감염전파 가능성이 높은 입소자(지속적인 체액 유출이 있는 자, 변실금이 있는 자, 인지장애로 협조가 어려운 자 등)는 우선적으로 1인실에 배치한다. 코호트 격리가 어려운 경우 1m 이상 거리를 유지하고 필요 시 물리적 차단막 설치를 고려한다.

다제내성균에 의한 감염은 여러 항생제에 내성을 보여 치료할 항생제 선택을 어렵게 하고 치료 실패로 인해 생명의 위협을 초래하는 위중한 상황을 야기할 수 있다. 다제내성균 감염 예방을 위해 대상자, 종사자의 개인위생능력, 활동 범위, 감염, 면역상태 및 환경 청결 등을 감시하고 내성균의 조기 발견, 관리를 통해 감염확산을 방지해야 한다.

2 노인의 예방접종과 감염성 질환 예방

1) 시설 노인의 예방접종 필요성

시설 노인은 노화에 따른 생리적 변화, 복합 만성질환이 증가하면서 면역력 저하로 인한 감염병 발생 빈도가 증가한다. 시설 노인의 감염성 질환은 많은 합병증과 사망을 초래할 수 있다. 이러한 감염성 질환을 예방할 수 있는 가장 효과적인 방법 중 하나가 예방접종이다.

국내 대한감염학회에서 제시한 권장 성인예방접종표에 따르면, 65세 이상 노인이 백신 접종력, 과거감염력 또는 항체 검사 양성 등 면역의 증거가 없는 경우 총 6개 항목인 인플루엔자, 폐렴사슬알균, 파상풍-디프테리아-백일해, 대상포진, A형 간염, B형 간염 예방접종을 받도록 권고하고 있다(표 7-3).

[표 7-3] 2019년 대한감염학회 권장 성인예방접종표

	만 19~29세	만 30~39세	만 40~49세	만 50~59세	만 60~64세	만 65세 이상
인플루엔자						
폐렴사슬알균						
파상풍-디프테리아-백일해						
대상포진						
A형간염						
B형간염						
수두						
홍역-볼거리-풍진						
인유두종바이러스						

▬ 해당 연령군에서 면역의 증거(백신 접종력, 과거 감염력, 또는 항체 검사 양성)가 없는 경우
▬ 해당 연령군 중 고위험군(해당 기저질환이나 상황)에서 면역의 증거(백신 접종력, 과거 감염력, 또는 항체 검사 양성)가 없는 경우
▬ 고려할 필요 없음

출처 : 대한감염학회 성인예방접종가이드라인.

2) 시설 노인의 감염성 질환 예방

(1) 인플루엔자(influenza)

인플루엔자(influenza)는 상기도 점막을 침범하는 바이러스성 감염성 질환으로 전염력이 높은 유행성 호흡기 감염이다. 인플루엔자는 노인에게 합병증이 심한 감염성 질환으로 사망자의 90% 이상이 노인이다.

모든 연령층에서 발생가능하며 주된 증상은 갑작스런 발열, 기침, 권태감 등이며 코점막, 인두, 결막의 염증, 두통 및 때로 심한 근육통이 전신에 동반된다. 잠복기는 1~3일, 질병 기간은 일반적으로 3~10일이다.

인플루엔자 예방접종은 인플루엔자를 예방할 수 있는 가장 효과적 방법으로, 노인을 포함한 모든 성인이 매년 10~12월 중에 맞아야 하고 적어도 인플루엔자 유행이 시작되기 2주전에 접종하도록 권고하고 있다. 특히 65세 이상 노인의 인플루엔자 백신 접종은 인플루엔자 예방을 위한 측면보다는 인플루엔자 바이러스와 관련된 폐렴 등의 합병증을 막고 입원율과 사망률을 낮추기 위함이다. 인플루엔자는 매년 변이를 일으키기 때문에 매년 접종해야 한다.

인플루엔자는 급성 호흡기 감염증이므로 주로 기침이나 재채기가 발생하는 비말 또는 환자의 감염력이 있는 호흡기 분비물과의 접촉을 통해 환자, 보호자, 의료진 등에게 전파되므로 전파 차단을 위한 예방책이 마련되어야 한다.

(2) 폐렴사슬알균(Streptococcus pneumoniae, Pneumococcus, 폐렴구균)

폐렴은 2018년 기준 국내 사망원인 중 3위(10만명당 45.4%)이다. 폐렴사슬알균은 폐렴을 일으키는 가장 흔한 균으로 소아와 성인의 폐렴, 수막염, 균혈증, 급성 중이염 및 부비동염 등을 유발하는 중요한 원인균이다.

폐렴사슬알균에 의한 사망률은 5~7%, 균혈증 사망률 25~30%, 수막염 사망률 30%에 이르며 노인의 사망률은 이보다 훨씬 높다. 65세 이상 노인의 침습성 폐렴사슬알균 감염증(균혈증을 동반한 폐렴, 뇌수막염, 심내막 등)은 치명적이어서, 폐렴사슬알균 감염증으로 균혈증과 뇌수막염까지 진행된 경우 치명률이 60~80%까지 증가되어 매우 위험하다.

폐렴사슬알균 감염증의 임상증상은 다른 세균성 폐렴과 같이 발열, 호흡곤란, 기침, 흉통 증상이 나타나며 흉막염이 발생된다는 점이 특징적 증상이다.

폐렴사슬알균 백신은 23가 다당질 백신(23-valent pneumococcal polysaccharide

vaccine, PPV23)과 13가 단백결합 백신(13-pneumococcal conjugate vaccine, PCV13)이 있다. 각 백신에 포함된 혈청형의 폐렴사슬알균 감염을 예방해 주어 23가 다당질 백신은 수막염이나 균혈증 같은 침습성 감염을 50~80% 예방하는 효과가 있고, 13가 단백결합 백신은 침습성 감염을 75%, 폐렴과 같은 비침습성 감염을 45% 예방하는 효과가 있다.

폐렴사슬알균 23가 다당질 백신은 노년층에서 질환발생과 사망률이 높은 패혈증, 뇌수막염 예방은 물론, 폐렴 예방에도 효과적인 백신으로 평가되고 있다. 백신 접종 시 연령과 질환에 따라 두 종류 백신을 모두 접종 혹은 한 종류만 접종할 수 있으므로 의사와 상담 후 필요한 백신을 접종해야 한다. 최근 제시된 「예방접종대상 감염병의 역학과 관리」지침에 따라 65세 이상 연령은 23가 다당질 백신 1회 접종을 권고하고, 면역저하 기저질환 등이 있는 고위험군에 한해 13가 우선접종 등을 추가로 권고하고 있다.

(3) 파상풍(tetanus)-디프테리아(diphtheria)-백일해(pertussis)

① 파상풍(tetanus)

파상풍은 파상풍균이 일으키는 급성 전염병이다. 원인균은 혐기성 그람 양성 간균인 클로스트리듐 테타니(Clostridium tetani)로 오염된 피부나 점막의 상처를 통해 감염된다. 상처에 있던 균이 생성하는 독소가 몸 속에 증식하여 사람의 신경세포에 작용하여 근육의 경련성 마비, 몸이 쑤시고 아픈 동통을 동반한 근육수축 및 호흡마비 등을 초래하는 질환이다. 60세 이상 노인에서 파상풍 발생률이 높다.

잠복기는 3~21일로 증상발현 시기는 다양하며 대부분 14일 이내에 발병한다. 잠복기가 짧을수록 경과가 좋지 않다. 사망률은 10~90%로 다양하며 고령자의 예후는 좋지 않다.

② 디프테리아(diphtheria)

디프테리아는 독소형 디프테리아균(Corynebacterium diphtheriae)의 감염으로 발생하는 급성호흡기 감염성 질환이다. 호흡기로 배출되는 균과의 접촉을 통한 전염이 가장 많고 피부 병변과의 접촉 및 비생물학적 매개체(non biological fomites)에 의한 전파도 간간이 발생된다. 디프테리아의 잠복기는 2~5일, 전염기는 2~4주이다. 임상증상은 인두와 편도의 염증으로 호흡곤란이 나타나며 심한 경우 기도폐색, 심근염의 발생으로 사망에 이를 수 있다.

③ 백일해(pertussis, whopping cough)

백일해는 보르데텔라 백일해(Bordetella pertussis)균에 의해 감염으로 발생되며 호흡기를 통해 감염된다. 백일해의 잠복기는 1~2주이며 경한 발열, 콧물, 재채기, 마른 기침 등의 초기 증상이 시작되고 시간이 지나면서 빠르고 짧은 심한 기침발작과 같은 특징적 증상이 나타난다.

전염성이 강한 질병으로 겨울부터 봄까지 유행한다. 수 주간 증상이 지속될 수 있어 발병 이후 백일가까이 지속되어 백일기침이라는 의미로 백일해라고 부르기도 한다. 합병증으로 폐렴, 경련, 뇌손상 등이 나타나 심하면 사망에 이를 수 있다.

④ 파상풍 – 디프테리아 – 백일해 예방접종

백신 접종을 통해 파상풍과 디프테리아는 99%, 백일해는 80%의 예방효과가 있으며, 10년간 백신의 효과가 지속된다. 성인용 백신은 디프테리아 톡소이드가 함유된 Td, 약화된 디프테리아 톡소이드, 무세포 백일해를 함유한 Tdap 백신이 사용되고 있다. Tdap는 65세 이상 노인에게는 인가되지 않은 상태이다. 파상풍 백신 접종을 받은 적이 없는 경우는 3회의 접종(0, 1, 6~12개월)이 권고된다.

(4) 대상포진(herpes zoster; shingles, zona)

대상포진은 수두 대상포진 바이러스가 원인이 되어 처음 감염으로 수두를 일으키고, 수두가 회복된 후에 완전히 사라지지 않고 사람의 척수신경의 감각을 담당하는 신경절에 잠복상태로 있다가 고령 및 면역력이 저하된 자에게 바이러스가 재활성화되어 발생하게 된다.

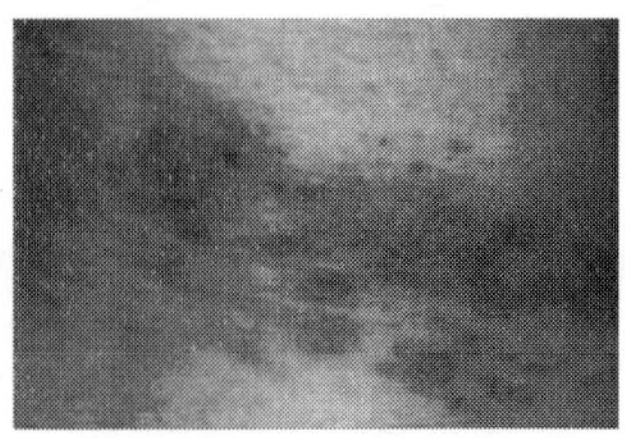

[그림 7–3] 대상포진

대상포진은 연령증가에 따라 발생률이 증가하는데 50세 이상 발병이 2/3를 차지하며, 노인이 가장 위험하여 금기가 아닌 경우 60세 이상 노인은 백신 접종을 권장하고 있다.

임상증상은 피부 발진, 수포, 통증, 감각이상이 나타나며 잠복해 있던 척수신경절에서 나와 척수신경절을 따라 피부병터가 생긴다. 피부병터의 특징은 작은 크기의 피부 융기물이 주로 한쪽에 선상으로 배열을 한 상태로 생겨 물집으로 변한다. 목 피부에서 출혈을 동반한 불규칙한 물집과 딱지가 나타난다(그림 7–3).

(5) A형 간염(Hepatitis A)

A형 간염은 A형 간염 바이러스(Hepatitis A virus) 감염에 의한 급성 간염 질환으로 법정 감염병 제2급 감염병에 속한다. 병원체는 직경 27-32 nm 크기의 RNA 바이러스로 Picornaviridae과의 Hepatovirus속으로 단일 혈청형 바이러스이다. 바이러스는 장관을 통해 혈액으로 침입하여 간세포에서 증식하며 염증을 발생시킨다. 병원소는 사람, 침팬지, 원숭이류 등이며 잠복기는 15~50일로 평균 28일이다.

A형 간염이 노인에게 발생되는 건수가 높은 편은 아니지만, 노인들은 만성질환에 취약한 계층이므로 주의가 필요하다. A형 간염의 임상증상은 발열, 식욕감퇴, 구역/구토, 암갈색 소변, 권태감, 식욕부진, 복부 불쾌감, 황달 등이다. 전염기간은 최초 증상발현 2주 전부터 황달이 나타난 경우 황달발생 1주일까지, 황달이 나타나지 않은 경우 최초증상 발생일로부터 14일간이다. 치료는 특이적 바이러스 치료제는 없으며 대증요법으로 치료를 실시한다. 전격성 간염이나 구토로 인한 탈수의 경우 입원치료가 필요하다.

A형 간염 백신은 항체 형성률 95% 이상이며, 2회 접종을 모두 완료한 경우 100% 항체가 생기며 95% 이상 A형 간염 예방이 가능하다. A형 간염 백신 접종은 2회 접종으로 첫 접종 후 6~18개월 사이에 2차 근육주사로 접종을 받으면 된다.

(6) B형 간염(Hepatitis B)

B형 간염은 법정 감염병 제3급에 속하는 감염병으로, 2016년 1월 7일부터 급성 B형 간염에 한해 신고의 의무가 있다. B형 간염은 주로 혈액과 혈액의 접촉으로 전파된다. B형 간염의 잠복기는 감염 후 45일~160일이며, 평균 120일의 잠복기 후 임상증상이 나타난다.

임상증상은 90% 이상은 별 증상 없이 감기처럼 지나가며 10%는 황달 등의 특이한 간염증상 등이 나타난다(표 7-4). 혈액 검체에서 B형간염 표면항원(HBsAg) 및 B형간염 특이항체(IgM anti-HBc) 검출로 진단한다. 단, 6개월 전에 B형간염을 진단받았던 자는 제외한다.

급성 간염은 보전적 치료가 진행되며 90% 이상은 6개월 이내에 자연치유가 되며 간기능 검사 상 회복되고 바이러스도 제거된다. 회복하는데 충분한 휴식과 단백질이 많은 음식의 섭취가 도움이 된다. 10% 가량은 만성 간염으로 진행되어 6개월 이상 증상이 지속되며 HBsAg 양성을 보이는 경우 만성 간염으로 이행된다. 만성 B형 간염으로 인한 간 손상을 줄이고 간경변증 예방을 위해 치료제로 인터페론 주사제, 경구용 항바이러스제가 사용될 수 있다.

B형 간염은 혈액, 정액, 타액(침)으로 전염되므로 B형간염 표면항원이 소실되고 B형간염 표면항원에 대한 항체가 생성될 때까지 혈액, 체액을 격리하며 오염된 장비는 소독해야 한다.

[표 7-4] B형 간염 임상증상

• 급성 B형 간염 : 황달, 흑색 소변, 식욕부진, 오심, 근육통, 심한 피로, 우상복부 압통 등 ※ 무증상 감염도 있음
• 만성 B형 간염 : 만성쇠약성 증상(예. 피로감, 전신권태, 지속적인 또는 간헐적인 황달, 식욕부진 등), 말기 간부전 등 다양함 ※ 무증상 감염도 있음

제8장

성건강

학습목표

1. 노년기의 성에 대해 설명할 수 있다.
2. 노화에 따른 성기능의 변화를 설명할 수 있다.
3. 노인의 성기능 장애 유발 요인을 설명할 수 있다.
4. 시설 노인의 성 문제 관리방안을 설명할 수 있다.

1 노년기의 성

성(sexuality)은 인간이 살아가는데 있어 가장 기본적인 욕구에 속한다. 노화에 따라 신체적 · 정신적 기능 저하가 나타나며 성기능에도 변화가 나타나 성생활을 유지하는 능력에 영향을 미친다. 과거에는 노인의 성에 관한 잘못된 오해와 편견이 많아 노인은 성에 관심이 없다고 여겨왔으며 노인의 성을 언급하는 것 자체를 터부시 해왔다. 그러나 성 욕구는 인간의 본능이며 노인이 되면 사라지는 욕구가 아니다. 노인의 성생활 실태에 관한 각종 보고에서 일관되게 노인의 대부분이 여전히 성생활을 하기 원하고 실제 왕성한 성생활을 하고 있는 것으로 나타났으며, 60대 노인은 50% 이상, 80대 노인은 20~30%에 이른다. 나이가 들면서 노화로 인한 성기능 저하는 나타나지만 완전한 기능 상실을 의미하는 것은 아니며 성생활이 가능하다. 일반적으로 규칙적이고 지속적인 성생활은 신체적, 정신적 건강에 긍정적인 영향을 미친다(표 8-1).

[표 8-1] 노년기 성생활의 유익

신체적 측면	정신 심리적 측면
• 성관계는 근육 운동으로 신체 기관의 정상 활동 유지에 기여 • 질 위축 감소 • 고환 위축 감소로 전립선 질환 예방 • 관절염 환자의 관절 각도와 사지움직임 향상	• 즐거움과 쾌감 • 정서적 친밀감 • 삶에 대한 자신감, 연대감, 자아존중감, 자기 유용감, 자아성취감, 만족감 증진 • 소외감, 고독감 해소

• 칼로리 소모 • 노화 방지 • 통증 조절 • 면역력 향상 • 골다공증 예방 • 혈압 조절 • 심장병 예방	• 우울증 예방 및 치료

2 노화에 따른 성기능의 변화

자연스런 노화과정에 따라 남성, 여성 모두에게 신체적 변화를 가져오며 성생활 능력에 영향을 미치게 된다.

1) 남성 노인의 성기능 변화

남성은 노화에 따라 성 호르몬 변화가 서서히 시작되고 점진적으로 나타난다. 남성호르몬 중 가장 강력한 대표적인 성 호르몬은 테스토스테론(testosterone)이다. 남성의 테스토스테론은 뇌하수체 황체호르몬의 조절에 의해 고환의 간질세포(Leydig cell)에서 분비되는 스테로이드 호르몬으로, 태아 발달동안 시작되어 일생동안 계속 생산되지만 노화현상에 따라 40세 이후 서서히 점진적인 감소가 나타나지만 분비 양상에는 개인차가 존재한다.

여성은 폐경기 전후로 급격한 호르몬 변화를 경험하지만 이에 반해 남성은 테스토스테론 변화가 서서히 나타나므로 뚜렷한 갱년기 증상을 느끼지 못할 수 있다. 일반적으로 남성의 테스토스테론 수치 감소를 노화과정의 일부로 여기고 있다(표 8-2). 테스토스테론은 성욕, 성기능 감소와 관련된다. 테스토스테론 분비 저하와 동맥혈관 변화로 발기부전(impotence)이 빈번하여 발기를 유지하는 능력이 감소되고 발기하는데 시간도 지연되며 음경 강직의 빈도가 낮다. 이러한 발기부전 발생 위험성은 30대 대비 40세는 3.7배, 50세는 5.2배, 60세는 11배, 70세는 22배로 60세 이후부터 급격히 증가한다.

[표 8-2] 노화와 테스토스테론

혈중 남성호르몬은 SHBG(sex hormone binding globulin, 성 호르몬 결합 글로불린)와 결합 형태로 존재한다. 나이가 들어감에 따라 SHBG 농도는 증가하고 생체이용가능 테스토스테론(biavailable testosterone, non-SHBG binding testosterone) 농도는 감소한다. 50~70세 남성 1/2 이상은 20~40세 남성보다 생체이용가능 테스토스테론 농도가 낮다.

남성 호르몬 분비 저하가 나타나도 성적 자극으로 인한 발기 및 반사적 발기(reflexogenic erection) 등에는 영향을 미치지 않는 것으로 알려져 있다. 또한 노화로 인해 흥분기, 고조기, 절정기, 해소기로 이루어진 성 반응 주기에 변화가 나타나 고조기가 오래 지속되고 절정기는 젊은 사람에 비해 약하다.

2) 여성 노인의 성기능 변화

여성의 성기능 변화는 에스트로겐(estrogen) 분비 저하와 관련된다.

(1) 질이 짧아지고 좁아지며, 질 벽은 얇아지고 약간 뻣뻣해진다.

(2) 질의 윤활작용이 감소 혹은 소실되어 질 건조나 질 위축증이 나타나 성교시 통증이 발생되며 성행위 시에도 근육의 긴장이나 유방팽대가 사라지기도 한다.

(3) 그 외 외음부 및 질의 소양증, 질내 산성도 감소로 인한 요로감염과 요실금 발생빈도 증가 등도 성기능 저하에 영향을 미친다.

3 노인의 성기능 장애 유발 요인

성기능 장애는 일부 질병이나 장애 및 수술 등으로 인해 나타날 수 있다. 남성 성기능 장애는 성 욕구를 느껴 성적 흥분상태에 따라 발기현상, 극치감 및 사정 등의 단계에서 부분 혹은 전반의 어려움이 발생되는 것이다. 주로 발기부전이 가장 대표적 증상이지만 성 욕구 장애, 사정장애 및 성기에 발생되는 질환까지 포함된다.

노인 남성의 성기능 장애는 대사증후군 유발인자(고혈압, 당뇨, 고지혈증 등), 관상동맥 질환, 뇌졸중, 우울증, 신장 및 간질환, 신경질환 등 만성질환이 있는 경우가 많다. 그 외 사회 경제적, 정신 심리적 어려움으로 인한 위축, 남성 호르몬과 성장호르몬 분비 저하도 영향을 미친다.

여성 성기능장애는 성 욕망, 성 흥분 및 극치감 장애와 성교 통증 장애 등이 포함된다. 여성 성기능 장애의 원인은 심리적 요인과 더불어 혈관 질환, 감각 및 자율신경계 이상, 남성호르몬 결핍, 약물관련 부작용 등이 있다.

그 밖에 흡연, 음주, 비만, 운동부족 등 생활습관 요인과 성교 실패의 공포, 노인은 성생활을 하면 안 된다는 생각 등 심리적 요인도 성기능 장애를 유발한다.

다양한 성기능 장애 유발 요인 중 만성질환 중심으로 몇 가지만 살펴보고자 한다.

1) **당뇨** : 남성 당뇨환자의 35~75%가 발기부전을 경험하며 주로 음경 강직도의 감소와 발기력 유지가 어렵게 된다. 여성 당뇨환자는 절정감 장애의 유병률이 높은 것으로 알려져 있다.

2) **신부전** : 호르몬 불균형, 시상하부와 뇌하수체 기능 이상에 따른 프로락틴 수치 상승, 테스토스테론과 생체이용가능 테스토스테론 수치 저하가 나타난다. 요독증 남성 60%와 혈액 및 복막투석 환자 약 67%가 발기부전을 경험한다.

3) **동맥경화증** : 노인은 혈관질환 빈도가 높고 이는 발기부전에도 영향을 미친다.

4) **우울증** : 불감증, 성욕저하, 테스토스테론 농도 저하, 야간 발기능 감소 등이 나타나며, 성기능 장애로 인해 우울증이 발생되기도 한다.

5) **척수손상** : 대뇌, 척수, 자율신경계의 연결이 손상되어 남성에게 발기 및 사정기능에 장애가 나타나 척수손상 환자의 1/4 정도는 발기 불능, 1/2 정도는 부분적 발기가 가능하지만 삽입 성교가 어렵다. 여성의 성기관도 부교감 신경에 의해 질벽의 윤활액이 분비되고 대음순의 울혈이 이루어진다. 척수가 손상되면 질 윤활액 분비를 감소시켜 무리한 삽입 성교의 경우 출혈이 발생될 수 있다.

6) **수술** : 성욕구, 성기능 저하 및 발기능 저하가 나타난다.
   (1) **자궁적출술** : 우울증, 오르가즘시 극치감 저하
   (2) **유방절제술** : 우울증, 신체상(body image) 변화로 인한 성욕구 저하
   (3) **전립선 절제술** : 요실금, 발기부전
   (4) **고환적출술, 직장 · 항문절제술** : 발기부전
   (5) **장루설치술** : 신체상 변화로 인한 성욕구 저하, 발기능 저하
   (6) **관상동맥 치환술** : 죽음에 대한 두려움, 혈관성 질환 및 약제로 인한 성기능 저하

7) **암** : 전립선암, 방광암, 직장암 수술 이후, 항암치료 및 방사선 치료 후 약 60-70%의 환자에게서 발기부전이 나타난다. 항암 치료로 인한 전신쇠약과 관련된 성욕 감퇴와 암성 통증 조절을 위한 진통제, 항우울제, 항불안제, 진토제 등과도 관련된다. 방사선

치료는 발기를 가능하게 하는 혈관, 신경의 손상이 나타나고 섬유화 및 방사선 조사로 인한 음경해면체 조직의 변화가 나타난다. 최근 암환자의 발기능 회복을 위한 '발기능 재활프로그램'이 적용되고 있다(표 8-3).

[표 8-3] 암환자를 위한 발기능 재활프로그램

- 수술 후 3~6개월부터 조기에 경구 약물투여나 주사제 치료를 시작한 후 정기적으로 발기력 향상 평가
- 적응증 : 근치적 전립선절제술 후, 전립선암 수술 및 항암치료로 인한 발기부전 회복

출처 : 삼성의료원 암교육센터 이성원, 암 환자에서 성기능 재활프로그램

8) **약물요법** : 노인은 만성질환으로 인한 약물 복용 빈도가 높고 여러 약물을 동시에 복용함에 따른 약물상호작용이 발생되기도 하여 성기능 장애 관련 요인을 파악하기 어렵다. 일반적으로 중추신경계통에 과도한 진정효과를 발현하는 약물은 성욕, 발기력, 오르가즘에 도달하는 능력을 감소시키고 말초신경계통의 약물은 발기부전, 사정장애가 나타날 수 있다. 성적 문제를 일으키는 약물은 항고혈압제, 항히스타민제, 항우울제, 진정제, 파킨슨 병 치료제, 항암제, 식욕 억제제, 정신과 치료 약물, 궤양치료제 등이다.

4 시설 노인의 성 문제 관리

고령사회에 속한 우리나라는 노인의 평균수명 연장과 함께 100세 시대를 바라보며 21세기 노인의 성 의식도 많이 달라졌다. 지역사회 노인의 경우 성의 기쁨, 성 욕구를 충족하려는 행동적 움직임이 늘어나고 있으나 사회적 인식 부재로 노인의 성 문제를 상담할 수 있는 노인 성 상담사 혹은 교육 전문가, 성 교육 프로그램 등이 부족한 실정이다. 노인은 성지식이 부족한 상태에서 성 욕구를 해결하기 위한 즉석 만남 및 불법 성매매를 이용하게 되면서 해마다 노인의 성병 감염 빈도가 늘어나고 있는 추세이다.

시설 노인의 경우 복합 만성질환이 있다 하더라도 성 문제를 도외시해서는 안 된다. 시설 노인은 90% 이상이 무배우자 상태로 노년기를 보내게 된다고 한다. 유배우자 혹은 무배우자 상태이든 간에 친밀감을 나눌 수 있는 사람들과 분리된 상태로 제한된 공간에서 생활하게 되어 성적 표현을 할 기회가 마련되어 있지 않다. 시설에서 남은 여생을 보내게 될 노인의 삶의 질 향상을 위해서 신체적 정신적 건강의 가장 기본적인 욕구인 성적 욕구를 해소 및 전환시킬 수 있도록 시설 노인을 위한 성 문제 관리 방안이 마련되어야 한다.

1) 시설 노인을 돌보는 케어제공자의 올바른 성지식, 태도 및 노인의 성에 대한 인식개선이 필요하며 이를 위한 체계적인 성 교육이 필요하다.
2) 시설 내에서 생활할 때 이성과 자연스럽게 친교를 나눌 수 있는 건강 프로그램 및 집단 레크리에이션을 마련하여 시설 내 생활에 활력을 제공하도록 한다.
3) 시설 노인의 성 문제를 상담할 수 있는 자연스러운 분위기를 조성하며 지역사회 유관기관과 협력하여 필요시 전문 성 상담사와 연계가 필요하다.
4) 체계적인 성건강 교육 프로그램을 개발 및 적용하여 시설 노인에게 올바른 성지식을 제공하고 성병을 예방할 수 있어야 한다.

제9장

사회관계 유지 및 정서적 변화

학습목표

1. 노인의 사회관계 변화를 설명할 수 있다.
2. 시설 노인의 사회관계 유지 방법을 설명할 수 있다.
3. 노인의 정서적 변화를 설명할 수 있다.
4. 시설 노인의 정서적 변화에 따른 관리방안을 설명할 수 있다.

1 노인의 사회관계 유지

1) 노인의 사회관계 변화

고령사회에 속한 우리나라는 평균수명이 연장되면서 직장에서 은퇴한 이후 노년기에도 경제활동을 지속하고 있는 노인이 증가하고 있다. 2020년 노인실태조사에 따르면 노인의 경제활동의 참여율은 2008년 30.0%, 2017년 30.9%, 2020년 36.9%로 꾸준히 증가하고 있는 추세이다(표 9-1). 노인의 경제활동 이유는 생계비 마련이 73.9%로 가장 높은 비중을 차지했으며 이 외 건강유지 8.3%, 용돈마련 7.9%, 시간보내기 3.9%로 나타났다.

사회적 소속감은 한 개인이 사회 속에서 타인들과 관계를 맺으며 형성되는 것으로 노인의 경제활동 참여 비율은 노인이 사회적 소속감을 가지고 사회적 관계를 유지, 지속하고 있음을 반영하는 지표이기도 하다.

노인의 사회적 관계망은 사회 · 경제 활동이 늘어나면서 다각화되는 양상을 보여 자녀를 주축으로 한 가족 중심에서 벗어나 친한 친구, 이웃과의 교제 빈도가 더 늘어나는 양상을 보이고 있다. 이러한 사회적 관계망을 유지하는데 영향을 미치는 주된 요소 중 하나는 노인의 신체적, 정신 · 심리적 측면을 포함한 전반적인 건강상태이다.

노화로 인한 신체 기능의 약화와 인지기능 저하 등 실제적, 잠재적 건강문제가 있는 시설 노인은 일반 노인에 비해 사회적 관계망을 유지하는 것이 더욱 어렵다. 시설 노인이 시설 내외의 다양한 구성원들과의 지속적인 사회적 관계를 유지하는 것은 우울, 불안 감소 및 정서적 안정과 행복한 삶을 영위하도록 돕는다.

[표 9-1] 노인의 사회적 관계망과 경제활동

분류	항 목		2008	2011	2014	2017	2020
사회적 관계망	생존자녀 유무		98.2	99.1	97.7	97.1	96.8
	생존손자녀 유무		95.4	95.4	90.8	91.3	88.3
	형제 · 자매 유무		80.2	82.2	82.8	84.7	79.8
	가까운 친인척 유무		56.2	54.4	53.1	46.2	81.7
	친한 친구 · 이웃 유무		72.6	75.2	62.7	57.1	93.6
	비동거자녀(주1회 이상)	왕래비율	44.0	48.3	37.7	38.0	16.9
	비동거자녀(주1회 이상)	연락비율	77.3	83.6	72.9	81.0	63.5
경제활동 유무	현재 일을 하고 있다		30.0	34.0	28.9	30.9	36.9
	일을 한 경험은 있으나 현재는 하지 않는다		52.2	56.7	60.4	59.3	49.5
	평생 일을 하지 않았다		17.8	9.3	10.7	9.8	13.6
경제활동 이유	생계비 마련		85.9	79.4	79.3	73.0	73.9
	용돈마련		3.7	6.8	8.6	11.5	7.9
	건강유지		5.9	5.6	3.1	6.0	8.3
	친교사교		0.5	0.2	0.4	0.7	1.7
	시간보내기		3.7	4.4	3.6	5.8	3.9
	능력발휘		–	1.3	3.0	1.3	3.6
	경력활용		–	1.6	1.8	1.6	0.5
	기타		0.3	0.9	0.2	0.2	0.2

출처 : 보건복지부(2020). 「2020년 노인실태조사」

2) 시설 노인의 사회관계 유지

사회적 관계망은 소속된 사회 안에서 구성원들과 사회적 유대관계를 형성하고 유의미한 사회적 접촉을 하는 체계로 가족, 친척, 친구, 주변 동료나 지역사회 구성원들이 모두 포함된다. 사회적 관계망은 노년기에 삶의 의미를 부여하고 행복한 삶을 살아가기 위한 결정적인 요소이다. 시설 노인의 경우 시설 외부에 있는 가족, 친척, 친구 등과 상호교류가 제한적 혹은 수동적일 수밖에 없어 지역사회 노인보다 사회적 관계망을 형성하고 유지하는 것이 어렵다.

시설 노인의 사회적 관계망은 자녀의존형, 고립형, 제한적 다연결형의 3가지 유형으로 분류할 수 있다. 시설 노인의 약 70% 가량은 자녀의존형에 속하는데 이들의 특성은 자녀와 꾸준히 연락을 취하지만 종교 참여나 친구와의 교류가 거의 없다. 고립형 노인은 사회적 관계 자원이나 연결강도가 취약하여 협소한 관계망을 갖고 있으며 자녀, 친구, 친척과의 연락이 거의 없는 노인이다. 제한적 다연결형은 자녀, 친척, 친구 등과의 연락도 지속하고 종교행사 등의 참여도 다른 유형보다 높은 노인의 유형이다. 시설 노인의 사회적 관계망 유형을 파악하고 사회적 지지 체계를 강화시키는 관계망 구축 방안이 필요하다.

시설 노인의 사회적 관계망 형성을 위한 지지 체계의 구축은 대면, 비대면의 다양한 방법을 활용할 수 있다. 노인들이 스마트폰과 같은 정보화 기기를 이용하는 수준이 증가하고 있는 추세이므로 대면을 통한 사회 활동과 더불어 친족, 친구, 지인 및 사회적 배경이 다른 타인들과의 온라인을 통한 사회관계를 형성하면 노년기 우울 조절에 긍정적 영향을 미칠 수 있다(표 9-2).

[표 9-2] 65세 이상 노인의 연령별 정보화 기기 사용 역량 [단위 : %]

구분	65~69세	70~74세	75~79세	80~84세
문자받기	96.2	87.4	71.8	56.1
문자보내기	92.4	77.0	55.6	37.1
정보검색	77.5	50.0	29.0	13.2
사진동영상촬영	74.6	52.3	36.6	21.4
음악듣기	43.0	26.8	14.4	7.6
동영상보기	56.4	36.3	18.2	9.8
SNS이용	40.8	24.1	10.9	6.1

출처 : 보건복지부(2020). 「2020년 노인실태조사」

노인시설 내에서 운영되는 다양한 액티비티 프로그램(예. 음악요법, 미술요법, 원예요법, 스포츠 관련 활동 등)에 참여함으로써 시설 노인 간에 친목도모, 기분 전환과 활력을 제공하며 신체적, 정신 · 심리적 건강증진에 기여할 수 있다.

또한 시설 노인의 경우 시설 밖으로의 외출, 이동이나 대외적 활동이 쉽지 않은 제한적인 상황에서 건강이 허락되는 범위 내에서 정보화 기기의 적극적인 활용을 통해 친족, 친구, 지인 및 다양한 배경의 타인들과 온라인 사회관계를 형성하고 참여함으로써 사회적 관계망이 지속 및 확장될 수 있다. 온라인 사회관계를 형성할 수 있는 방법은 비디오 커뮤니케이션 프로그램(예. ZOOM), 화상전화, SNS 등 다양한 온라인 매체를 활용할 수 있다(표 9-3).

다만, 노인시설의 다수 노인이 치매 환자로, 인지기능이 저하된 노인의 사회적 관계망 형성 방안에 관해 고려해야 한다. 인지기능이 저하된 노인의 경우 친밀한 관계의 사람들 및 익숙한 환경 안에서 안정감을 얻을 수 있으므로 케어제공자들의 정서적 지지 제공 방안이 마련되어야 한다.

[표 9-3] 65세 이상 노인의 교제활동 시간 단위(시간 : 분, %, %p)

	전체						65~69세			70~74세			75~79세			80세 이상		
	평균시간			행위자비율														
	2014	2019	차이	2014	2019	차이	2014	2019	차이	2014	2019	차이	2014	2019	차이	2014	2019	차이
교제활동	0:51	0:46	-0:05	68.4	64.0	-4.4	0:44	0:39	-0:05	0:52	0:48	-0:04	0:50	0:50	0:00	1:00	0:52	-0:08
대면교제	0:43	0:37	-0:06	56.3	50.1	-6.2	0:36	0:29	-0:07	0:43	0:37	-0:06	0:43	0:40	-0:03	0:54	0:45	-0:09
화상음성교제	0:07	0:08	0:01	29.8	27.9	-1.9	0:08	0:08	0:00	0:08	0:09	0:01	0:07	0:08	0:01	0:06	0:06	0:00
문자메일교제	0:00	0:01	0:01	1.4	3.7	2.3	0:01	0:02	0:01	0:00	0:01	0:01	0:00	0:01	0:01	0:00	0:00	0:00
기타교제활동[1]	0:00	0:00	0:00	0.0	0.6	0.6	0:00	0:00	0:00	0:00	0:00	0:00	0:00	0:00	0:00	0:00	0:00	0:00

주 : 1) 사회관계망을 통한 교제 및 기타 교제관련 활동
출처 : 보건복지부(2020). 「2020년 노인실태조사」

2 노인의 정서적 변화 관리

1) 노년기 우울증

우울증이란 우울한 기분을 주된 증상으로 하는 흔한 정신 증상 중 하나이다. 노년기 우울증은 65세 이후에 우울장애를 경험하는 것으로 노인 100명 중 10명~15명이 노년기에 우울증을 경험한다(그림 9-1). 시설 노인의 경우 지역사회 노인에 비해 우울증의 유병률이 더 높은 것으로 알려져 있다.

노인의 우울증은 다양한 신체증상으로 인해 우울증상이 가면을 쓰듯이 겉으로 드러나지

않고 정신 증상이 숨겨지는 양상을 보여 가면우울증(masked depression)이라고도 한다. 수면장애, 전신 피로와 권태감, 소화기 증상(식욕부진, 체중감소, 오심/구토, 배변 문제 등)이나 순환기 증상 등의 신체증상이 나타나며 우울 증상 치료 후 증상이 호전되는 특징이 있다.

노인의 우울은 자신뿐만 아니라 가족에게까지 고통을 주고 전반적인 건강상태를 악화시키는 원인이 될 수 있으며, 우울이 심할수록 자살 생각의 수준이 높아지는 양상을 보이게 되므로 우울 증상이 있는 노인을 면밀히 관찰해야 한다.

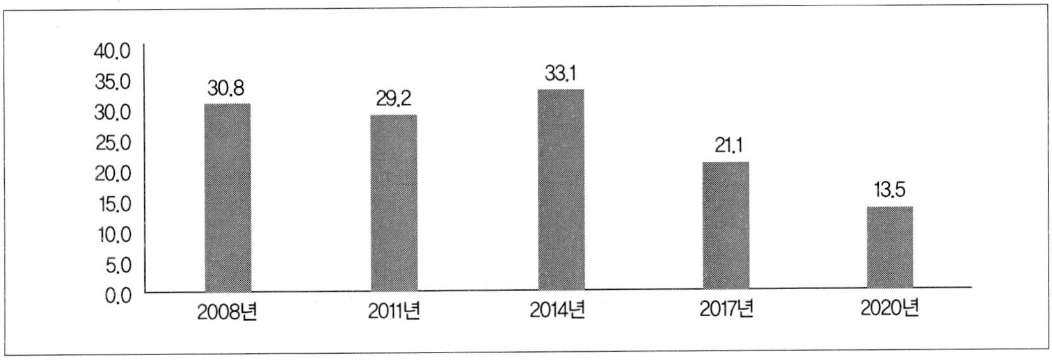

[그림 9-1] 노인의 우울증상률 변화

출처 : 보건복지부(2020). 「2020년 노인실태조사」

(1) 우울증의 원인

우울증의 원인은 정확히 밝혀지지 않았으나 노르아드레날린, 세로토닌 같은 신경전달물질의 부족으로 보는 견해가 있다. 노년기 우울증은 노화에 따른 변화, 만성질환 발생(예. 심혈관계 질환, 갑상선질환, 파킨슨병, 당뇨, 뇌졸중, 암, 만성 통증과 피로증후군 등) 등 신체적 기능 저하와 배우자, 친구, 가족 등과의 사별, 은퇴, 경제적 어려움 등 심리 사회적 스트레스 등으로 인해 나타나며 정신장애(정신분열증, 신경증 등), 뇌혈관장애와도 관련되어진다.

신체 질환에 의해 유발된 심리적 반응으로 우울증상이 나타나기도 하고, 우울증상이 신체질환의 증상인 경우가 있어 구분이 어렵다. 또한 우울증상을 유발할 수 있는 약물(예. 항고혈압제, 진정제와 수면제, 항정신약물, 항암제, 진통제와 항염증 약물 등)의 복용여부를 확인해야 한다. 예를 들어 혈압강하제(예. reserpine, methyldopa 등)는 세로토닌 감소를 유발하여 우울 증상 발현을 촉진한다. 질병이나 약물로 인해 발생하는 우울증은 생리적 혹은 대사성 변화를 초래하여 활력상실, 식욕저하, 체중감소, 인지기능 저하, 정신운동 지연 등과 같은 증상이 동반된다.

(2) 우울증의 진단

우울증은 주요 우울장애, 2년 이상 지속되는 만성 우울증인 지속적 우울장애(persistent depressive disorder), 망상 등이 동반되는 정신병적 우울증, 정신사회적 스트레스로 인해 우울한 기분이 있는 적응장애 등으로 나뉜다.

미국정신의학회(American Psychiatric Association, APA) DSM-5 기준에 의하면 주요 우울장애는 ① 우울한 기분, ② 거의 모든 일상생활활동에서 흥미나 즐거움의 저하, ③ 수면장애(불면 혹은 과다수면), ④ 체중 감소 혹은 증가(체중의 5% 이상), ⑤ 정신운동성 흥분 또는 지체, ⑥ 피로 또는 에너지 상실, ⑦ 무가치감이나 부적절한 죄책감, ⑧ 집중력 저하, ⑨ 죽음이나 자살에 대한 반복적인 생각 등] 9개 증상 가운데 5개 이상 증상이 최소 2주일간 지속될 경우 진단된다.

노년기 우울증은 치매(dementia)와의 감별이 필요하다(표 9-4). 치매 환자의 약 1/2 가량이 간헐적 우울 증상이 있다. 또한 치매에 걸리지 않은 노인이 우울 증상 발현시 주의력, 정신운동 속도 저하, 수행 기능 장애 등의 인지적 손상이 나타날 수 있어 치매로 오인될 수 있다. 이런 현상을 가성치매(pseudodementia)라고 한다. 가성치매의 경우는 우울증상이 호전되면 인지기능도 호전 혹은 회복되는 경우가 있다. 노년기에는 순수한 가성치매보다 치매와 우울증이 같이 동반되는 빈도가 높아 가성치매를 치매의 전구증상으로 보기도 한다. 따라서 가성치매가 있는 노인이 치매로 진행될 확률이 높아 정확한 진단과 추적 관찰이 필요하다.

[표 9-4] 치매와 우울증의 비교

임상 특징	치 매	우울상태(가성치매)
발병양상	느림	급속한 발병
초기증상	인지기능 저하	우울증상
증상호소방식	증상을 가볍게 말함	인지기능 저하를 강하게 호소함
병식(insight)	알지 못함	있음. 실망함
지능	저하됨	환자가 호소할 만큼 저하되지 않음
언어	이해하지 못하며, 대화곤란	언어를 이해하며 대화가능
일상생활	보조 필요	혼자 힘으로 일상생활 가능
식욕부진, 불면증	없음	있음
뇌파	이상 많음	없음
항우울제	효과 없음	효과 있음

출처 : 야마다 리츠코 외 저, 김정희 역(2010). 현장에서 바로 통하는 노인간호기술. 한언.

우울증과 신체 질환과의 관련성 확인을 위해 신체검사와 더불어 최근 약물 복용 여부, 신경학적 검사, 광범위한 검사실 검사 등이 필요하다.

(3) 우울증의 치료

우울증 치료는 약물요법과 정신사회적 중재법(정신치료, 인지행동치료, 대인관계치료, 운동 등)을 병합하여 포괄적인 치료를 진행한다. 노인은 만성 질환이 동반된 경우가 많아 복용 약물과의 관련성을 확인해야 한다.

약물요법은 주로 항우울제를 투여하며 삼환계 항우울제(tricyclic antidepressant, TCA), 단기아민 산화효소 억제제(mono-amine oxidase inhibitor), 선택적 세로토닌 재흡수 차단제(SSRI), 세로토닌 · 노르아드레날린 재흡수 억제제(SNRI) 등이 있다.

우선적으로 투여되는 약물은 SSRI[에시탈로프람(escitalopram), 설트랄린(sertraline), 플루옥세틴(fluoxetine), 파록세틴(paroxetine) 등], SNRI[둘록세틴(duloxetine), 밀라시프란(milnacipran), 벤라팍신(venlafaxine), 데스벤라팍신(desvenlafaxine) 등], 미르타자핀(mirtazapine), 아고멜라틴(agomelatine), 부프로피온(bupropion), 보르티오세틴(vortioxetine) 등이며 다음 순위로 TCA[아미트립틸린(amitriptyline), 이미프라민(imipramine), 노르트립틸린(nortriptyline) 등], 모클로베마이드(moclobemide), 티아넵틴(tianeptine) 등이 투여된다.

항우울제는 부작용 관찰에 주의를 기울여야 한다. 삼환계 항우울제(TCA)의 부작용은 진정, 혼동, 변비, 구갈, 요저류, 현기증, 기립성 저혈압, 인지기능장애, 시야가 흐려짐, 심부정맥, 녹내장의 악화, 낙상 등이다. 특히 심장질환이 있는 노인은 Na+ 통로 차단에 따른 전기적 전도지연으로 심장 독성이 발생할 수 있어 주의가 필요하다. 노르트립틸린(nortriptyline), 데시프라민(desipramine)은 삼환계 항우울제(TCA) 중 비교적 안전하게 사용되는 약물이다.

선택적 세로토닌 재흡수 차단제(SSRI)는 삼환계 항우울제(TCA)의 부작용은 적으나 소화기계 장애, 식욕 저하, 성기능 장애, 불안 증가 등 세로토닌계 부작용이 자주 나타난다.

약물복용 후 증상 호전까지 최소 2주 이상이 필요하며 노인의 경우 6~8주 정도 치료해야 효과가 난다. 적절한 치료효과가 나타나도 재발방지를 위해 최소 6-12개월간의 약물치료를 지속해야 한다.

2) 노인의 자살

(1) 노인의 자살률과 위험요인

자살은 스스로 죽음을 초래하는 행위로 자살 생각, 자살 계획, 자살 시도의 단계를 거쳐 최종 단계인 자살에 이르게 된다. 한국의 자살률은 OECD 주요국 평균보다 2배 이상 높은 수준이며 자살률 1위이다. 연령에 따라 증가하는 양상을 보여 연령대별 자살률 1위는 80세 이상이며, 2위는 70대로 노인의 자살률이 높다(표 9-5). 보건복지부 2017년 노인실태조사에 따르면 노인의 자살 시도 이유는 경제적 어려움(27.7%), 건강문제(27.6%), 부부 · 자녀 · 친구와의 갈등 및 단절(18.6%), 외로움(12.4%) 등이었다(표 9-6).

노인의 자살은 한가지의 요인보다 복합적인 상호작용에 의해 나타난다. 노인 자살의 위험요인은 성별(남성), 연령(70대 이상), 사별이나 상실, 부부 · 자녀 · 친구 갈등 및 단절, 경제적 불안정, 건강의 악화(신체 질환의 만성화, 회복이 어려운 말기 질환), 통증, 사회적 고립이나 외로움, 물질남용(높은 알코올 의존도, 진통제 남용 등), 자살을 시도했던 경험, 만성적 불면증, 정신과 질환의 기왕력, 심각한 우울증 등이 있다. 노인 자살 위험요인 중 가장 두드러진 요인이 우울이다. 자살시도 사건의 대부분이 우울증을 동반하고 있어서 그 배경에 존재하는 우울증을 치료하면 자살 위기를 벗어날 수 있다.

[표 9-5] 2014~2018년 연령대별 자살 현황 추이 (단위 : 명, 인구 10만명당 명)

1위 2위 3위

연령대	2014년		2015년		2016년		2017년		2018년	
	자살자수	자살률	자살자수	자살률	자살자수	자살률	자살자수	자살률	자살자수	자살률
9세 이하	2	0.0	0	0.0	0	0.0	1	0.0	1	0.0
10대	274	4.5	245	4.2	273	4.9	254	4.7	300	5.8
20대	1,174	17.8	1,087	16.4	1,097	16.4	1,106	16.4	1,192	17.6
30대	2,193	27.9	1,926	25.1	1,857	24.6	1,812	24.5	1,998	27.5
40대	2,854	32.4	2,624	29.9	2,579	29.6	2,408	27.9	2,676	31.5
50대	2,914	36.4	2,795	34.3	2,677	32.5	2,568	30.8	2,812	33.4
60대	1,699	37.5	1,778	36.9	1,783	34.6	1,641	30.2	1,880	32.9
70대	1,775	57.6	1,957	62.5	1,715	54.0	1,598	48.8	1,664	48.9
80세 이상	949	78.6	1,098	83.7	1,111	78.1	1,073	70.0	1,147	69.8
미상	2	–	3	–	0	–	2	–	0	–
전체	13,836	27.3	13,513	26.5	13,092	25.6	12,463	24.3	13,670	26.6

출처 : 보건복지부 · 중앙자살예방센터(2020). 2020 자살예방백서.

[표 9-6] 노인의 자살 생각 이유 및 시도

		자살 생각률(%)	자살 시도율(%)	자살생각 이유							
		소계	소계	응답자(명)	건강(%)	경제적 어려움(%)	외로움(%)	사망(배우자, 가족, 친구)(%)	부부, 자녀, 친구 갈등 및 단절(%)	배우자,가족 건강(%)	기타(%)
전체	소계	6.7	13.2	673	27.6	27.7	12.4	8.3	18.6	4.9	0.6
성별	남자	6.1	15.7	260	32.1	28.8	12.5	4.3	16.4	5.8	0.4
	여자	7.1	11.6	414	24.7	27.1	12.3	10.7	20.0	4.4	0.7
연령별	65~69세	7.5	10.0	249	29.3	29.7	12.6	6.0	18.5	3.1	0.8
	70~74세	6.4	14.5	164	22.0	28.9	12.1	9.2	21.9	4.9	1.0
	75~79세	6.9	17.5	147	28.1	25.7	11.6	8.0	18.1	8.5	0.0
	80~84세	6.0	17.2	80	29.0	27.7	11.0	8.8	18.4	5.2	0.0
	85세이상	4.5	2.3	35	35.9	17.1	18.3	19.9	6.1	2.7	0.0

출처 : 보건복지부(2017). 노인실태조사「노인의 자살생각 이유 및 시도」

(2) 시설 노인의 자살 예방 관리

케어제공자는 시설 노인의 태도나 행동에서 노인의 자살 위험성을 감지한 경우 혼자 고민하지 말고 전문가와의 상담을 통해 자살 위험 요인의 심각성을 논의하는 것이 중요하다.

자살 위험이 있는 노인은 혼자 두지 않도록 한다. 자살 위험 노인과 케어제공자는 신뢰관계(rapport)를 형성하여 자살 위험 노인이 케어제공자에게 고민이나 비밀을 털어놓고 솔직하게 말할 수 있도록 격려한다. 노인의 말과 행동을 비판하지 않고 경청하는 태도를 보이며 공감해 준다. 왜 자살하려고 하는지 질문하고 자살하려는 충동과 느낌 등을 자신의 말로 표현해 보도록 한다. 자살 위험 노인의 분노감을 이해하고 해결되지 않는 문제를 규명한다.

특히 자살 위험 노인이 의미를 부여하는 다른 사람이 누구인지 파악하고 그 사람을 자살 예방 및 중재 계획 안에 포함시킨다. 가족, 친족, 친구 등 유의미한 사람들에게서 공급받는 사회적 지지는 자살 위험 노인의 우울과 자살 생각을 감소시키는데 효과가 있다.

자살 위기 극복을 위해 자살 예방센터나 생명의 전화 등 자살중재 자원과 연계하여 정서적인 도움을 받을 수 있도록 한다.

제10장

복지용구(휠체어 등)

학습목표

1. 복지용구의 정의와 필요성을 설명할 수 있다.
2. 복지용구의 종류를 설명할 수 있다.
3. 복지용구를 사용할 대상자 사정 내용을 설명할 수 있다.
4. 노인시설에서의 복지용구 관리방법을 설명할 수 있다.

노화에 따라 자기관리 능력뿐만 아니라 신체 능력도 점차 쇠퇴한다. 노인의 신체 및 인지기능 저하에 따라 다양한 형태의 보조용품인 복지용구를 활용하여 기본적인 일상생활기능(Activities of Daily Living, ADL)을 최대한 보존하고 가능한 범위 내에서 독립적인 생활을 유지하여 안전하고 행복한 삶을 영위하도록 도울 수 있다.

1 복지용구의 정의와 필요성

복지용구란 심신 기능 저하로 일상생활을 유지하기 어려운 대상자에게 일상생활, 신체활동 지원, 인지기능 유지와 기능 향상을 돕는 용구이다. 복지용구는 용도에 따라 활용되며 사용자의 의도에 맞게 선택할 수 있어 도구의 개념으로 분류한다. 복지용구의 효율적 활용은 질병상태 및 심신의 기능저하 상태에서 높은 삶의 질을 영위하는데 크게 기여할 수 있다.

노인대상자가 적절한 복지용구를 이용하게 되면 노인뿐만 아니라 노인을 돌보는 가족, 요양보호사, 간병인 등 케어제공자의 삶의 질까지 향상시킬 수 있는 유용하고 필수적인 용품이다. 케어제공자는 노인의 포괄적인 건강사정을 통해 일상생활을 유지할 수 있는 적절한 보조장치를 선택하고 올바른 사용법으로 이용할 수 있도록 해야 한다.

2 복지용구의 종류

복지용구의 종류와 분류체계는 다양하다. 복지용구는 가정, 병원 및 노인시설 등에서 대상자가 질병이나 기능저하 이전상태와 비슷한 수준으로 일상생활능력을 유지 및 회복하는 것을 돕는 유용한 도구로 개개인의 건강상태에 따라 복지용구의 필요와 의존도가 달라진다.

국내에서는 노인장기요양보험법에 따라 복지용구 급여제도가 2008년 최초 도입되어 현재까지 지속적으로 운영되고 있다. 노인장기요양보험법에서 제공되고 있는 복지용구는 구입품목 10종, 대여품목 6종, 구입 또는 대여품목 2종으로 총 18개 품목으로 분류되고 있다(표 10-1).

[표 10-1] 노인장기요양보험에 따라 제공되는 복지용구 품목

	품목			사용용도
구입 품목	1	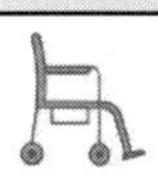	이동변기	용변을 보기 위해 화장실로 이동하기 어려운 대상자가 쉽고 안전하게 용변을 볼 수 있는 용품
	2	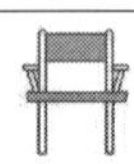	목욕의자	목욕하는 동안 안정적인 자세를 유지하고 편안하게 목욕을 할 수 있도록 돕는 용품
	3	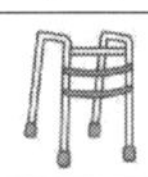	성인용 보행기	보행이 불편한 대상자가 실내 및 실외에서 혼자 이동하도록 돕는 보조용품
	4	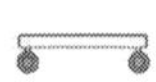	안전 손잡이	안전사고 예방과 자립 환경 조성을 위해 일상생활유지를 위해 필요한 장소에 손잡이를 부착하여 자립 환경을 조성할 수 있는 물품으로 실내 부착용 지지용 손잡이와 화장실 이용시 거치용 손잡이 등이 있음
	5	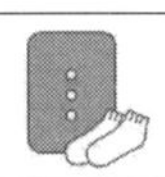	미끄럼용 방지물품	실내 미끄러짐 방지를 도와 낙상사고 예방에 도움을 주는 물품(양말, 매트)
	6	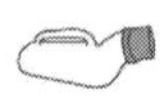	간이변기	와상상태에 있거나 소변조절 등이 어려운 대상자가 용변을 쉽고 안전하게 볼 수 있도록 돕는 용품
	7	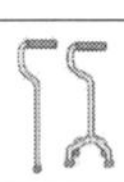	지팡이	보행이 불편한 대상자의 보행보조를 위한 물품
	8	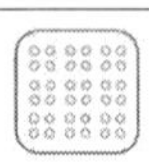	욕창예방 방석	장시간 앉아 있거나 휠체어 등을 이용시 지속적 압력으로 발생할 수 있는 욕창 예방하기 위해 대상자의 둔부가 닫는 부위에 깔아두는 방석
	9	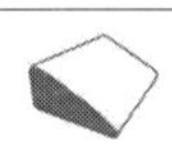	자세변환 용구	장시간 누워 있는 대상자의 자세와 위치 변환을 보조하는 물품
	10		요실금 팬티	배뇨 조절이 어려워 요실금 등이 발생되는 대상자에게 불편감을 최소화하고 쾌적한 일상생활을 지원하기 위해 돕는 물품으로, 1회용이 아닌 패드가 부착된 속옷의 일종으로 세탁후 반복 사용이 가능함

	품목			사용용도
대여품목	11	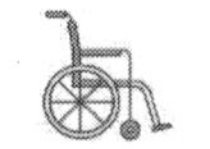	수동휠체어	독립적으로 보행이 어려운 대상자가 앉은 상태에서 이동하는 것을 돕는 바퀴가 부착된 의자형태의 용품
	12	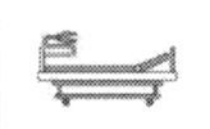	전동침대	누운 자세에서 혼자 일어나기 어려운 대상자에게 전동으로 상반신을 일으킬 수 있게 침대에서 일어나는 동작을 보조해 주는 전동식 물품
대여품목	13	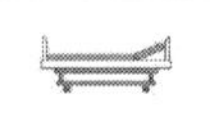	수동침대	누운 자세에서 혼자 일어나기 어려운 대상자에게 수동으로 상반신을 일으킬 수 있게 침대에서 일어나는 동작을 보조해 주는 수동식 물품
	14		이동욕조	거동이 불편한 대상자가 외부로의 이동이 없이 원하는 장소에서 편리하게 사용할 수 있는 이동식 목욕 용품
	15	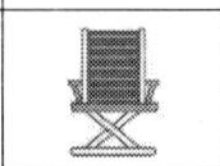	목욕리프트	입욕시 대상자의 안전사고 방지를 위해 높낮이를 조절하여 편리하고 안전한 목욕을 할 수 있도록 돕는 물품
	16	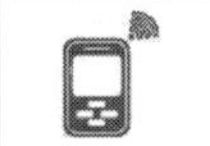	배회감지기	인지기능이 저하된 대상자의 배회 및 실종을 방지하기 위한 물품으로 GPS형과 매트형 등이 있음
구입 또는 대여품목	17	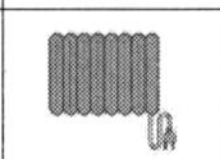	욕창예방매트리스	장시간 동일한 자세로 누워 있는 대상자에게 지속적인 압박을 방지하도록 체중 분산시키고 원활한 통풍이 이루어지도록 하여 욕창 예방을 돕는 매트리스
	18	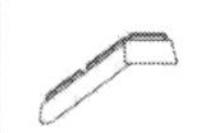	경사로(실외용, 실내용)	실내외에서 보행기, 수동 및 전동휠체어로 이동시 안전사고를 방지하고 이동경로를 확보하기 위한 물품

출처 : 국민건강보험 장기요양보험 복지용구 자료실 www.longtermcare.or.kr

3 복지용구 사용 전 대상자 사정 내용

복지용구는 대상자의 편의를 위해 사용되는 도구이기 때문에 사용자에게 적합한 도구인지 평가하는 것이 중요하다. 복지용구 사용 시 사용자의 건강상태를 면밀히 분석하고 정확한 사용법을 숙지한 후 사용해야 한다. 대상자가 복지용구 사용이 미숙하거나 잘못 사용할 경우 부주의 사고의 위험이 따르므로 주의가 필요하다.

복지용구 사용 전 노인 대상자의 노쇠(frailty), 일상생활수행능력(Activities of Daily Living, ADL), 도구적 일상생활수행능력(Instrumental Activities of Daily Living, IADL)과 인지기능의 저하 등 전반적인 건강상태를 평가하여 복지용구 선택의 적절성을 평가하는 것이 선행되어야 한다.

1) 노쇠(frailty)

노쇠란 비정상적 노화과정으로 생리적, 신체적, 정신적 항상성 등 여러 장기, 기관에 작용하는 생리적 여력이 전반적으로 저하 혹은 소실된 상태이다. 75세 이상 노인의 약 75%가 노쇠 상태에 있으며 노쇠로 인해 독립적인 일상생활수행능력이 저하되어 의존도가 커진다. 노쇠는 낙상 발생, 일상생활수행능력 저하, 보행능력 저하 등이 순차적으로 나타나게 되어 복지용구의 필요성이 높아진다.

2) 일상생활수행능력(ADL)과 도구적 일상생활수행능력(IADL)

일상생활수행능력은 평소 일상생활을 유지하는데 필요한 기본적인 동작들을 대상자 스스로 수행할 수 있는 능력으로 개인위생, 목욕하기, 식사하기, 계단 오르기, 옷 입기, 배변 조절, 거동하기, 의자/침대 옮기기 등이다.

도구적 일상생활수행능력은 병원이나 시설보다는 노인이 지역사회에서 일상생활을 영위하기 위해 수행해야 하는 능력으로 시장보기, 교통수단 이용, 돈 관리, 기구 사용과 집안일하기, 음식준비, 전화사용, 약 복용, 최근 기억, 취미생활, 텔레비전 시청, 집안 수리 등이다. 일상생활수행능력(ADL)과 도구적 일상생활수행능력(IADL)을 평가하여 복지용구 사용을 결정한다.

3) 인지기능 사정

치매는 독립적인 일상생활, 사회생활 및 대인관계 유지를 어렵게 만든다. 치매의 대표적인 증상은 기억장애, 지남력 장애, 감정조절불능, 의욕이나 관심저하 등으로 인지기능이 저하되면 일상생활수행능력이 저하된다. 노인의 질병상태 및 심신의 기능 저하로 복지용구가 필요할 경우 이를 사용할 수 있는 노인의 인지기능을 평가하고 부주의 사고가 발생되지 않도록 복지용구 사용 시 필요한 도움을 제공해야 한다.

4 노인시설에서 복지용구 관리

복지용구의 종류가 다양하지만 복지용구를 이용할 때 주의가 필요한 용품(휠체어, 성인용 보행기, 지팡이 등)을 중심으로 살펴보고자 한다. 모든 복지용품별 관리 지침(예. 청소, 배터리 및 필터 교체, 장치 보호를 위한 주의사항 등)을 숙지하고 사용 원칙을 준수해야 한다.

1) 복지용품 관리 지침

(1) 휠체어

① 휠체어의 주요 구조

㉠ **시트(앉는 면)** : 사용자가 앉는 부분

ⓐ 좌폭 : 엉덩이 폭(대전자 간 거리)에서 2~4cm 여유가 있어야 한다.

ⓑ 시트 깊이 : 엉덩이~무릎 뒤쪽까지 길이보다 3~4cm 짧아야 한다.

㉡ **손목, 팔꿈치 걸이(팔받이)** : 앉은 자세에서 팔을 편안히 올려놓을 수 있다.

※ 팔걸이 높이 : 겨드랑이를 붙인 상태에서 팔꿈치를 90°로 굽혔을 때 앉는 면~팔꿈치까지 높이

㉡ **등받이 시트** : 사용자가 등을 기댈 수 있는 부위. 등받이의 적절한 높이는 사용자가 직접 조작하는 경우와 타인이 조작하는 경우에 따라 다르다.

ⓐ 직접 조작 : 앉는 면~견갑골 아래까지

ⓑ 타인 조작 : 견갑골 중간 정도 높이

㉢ **브레이크** : 휠체어를 고정시키는 장치

※ 손잡이 부분 개호 브레이크 : 휠체어 이동을 돕는 케어제공자가 사용하는 브레이크, 내리막길에서 주로 사용

㉣ **핸드림(handrims)** : 휠체어 후륜보다 작은 사이즈로 후륜의 외부에 부착되어 있어 사용자가 휠체어를 구동시키는 장치

㉤ **발판** : 발을 올려놓은 부위.

※ 발판과 지면과의 간격 : 5cm 정도 여유가 있어야 한다.

㉥ **발걸이 지지대(leg supporter)** : 발이 뒤로 밀리거나 미끄러지지 않게 지지해 주는 부위

※ 유형 : 좌우 개폐식과 상하 조절식 등

② 휠체어의 종류

「국민건강보험법 시행규칙 별표 7 보조기구에 대한 보험급여기준」에 의하면 보험급여기준에 포함되는 휠체어는 수동휠체어, 전동휠체어, 전동스쿠터이다. 휠체어 종류별 특징은 다음과 같다(그림 10-1).

㉠ **수동휠체어** : 사용자가 직접 핸드림을 움직여서 움직이는 휠체어

㉡ **전동휠체어** : 모터가 장착되어 있어 조이스틱을 조정하여 움직인다.

㉢ **전동스쿠터** : 전동휠체어처럼 모터가 장착되어 있어 전동으로 작동되며, 보행이 가능하지만 보행이 불편한 사용자가 주로 이용한다.

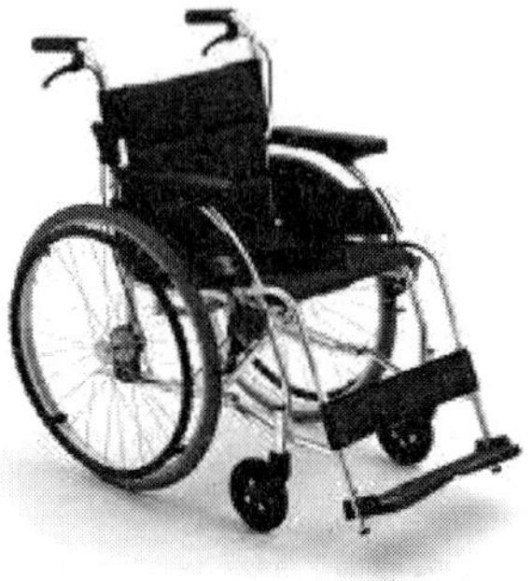	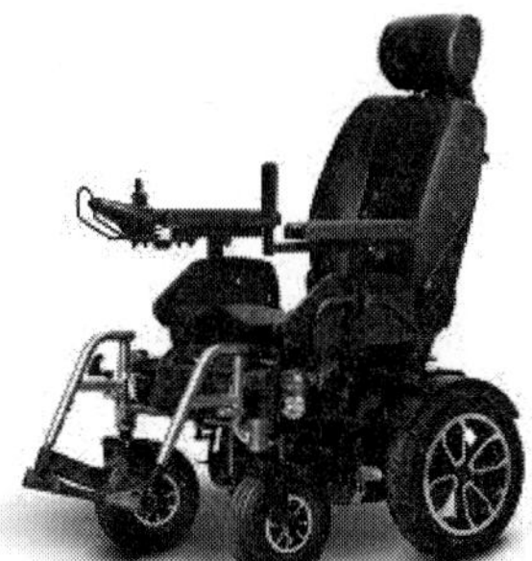	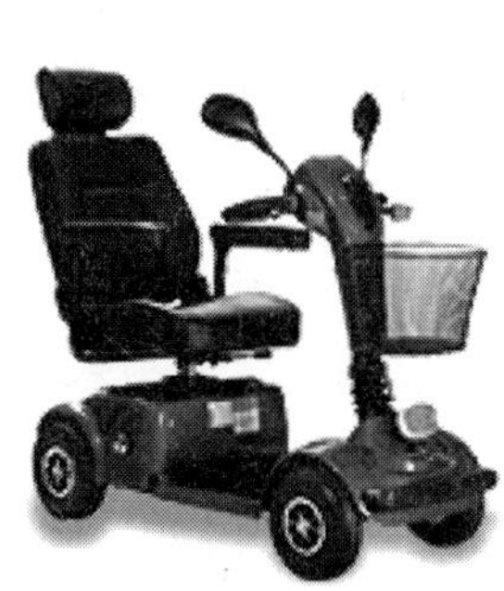
수동휠체어	전동휠체어	전동스쿠터

[그림 10-1] 휠체어 종류

③ 휠체어 선택 기준

휠체어 활용 목적은 걸을 수 없기 때문에 이를 보완하기 위한 것이다. 노인의 신체기능 및 사용 공간을 고려하고 체형에 맞는 종류를 선택하도록 하며 휠체어의 기능(바퀴의 잠금장치, 핸들, 팔과 다리의 받침 등)을 확인한다. 노인 대상자의 안전을 고려하여 낙상 위험이 있는 대상자의 경우 안전띠(이동벨트)를 미리 준비해 둔다(표 10-2).

[표 10-2] 휠체어 선택시 고려할 사항

- 사용자의 몸에 맞는가?
- 사용자 혹은 보조자가 무리 없이 사용할 수 있는가?
- 사용환경(주거환경, 실외환경)에 적합한가?
- 다른 복지용구와 함께 활용시 조화롭게 사용 가능한가?
- 케어플랜(희망하는 생활)에 부합한 휠체어인가?

출처 : 성남고령친화종합체험관(2010). 복지용구 지원론

④ 휠체어 안전지침

㉠ 휠체어 이동전에는 브레이크 잠금 장치를 채우고 발판은 올려두어야 한다.

㉡ 휠체어에 착석이 완료되면 발판을 다시 내리고 대상자의 양 발을 발판위에 놓는다.

㉢ 휠체어의 등받이에 등을 잘 위치시키고, 혼돈상태, 허약 및 현기증이 있는 경우 안전띠(이동벨트)를 착용하여 낙상을 예방한다.

㉣ 엘리베이터 내외로 이동할 때 뒤쪽 큰 바퀴가 먼저 이동한다.

⑤ 휠체어 관리(세척)

보행 장애, 거동이 불편한 대상자에게 휠체어는 이동을 위해 필수적인 복지용품이다. 실내외에서 수많은 오염물질이 묻기 때문에 감염예방을 위해 휠체어 세척이 중요하다. 실내외 및 휴대용으로 휠체어를 세척할 수 있는 장치가 있다(그림 10-2).

㉠ 실내 설치형 휠체어 세척장치

실내 정해진 장소에 세척장치를 설치하고 후진으로 장치에 진입하면 헛바퀴를 돌리면서 솔로 바퀴를 세척할 수 있다. 두 개 바퀴를 동시에 세척할 수 있어 편리하나, 앞바퀴를 청소할 수 없고 부피가 크다는 단점이 있다.

㉡ 실외 설치형 휠체어 세척장치

실외전용 세척장치로, 전동휠체어 세척용품으로 직접 물을 분사하여 바퀴에 묻은 흙, 먼지를 세척할 수 있다.

㉢ 휴대용 휠체어 세척장치

휴대용으로 사용자가 휠체어에 탄 채로 앞, 뒷바퀴 모두 세척할 수 있다. 부피가 작아 휴대가 편하고 차량으로 환승할 경우 더욱 유용한 장비이다.

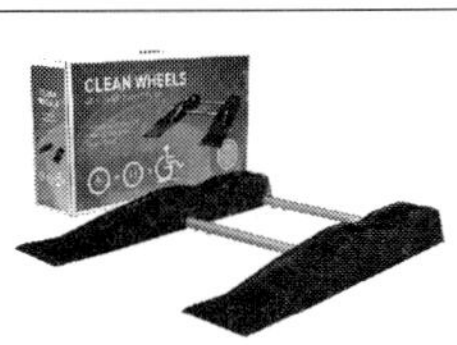	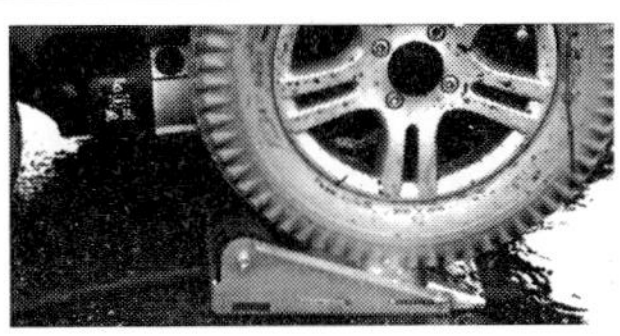	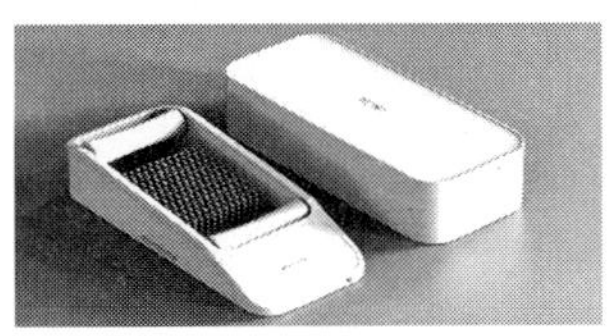
실내용 덴마크의 OOG Company 제조 CleanWheels	실외용 네덜란드 Inn2Car에서 개발 Scrubber	휴대용 국내 스타트업[캥스터즈] 개발 Wheelster Mini

[그림 10-2] 휠체어 세척장치

출처 : 에이블뉴스(21.06.21) 휠체어를 깨끗하게 만들어주는 보조기기

2) 성인용 보행기

(1) 성인용 보행기의 종류

성인용 보행기(walker)는 가벼운 금속 틀로 제작된 4개의 다리, 플라스틱으로 싸여있는 손잡이 부분이 있다. 성인용 보행기의 종류는 표준형과 바퀴형으로 나뉜다(그림 10-3). 표준형은 알루미늄 소재, 플라스틱 손잡이, 고무관이 부착된 다리가 있다. 바퀴형은 2개, 4개 바퀴가 있으며 표준형보다 안전성이 적다. 노인은 잘못된 보행을 할 가능성이 높아 사용법의 교육 및 면밀한 관찰이 필요하다.

(2) 성인용 보행기의 높이

둔부의 고관절 높이로 조절하여 사용자의 팔꿈치가 약 30°로 굴곡된 상태가 적절하다.

(3) 성인용 보행기 사용법

① 등을 곧게 유지하면서 손잡이에 체중을 지지하고 보행기를 앞으로 먼저 이동한 후 보행기가 정지된 상태에서 한 다리씩 보행기 안쪽으로 옮긴다.

② 한쪽 다리가 손상된 경우 3점 보행 방법으로, 환측 다리와 보행기를 앞쪽 15~20cm (한걸음 내딛는 정도 길이) 옮긴 후 안정된 상태에서 건강한 다리를 앞으로 옮긴다.

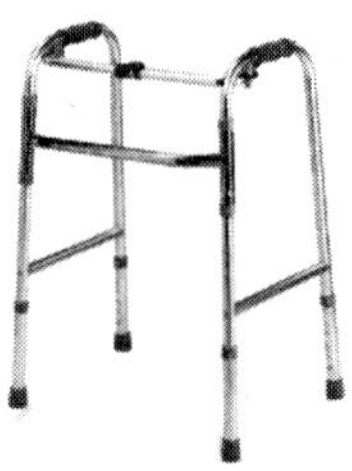	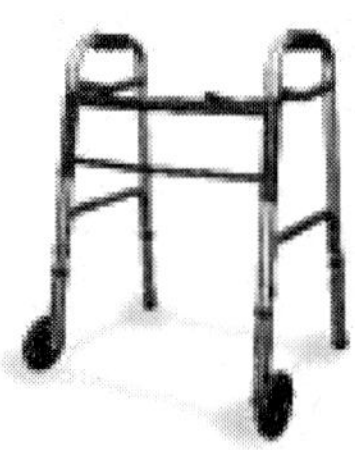	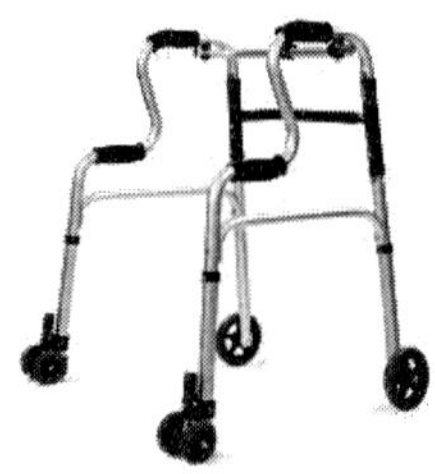
표준형 보행기	2개 바퀴 보행기	4개 바퀴 보행기

[그림 10-3] 성인용 보행기

3) 지팡이

지팡이는 신체의 아픈 부위에 체중부담을 줄이고, 서 있을 때 체중을 지탱하여 균형감각을 유지해 주며, 걸을 때 보행과 유사한 동작으로 보행리듬을 유지할 목적으로 사용한다.

(1) 지팡이의 종류

지팡이는 나무나 알루미늄으로 제작되며 길이는 91cm 정도이다. 종류는 C자형, T자형, L자형과 3발 또는 4발 곧은 지팡이가 있다(그림 10-4).

① **C자형** : 체중을 실을 경우 지팡이가 휘어져 있어서 체중을 가하는 것은 적절하지 않다. 계단을 자주 이용하며 최소한의 도움이 필요한 대상자가 사용하기 좋다.

② **T자형** : 손이 약한 대상자가 사용하기 좋고 균형 감각이 저하된 경우 추천하지 않는다.

③ **L자형** : 체중을 더 실어야 안정적으로 걸을 수 있는 대상자는 L자형을 사용하는 것이 좋다.

④ **3발 혹은 4발형** : 넓은 기저면을 제공하여 균형 감각이 저하된 마비환자에게 추천한다.

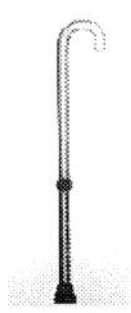	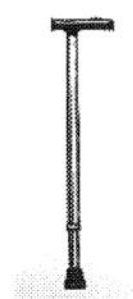	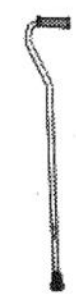	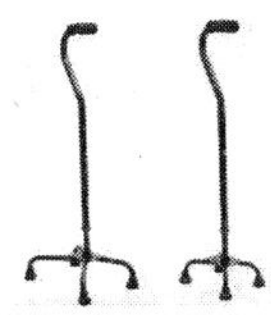
C자형	T자형	L자형	4발 지팡이

[그림 10-4] 지팡이

(2) 지팡이 길이

지팡이 길이는 대상자 발 옆쪽에서 10~15cm 떨어진 곳 바닥에서 고관절까지 높이로 조절하여 사용자의 팔꿈치가 약 30°로 굴곡된 상태가 적절하다.

(3) 지팡이 사용법

사람이 걸음 걷는 것과 유사하게 보행리듬을 맞춘다.

① 3동작 보행으로 두 지점에서 지지를 하고 있는 상태로 걷는 방법이다. 지팡이, 환부, 건강한 다리 순서로 걷는다. 균형 감각이 저하된 대상자에게 추천되는 방법이다.

② 2동작 보행으로 지팡이와 환측 다리가 이동하고 그 다음 건강한 다리가 이동하는 순서로 걷는다. 보행시 균형 감각이 좋은 대상자에게 적합하다.

4) 복지용구 소독 지침

복지용구는 종류에 따라 실내외에서 다양하게 활용되기 때문에 각종 미생물(세균, 바이러스, 곰팡이, 기생충)에 노출되기 쉽다. 복지용구를 사용하는 대상자는 건강상태가 취약한 경우가 많아 병원균에 대해 가지는 저항력이 낮아 질병에 걸리기 쉽다. 따라서 일상생활에서 빈번하게 사용하는 복지용구를 청결하게 유지, 관리해야 한다.

(1) 세정과 소독의 개념

세정(cleaning)이란 소독과 멸균의 가장 기초단계로 오염물, 유기물 등의 이물질을 제거하는 것이다. 물과 기계적 마찰, 세제를 같이 이용하게 된다. 소독(disinfection)은 물체 표면에 붙어 있는 세균의 아포(spore)를 제외한 모든 병원성 미생물을 제거하는 것이다. 복지용구 물품을 청결하게 관리하기 위해 목적과 용도에 세정과 소독의 과정이 필요하다.

국민건강보험 노인장기요양보험에서 대여하는 8개 항목의 물품(수동휠체어, 전동침대, 수동침대, 욕창예방 매트리스, 이동욕조, 목욕리프트, 경사로, 배회감지기)은 대여와 반납 등의 과정을 통해 여러 사람이 동일한 물품을 사용하게 되므로 복지용구를 소독하도록 법적으로 규정하고 소독 매뉴얼에 따라 세정과 소독이 이루어지고 있는지 점검하고 있다(표 10-3).

노인시설에서 복지용구 용품에 따라 노인 대상자 개인별 혹은 공동으로 사용해야 하는 물품이 있으므로 세정과 소독의 기준을 준수하여 청결하게 관리해야 한다.

[표 10-3] 소독을 실시한 제품의 최소 안전기준

- 일반세균 : 10CFU 이하/25cm^2
- 황색포도상구균 : 미검출
  ※ 간이기구 측정치 : 400RLU 이하/100cm^2 [시료검사의뢰가능]
  ※ 기준치 초과시 행정처분 등 세부판단은 감염관리 전문가의 의견을 참고할 수 있다.

출처 : 국민건강보험 노인장기요양보험 「복지용구 소독매뉴얼」

(2) 복지용구 소독

소독은 복지용구 종류에 따라 높은 수준, 중간수준, 낮은 수준의 소독을 실시할 수 있다. 복지용구 품목에 따라 분리하여 물, 비누 등으로 세정한 후 소독하는 과정을 거치게 된다. 노인시설에서는 복지용구 품목별 세정 및 소독방법은 국민건강보험 노인장기요양보험 「복지용구 급여범위 및 급여기준 등에 관한 고시」 제2조 제2항 제2호 기준에 따른 [복지용구 품목별 소독구분], [소독작용 조건 및 사용법]을 참고하면 된다(표 10-4~5).

[표 10-4] 복지용구 품목별 소독구분

소독구분	정 의	해당품목	소독제의 종류
높은 수준	• 노출시간이 충분하면 세균 아포까지 죽일 수 있으며, 모든 미생물을 파괴할 수 있는 소독능력	• 이동욕조 • 목욕리프트 • 욕창예방 매트리스	• 석탄산수 • 크레졸 • 승홍수(수은)
중간 수준	• 결핵균, 진균을 불활성화 시키지만, 세균 아포를 죽일 수 있는 능력은 없음	• 수동휠체어 • 전동침대 • 수동침대	• 알코올 • 염소제 • 요오드계
낮은 수준	• 세균, 바이러스, 일부 진균을 죽이지만, 결핵균이나 세균 아포 등과 같이 내성이 있는 미생물을 죽이지 못함	• 경사로 • 배회감지기	• 양성계면활성제

출처 : 국민건강보험 노인장기요양보험「복지용구 소독매뉴얼」

[표 10-5] 소독작용 조건 및 사용법

소독방법	소독작용 조건 및 사용법	
고온 살균법	100℃에서 30분 120℃에서 20분	
열탕 소독법	끓는 물 100℃ 이상에서 2분 이상	
증기 소독법	80℃ 이상에서 10분	
약품 소독 (세정, 분무/ ULV)	양성계면활성제	10% 혹은 15% 용액을 1%로 희석된 것에 10분 이상 침적시키거나 탈지면, 거즈에 묻혀 닦아냄
	알코올	75~80% 수용액에 10분 이상 담가두거나 에탄올수용액을 탈지면, 거즈에 묻혀 닦아냄
	염소제	0.5% 이하 수용액에서 10분 이상 침적
	요오드계 약품 (기구소독제로 생산된 제품에 한함)	유효 요오드량 44-175ppm의 수용액에서 10분 이상 침적
	석탄산수(페놀)	3% 수용액에 10분 이상 침적
	크레졸 비누액	3% 크레졸 비누액에 10분 이상 침적
	승홍수(수은)	0.1~0.5% 수용액 사용
가스 소독	이온가스, 포르말린 등	
오존수 소독	오존수에 침전, 세정	

출처 : 국민건강보험 노인장기요양보험「복지용구 소독매뉴얼」

3

노인 보건복지 관련 제도

제1장

보건복지정책

학습목표

1. 보건복지부 시대별 명칭과 기능 변화를 설명할 수 있다.
2. 보건복지부의 조직체계를 설명할 수 있다.
3. 보건복지부의 정책을 설명할 수 있다.

1 보건복지부 명칭 및 변화

보건정책은 인구집단의 건강상태를 유지·증진하는 것을 목표로 하는 정부나 기타 단체들의 활동으로 정의한다. 보건복지부를 통해 실행되고 있는 보건정책을 이해하기 위해 우선, 보건복지부에 대해 알아보고자 한다. 우리나라의 보건복지부의 명칭은 여러 번 개칭되었다. 처음에는 사회부로 명칭하였고, 이후 보건부와 그 기능을 분리하였고, 이후는 다시 통합하여 보건사회부, 보건복지부, 보건복지가족부로 변경되었다.

구체적으로 살펴보면, 1948년 보건·후생·노동·주택 및 부녀문제에 관한 사무를 관장하기 위한 첫 조직은 사회부이었다. 다음 해 1949년 국민보건·위생·의정·방역 및 약정에 관한 사항을 관장하기 위해 보건부를 분리 조직하였다. 1955년에는 의무·방역·보건·위생·약무·구호·원호·후생·주택·부녀 문제 및 노동에 관한 사무를 관장하기 위해 보건부와 사회부를 통합하여 보건사회부를 조직하였다. 1994년에는 보건위생·방역·의정·약정·생활보호·자활지원·여성복지·아동(영유아보육제외)·노인·장애인 및 사회보장에 관한 사무를 관장하기 위해 보건사회부를 보건복지부로 개편하였다. 2008년에는 보건위생·방역·의정·약정·생활보호·자활지원 및 사회보장·아동(영유아보육포함)·청소년·노인·장애인 및 가족에 관한 사무를 관장하기 위해 보건복지부를 보건복지가족부로 개편하였다. 2010년에는 청소년·가족 기능을 여성부로 이관하고 보건복지정책 중심으로 사무를 관장하기 위해 보건복지가족부를 보건복지부로 개편하여 현재에 이르고 있다.

이러한 변화를 정리하면 [표 1-1]과 같다. 주요 변화는 처음에 사회부와 보건부의 역할을 구분하였으나, 1955년부터 보건사회부로 통합되면서 생활보호가 추가되었으며, 1994년부터 자활지원과 인구집단별 보건복지정책의 강화가 있었음을 알 수 있다. 처음부터 포함되었던 여성복지는 2008년 여성부로 이관되었고, 청소년 및 가족복지는 각각 2008년 2010년에 각각 여성부로 이관되었다,

[표 1-1] 보건복지부의 명칭 및 기능 변화

구분	1948~1955	1949~1955	1955~1994	1994~2008	2008~2010	2010~현재
부서명	사회부	보건부	보건사회부	보건 복지부	보건복지 가족부	보건복지부
보건위생	● (보건, 후생)	● (국민보건, 위생)	● (보건, 위생, 후생)	●	●	●
방역		●	●	●	●	●
의정		●	● (의무)	●	●	●
약정		●	● (약무)	●	●	●
생활보호			● (구호, 원호)	●	●	●
자활지원				●	●	●
여성복지	● (부녀)		● (부녀)	●		
아동				● (영유아보육 제외)	● (영유아보육 포함)	● (영유아보육 포함)
청소년					●	
노인				●	●	●
장애인				●	● (가족포함)	●
사회보장	주택, 노동		주택, 노동	●	●	●

* 후생(厚生): 건강을 유지하거나 좋게 하는 일

2 보건복지부의 조직

현재 우리나라는 보건복지부 장관 산하 차관 2명이 있다. 1차관 산하에는 3실 3국의 기획조정실, 사회복지정책실, 인구정책실, 장애인정책국, 연금정책국, 사회보장위원회사무국이 있고, 2차관 산하에는 1실 3국의 보건의료정책실, 건강보험정책국, 건강정책국, 보건산업정책국이 조직되어 있다.

먼저 제1차관 산하에는 있는 기획조정실에는 정책통계담당관, 정보화담당관, 정보보호팀, 보건복지상담센터가 있고, 정책기획관(기획조정담당관, 재정운용담당관, 혁신행정담당관, 규제개혁법무담당관, 양성평등정책담당관), 국제협력관(국제협력담당관, 다자 · 통상담당관, 양자협력담당관), 비상안전기획관이 있다.

사회복지정책실에는 복지정책관(복지정책과, 기초생활보장과, 자립지원과, 기초의료보장과), 복지행정지원관(지역복지과, 급여기준과, 복지정보기획과, 복지정보운영과), 사회서비스정책관(사회서비스정책과, 사회서비스사업과, 사회서비스자원과, 사회서비스일자리과), 차세대 사회보장정보시스템구축 추진단이 있다.

인구정책실 산하에는 인구아동정책관(인구정책총괄과, 출산정책과, 아동복지정책과, 아동권리과, 아동학대대응과), 노인정책관(노인정책과, 노인지원과, 요양보험제도과, 요양보험운영과, 치매정책과), 보육정책관(보육정책과, 보육사업기획과, 보육기반과)이 있다.

장애인정책국에는 장애인정책과, 장애인권익지원과, 장애인자립기반과, 장애인서비스과가 있고, 연금정책국에는 국민연금정책과, 국민연금재정과, 기초연금과가 있다. 사회보장위원회사무국에는 사회보장총괄과, 사회보장조정과, 사회보장평가과가 있다.

다음으로 제2차관 산하에 있는 보건의료정책실에는 보건의료정책관(보건의료정책과, 의료인력정책과, 의료자원정책과, 간호정책과, 의료기관정책과, 약무정책과), 공공보건정책관(질병정책과, 공공의료과, 응급의료과, 생명윤리정책과, 혈액장기정책과), 한의약정책관(한의약정책과, 한의약산업과)이 있다.

건강보험정책국에는 보험정책과, 보험급여과, 보험약제과, 보험평가과가 있고, 의료보장심의관(예비급여과, 의료보장관리과)이 있다. 건강정책국에는 건강정책과, 건강증진과, 구강정책과가 있고, 정신건강정책관(정신건강정책과, 정신건강관리과, 자살예방정책과)이 있다. 보건사업정책국에는 보건산업정책과, 보건산업진흥과, 의료정보정책과, 보건의료데이터진흥과와 첨단의료지원관(보건의료기술개발과, 재생의료정책과)이 있다.

3 보건복지부의 정책

현재 보건복지부의 정책은 보건의료, 공공보건, 한의약, 건강보험, 건강(건강정책, 건강증진, 구강건강, 정신건강정책), 보건산업, 복지(기초생활보장, 자립지원, 기초의료보장, 지역복지), 사회서비스(사회서비스정책, 사회서비스사업), 장애인, 인구아동, 노인(노인정책, 노인지원, 노인장기요양보험제도), 보육, 연금(국민연금, 기초연금)으로 구분된다. 이를 구체적으로 나누어 보면 [표 1-2]와 같다. 보건복지부의 다양한 정책 중에서 다음 장에서는 노인과 관련된 노인 보건정책과 노인 복지정책을 중심으로 살펴보고자 한다.

[표 1-2] 보건복지부의 정책 구분

구분	세분류	내용	담당부서
보건의료	보건의료정책	• 전문병원 지정	• 보건의료정책과
	의료자원정책 (의료인력정책 의료자원정책 간호정책)	• 신의료기술평가 • 의료인, 약사, 의료기사 등의 행정처분 업무 • 외국대학 졸업자의 보건의료인 국가시험 응시절차 • 예비시험 및 국가시험 • 입원전담전문의제	• 의료인력정책과 • 의료자원정책과 • 간호정책과
	의료기관정책	• 의료분쟁조정제도 • 의료기관인증 • 상급종합병원 지정 • 재활의료기관 지정	• 의료기관정책과
	약무정책	• 의약분업 • 안전상비의약품 약국외 판매 제도 • 리베이트 쌍벌제 • 의약품안전사용서비스(DUR) 제도	• 약무정책과
공공보건	질병정책	• 암 환자 의료비 지원 사업 • 호스피스 · 완화의료 서비스 • 국가암검진사업 • 지역암센터 • 재가 암환자 관리 사업 • 감염병 재난	• 질병정책과
	공공의료	• 국립중앙의료원 육성 • 지방의료원 육성 • 분만취약지 의료지원	• 공공의료과
	응급의료	• 응급의료	• 응급의료과
	생명윤리정책	• 생명윤리안전 • 혈액안전 수급정책 • 장기 · 인체조직 기증 및 이식 • 연명의료결정제도	• 생명윤리정책과 • 혈액장기정책과

구분	세분류	내용	담당부서
한의약	한의약정책	• 한의약정책	• 한의약정책과
	한의약산업	• 한약재수급조절 • 한의학 산업육성 및 한의약 R&D	• 한의약사업과
건강보험	보험정책	• 보험정책	• 보험정책과
	보험급여	• 임신 · 출산진료비 지원사업 • 보험급여체계	• 보험급여과
	보험약제	• 건강보험 약제비 적정관리	• 보험약제과
	보험평가	• 건강보험사후관리(현지조사)	• 보험평가과
건강	건강정책	• 국민건강증진종합계획 • 지역사회 통합건강증진사업 • 공중보건의사제도	• 건강정책과
	건강증진	• 금연상담전화 운영 • 건강상담 • 영양플러스 사업 운영	• 건강증진과
	구강건강	• 노인 불소도포 스케일링 • 장애인구강진료센터 • 구강보건실(센터) 설치운영 • 수돗물불소농도조정	• 구강정책과
	정신건강정책 (정신건강정책, 정신건강관리, 자살예방정책)	• 정신건강복지센터 및 정신건강상담전화 운영 • 광역정신건강복지센터 • 기초정신건강복지센터 • 중독관리통합지원센터 운영 및 현황	• 정신건강쟁착과 • 정신건강관리과 • 자살예방정책과
보건산업	보건산업정책	• 보건산업정책	• 보건산업정책과
	보건의료기술개발	• 보건의료 연구개발	• 첨단의료지원과
	보건산업진흥	• 첨단의료복합단지(대구경북, 오송)	• 보건산업진흥과
복지	기초생활보장	• 긴급복지지원 • 취약계층특별보호대책 • 국민기초생활보장 수급자 감면제도	• 기초생활보장과
	자립지원	• 자활근로사업 • 자활기업 • 자산형성지원 • 지역자활센터	• 자립지원과
	기초의료보장	• 의료급여 • 선택의료급여기관제도 • 건강생활유지비 • 본인부담보상금 • 본인부담상한금 • 중증질환 및 희귀 · 중증난치질환자 산정 특례 • 요양비 • 임신 · 출산 진료비 • 장애인보장구	• 기초의료보장과
	지역복지	• 찾아가는 읍면동 보건복지서비스	

구분	세분류	내용	담당부서
사회서비스	사회서비스정책	• 사회서비스 정책(장애인거주시설 등 11종 사회복지시설 평가), (지투사업, 노인돌봄, 가사간병, 산모신생아 등 바우처 4개사업 사회서비스 품질평가)	• 사회서비스정책과
	사회서비스사업	• 산모-신생아 건강관리 지원사업 • 지역사회서비스 • 가사 · 간병방문지원사업 • 청년사회서비스사업	• 사회서비스사업과
장애인	장애인정책	• 보육 · 교육 • 의료지원 • 서비스 • 공공요금감면 • 세제혜택 • 지역사회복지사업 및 기타 • 장애인등록/장애정도 심사제도	• 장애인정책과
	장애인인권지원	• 장애인거주시설 • 장애인편의시설 이해 및 안내 • 장애인편의시설 관련 정책	• 장애인인권지원과
	장애인자립기반	• 장애인 연금 · 수당 • 장애수당/장애아동수당 • 장애인일자리 • 중증장애인생산품 우선구매제도 • 일자리 · 융자지원	• 장애인자립기반과
	장애인서비스	• 발달장애인 공공후견 지원사업 • 발달재활서비스 • 언어발달지원 • 장애아가족 양육지원 • 발달장애인 부모상담지원 • 발달장애인 가족휴식지원 • 장애인활동지원사업 • 장애인활동지원제도 • 발달장애인 주간활동서비스 • 청소년 발달장애학생 방과후활동서비스	• 장애인서비스과
인구/아동	인구정책	• 노후준비지원 확대 정책 • 지역아동센터	• 인구정책총괄과
	출산정책	• 임신 · 출산 비용 지원 확대 • 모자보건지원	• 출산정책과
	아동복지정책	• 아동수당 지급 • 아동정책 기본계획 수립 • 정기적 아동실태조사 및 통계정비 • 아동인권 증진 지원 • 입양	• 아동복지정책과

구분	세분류	내용	담당부서
	아동권리	• 요보호아동 자립지원 • 가정위탁지원 • 전국가정위탁지원센터 • 아동복지교사지원 • 아동복지시설 • 공동생활가정 운영 • 드림스타트 • 디딤씨앗통장 • 자립수당	• 아동권리과
	아동학대	• 아동학대 예방 및 피해아동 보호 • 실종아동등의 보호 및 지원 • 아동안전사고예방사업	• 아동학대대응과
노인	노인정책	• 치매검진사업 • 치매치료관리비지원사업 • 노인실명예방관리사업 • 노인맞춤돌봄사업 • 노인주거복지시설	• 노인정책과 • 치매정책과
	노인지원	• 노인 일자리 및 사회활동 지원사업 • 노인자원봉사활성화 • 장사제도 • 노인여가복지 지원	• 노인지원과
	요양보험	• 노인장기요양보험	• 요양보험제도과 • 요양보험운영과
보육	보육정책	• 국공립어린이집 확충 • 보육인력 전문성 제고 • 육아종합지원센터 • 아이행복카드 • 보육지원체계 개편	• 보육정책과
	보육사업기획	• 영유아보육료 • 가정양육수당 • 시간제보육	• 보육사업기획과
	보육기반	• 3~5세 누리과정 • 어린이집 입소 대기 • 그 밖의 연장형 보육 • 어린이집 평가제	• 보육기반과
연금	국민연금정책	• 노령연금, 장애연금, 유족연금, 반환일시금, 사망일시금 • 국민연금 출산 크레딧 • 공적연금 연계제도	• 국민연금과
	기초연금	• 기초연금	• 기초연금과

제2장

노인 보건정책

학습목표

1. 제5차 국민건강증진종합계획을 설명할 수 있다.
2. 노인정책 중에서 노인성질환과 관련된 사업을 설명할 수 있다.
3. 노인의 일반건강검진 항목을 설명할 수 있다.
4. 정신건강 증진사업과 정신건강 관련 정보시스템을 설명할 수 있다.
5. 보건소 방문건강관리사업과 AI·IoT 기반 어르신 건강관리서비스 시범사업을 설명할 수 있다.

노인 보건정책은 노인집단의 건강상태를 유지 · 증진하는 것을 목표로 하는 정부나 기타 단체들의 활동이라고 할 수 있다. 먼저 정부의 기본 건강정책을 살펴보고, 다음으로 우리나라 노인집단의 건강상태를 유지 · 증진을 목표로 하는 서비스는 보건복지부의 노인 정책과 노인 관련 정책을 중심으로 살펴보고자 한다.

1 국민건강증진종합계획(Health Plan, HP)

노인 보건정책을 이해하기 위해서는 정부의 노인 관련 다른 보건정책들을 이해할 필요가 있다. 이에 건강영역 중 건강정책의 첫 번째인 국민건강증진종합계획을 설명하고자 한다.

국민건강증진종합계획은 「국민건강증진법」 제4조(국민건강증진종합계획의 수립)에 근거하여 국민의 건강증진, 질병예방을 위한 건강증진정책의 방향을 제시하는 범정부적 중장기 종합계획이다. 이는 보건복지부장관이 국민건강증진정책심의위원회의 심의를 거쳐 국민건강증진종합계획을 관계중앙행정기관의 장과 협의를 거쳐 5년마다 수립한다.

국민건강증진종합계획은 제1차 계획(2002~2005년), 제2차 계획(2006~2010년), 제3차 계획(2011~2020년), 제4차 계획(2016~2020년)을 거쳐 현재 제5차 계획(2021~2030)이 수립되었다. 제5차 국민건강증진종합계획(HP 2030)은 모든 사람이 평생 건강을 누리는 사회라는 비전과 건강수명 연장, 건강형평성 제고라는 목표하에 6개 분야 28개 중점과제를 마련하였다. 6개 분야는 건강생활 실천(금연, 절주, 영양, 신체활동, 구강건강), 정신건강관리(자살예방, 치매, 중독, 지역사회 정신건강), 비감염성 질환 예방관리(암, 심뇌혈관질환, 비만, 손상), 감염 및 기후변화성 질환 예방관리(감염병 예방 및 관리, 감염병 위기 대비 · 대응, 기후변화성 질환), 인구집단별 건강관리(영유아, 아동 · 청소년, 여성, 노인, 장애인, 근로자, 군인), 건강친화적 환경 구축(건강친화적 법제도 개선, 건강정보 이해력 제고, 혁신적 정보기술의 적용, 재원마련 및 운용, 지역사회 자원 확충 및 거버넌스 구축)이다.

국민건강증진종합계획의 기본원칙은 '1. 국가와 지역사회의 모든 정책 수립에 건강을 우선으로 반영한다. 2. 보편적인 건강수준의 향상과 건강형평성 제고를 함께 추진한다. 3. 모든 생애과정과 생활터에 적용한다. 4. 건강친화적인 환경을 구축한다. 5. 누구나 참여하여 함께 만들고 누릴 수 있도록 한다. 6. 관련된 모든 부분이 연계하고 협력한다'이다.

이에 지방자치단체에서는 지역사회 통합건강증진사업을 진행한다. 지역사회 통합건강증진사업은 지방자치단체가 지역사회 주민을 대상으로 실시하는 건강생활실천 및 만성질환 예방, 취약계층 건강관리를 목적으로 지역사회 특성과 주민의 요구가 반영된 프로그램 및 서비스를 기획 · 추진한다. 이 사업의 영역은 음주폐해예방(절주), 신체활동, 영양, 비만예방관리, 구강보건, 심뇌혈관예방관리, 한의약건강증진, 아토피 · 천식 예방관리, 여성어린이특화, 지역사회중심재활, 금연, 방문건강관리, 치매관리로 구성된다. 이 사업은 사업 영역 간 경계를 없애고, 주민 중심으로 사업의 통합 · 협력을 강조한다.

지역사회 통합건강증진사업의 기본 방향은 첫째, 건강증진사업 통합 및 재편성을 통한 사업의 효율성 제고이다. 이는 특히 보건소 지역보건의료계획 및 국민건강증진종합계획에 부합하도록 사업 구조를 재편성하는 것과 사업목표가 달성될 수 있도록 사업을 건강영역별 또는 생애주기별로 통합 구성하여 다양한 전략을 활용하는 것, 그리고 지역사회 자원과 포괄적 연계 · 협력을 통한 대상자 중심의 통합서비스를 제공할 수 있도록 여건을 조성하는 것이다. 둘째, 지자체의 자율성 확대이다. 지자체가 재원의 용도 및 세부 내역을 자율적으로 설계 · 집행할 수 있도록 개선하여 지역사회 건강문제 및 특성에 따라 우선순위 사업영역을 선정 및 사업량의 선택을 자율적으로 운영하는 것이다. 셋째, 지자체의 책임성 제고이다. 사업운영의 자율성을 부여하되 책임성을 담보하기 위해 지자체 스스로 지도 · 감독 역할을 강화하고 사업기획, 운영, 평가과정에서 지자체의 자발적 성과관리가 이루어질 수 있도록 평가관리체계의 운영이다.

지역사회 통합건강증진사업의 대상자는 임산부, 영유아, 아동청소년, 성인, 노인, 건강취약계층으로 장애인, 한부모가정, 다문화가정, 직장인 등이고, 서비스 제공 장소는 보건소 직접 내소, 생활터(어린이집, 유치원, 학교, 직장, 경로당, 주민센터, 마을 등) 연계, 대상자의 가정을 방문하는 등 다양한 장소이며, 서비스 접근 전략은 상담 및 관리, 교육, 홍보 및 캠페인, 건강한 생활환경 조성, 지역사회 자원 연계, 주민참여 등이다. 보건소의 역할은 지역사회 내 건강증진사업의 총괄 · 조정 · 연계 역할을 수행하는 것이다.

2 치매검진사업

우리나라는 2012년 보건복지부 산하 중앙치매센터 조직을 시작으로 광역지자체에 17개 광역치매센터, 기초지자체에 현재 256개 치매안심센터의 치매관리전달체계를 구축하고 있다(그림 2-1).

치매검진사업은 치매의 위험이 높은 만 60세 이상 어르신을 대상으로 치매 조기검진을 실시하여 치매환자를 조기에 발견하고 관리함으로써 치매환자 및 그 가족의 삶의 질 제고를 목적으로 한다. 이 사업은 시 · 군 · 구 보건소 직영 및 위탁 치매안심센터를 통해 이루어지고 있다. 만 60세 이상 모든 노인들에게는 치매선별검사를 실시하고, 기준 중위소득 120% 이하자 및 보건소장이 인정한 자에게는 치매진단 및 감별검사를 제공하고 있다.

치매검진 절차는 먼저 보건소에서 1단계 치매선별검사를 실시하고, 그 중에서 인지기능 저하자를 대상으로 보건소와 지정 · 연계한 지정병원에서 진단검사(신경인지검사, 전문의 진료 등)와 감별검사(혈액검사 및 뇌영상 촬영 등)를 실시한다. 이 과정에서 치매가 진단되면, 치매환자에게 정보 제공 또는 관련 서비스를 연계하여 지원하고, 치매위험군에 대해서는 지속적인 치매예방 교육 및 홍보를 실시한다.

3 치매치료관리비지원사업

치매치료관리비지원사업은 치매를 조기에 치료함으로써 효과적으로 치매증상을 호전시키거나 중증화를 방지하여 궁극적으로 노후의 삶의 질을 제고하기 위함이다. 치매치료관리비지원사업은 시 · 군 · 구 보건소에서 지원신청을 접수받고, 만 60세 이상 치매진단(상병코드, F00~03, G30)을 받고 치매치료약을 복용하는 경우 치매치료관리비 보험급여분에 대한 본인부담금에 대해 실비(치매약제비와 약 처방 당일의 진료비)를 지원하는 것이다. 지원금액은 월 3만원으로 연간 36만원 상한 내 본인납부 실비를 지원한다. 의료급여 수급권자도 동일하게 지원한다.

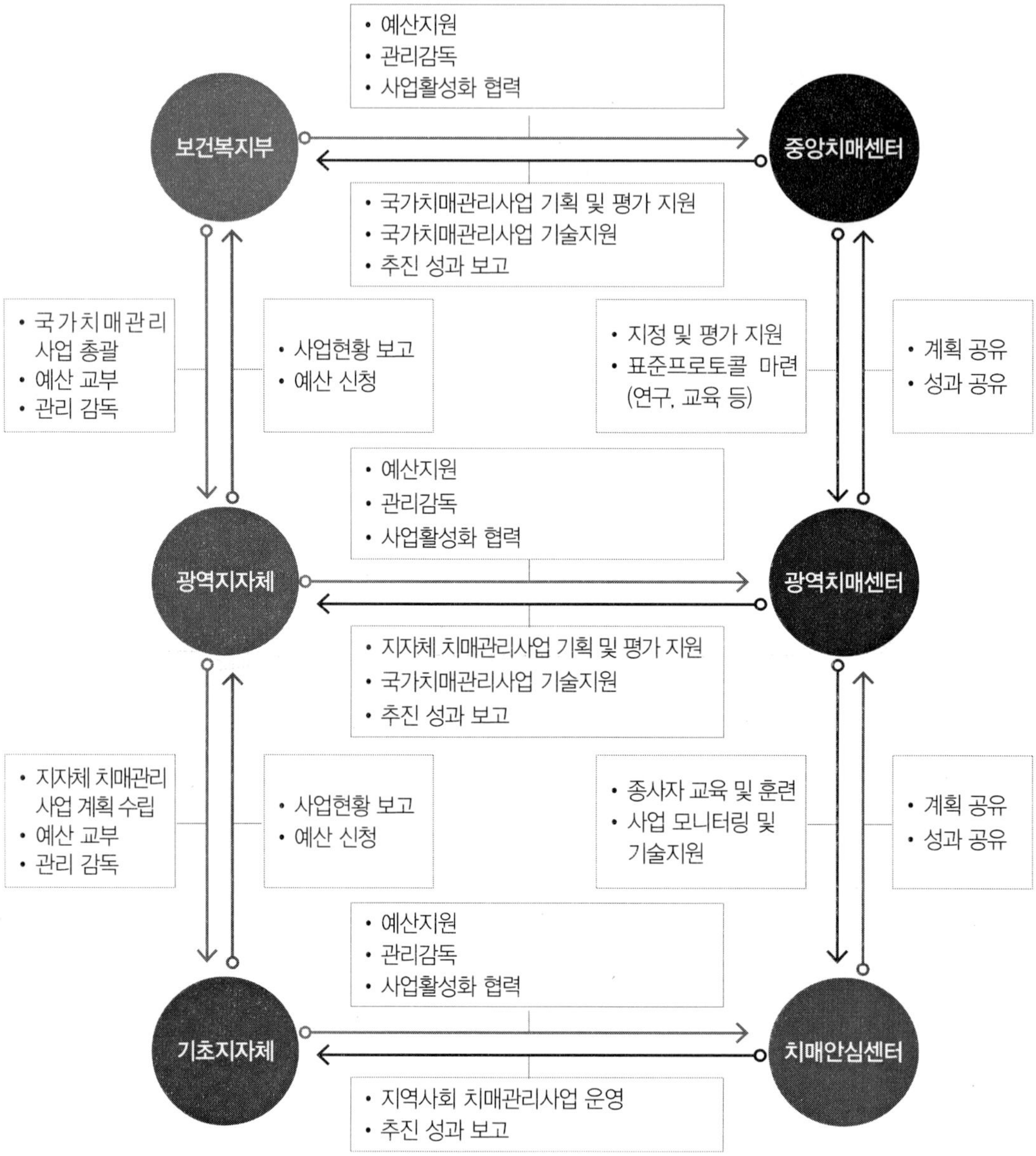

[그림 2-1] 우리나라 치매전달체계

출처 : 중앙치매센터 홈페이지

4 노인실명예방사업

노인실명예방사업은 노인 안 검진 및 개안수술, 저시력 노인을 위한 재활사업 등 노인실명예방관리를 목적으로 한다. 노인은 고령사회에 적응할 수 있도록 노인에 적합한 각종 건강증진 및 관리프로그램의 개발 보급을 통해 건강 향상 및 의료비 절감의 필요성이 있다는 데 기반을 하고 있다. 특히 노화성 안질환은 자각증상이 없어 정기적으로 검진을 통한 개안 수술만이 유일한 치료방법으로 방치시 실명에 이르게 되므로 조기 발견 및 검진 결과 수술 지원 등이 필요하였다.

노인실명예방사업은 「노인복지법」 제1조, 제27조에 법적 근거를 두고 있다. 제1조는 '노인의 질환을 사전예방 또는 조기발견하고 질환상태에 따른 적절한 치료 · 요양으로 심신의 건강을 유지하고, 노후의 생활안정을 위하여 필요한 조치를 강구함으로써 노인의 보건복지증진에 기여함을 목적으로 한다'이다. 제27조 제1항 '국가 또는 지방자치단체는 대통령령이 정하는 바에 의하여 65세 이상의 자에 대하여 건강진단과 보건교육을 실시할 수 있다. 이 경우 보건복지부령으로 정하는 바에 따라 성별 다빈도질환 등을 반영하여야 한다'와 제2항 '국가 또는 지방자치단체는 제1항의 규정에 의한 건강진단 결과 필요하다고 인정한 때에는 그 건강진단을 받은 자에 대하여 필요한 지도를 하여야 한다' 이다.

노인 안 검진 사업은 보건복지부에서 시 · 도와 한국실명예방재단에 지침을 시달하면 시 · 도는 보건복지부에 검진신청을 보고하고, 한국실명예방재단은 검진실적을 보고한다.

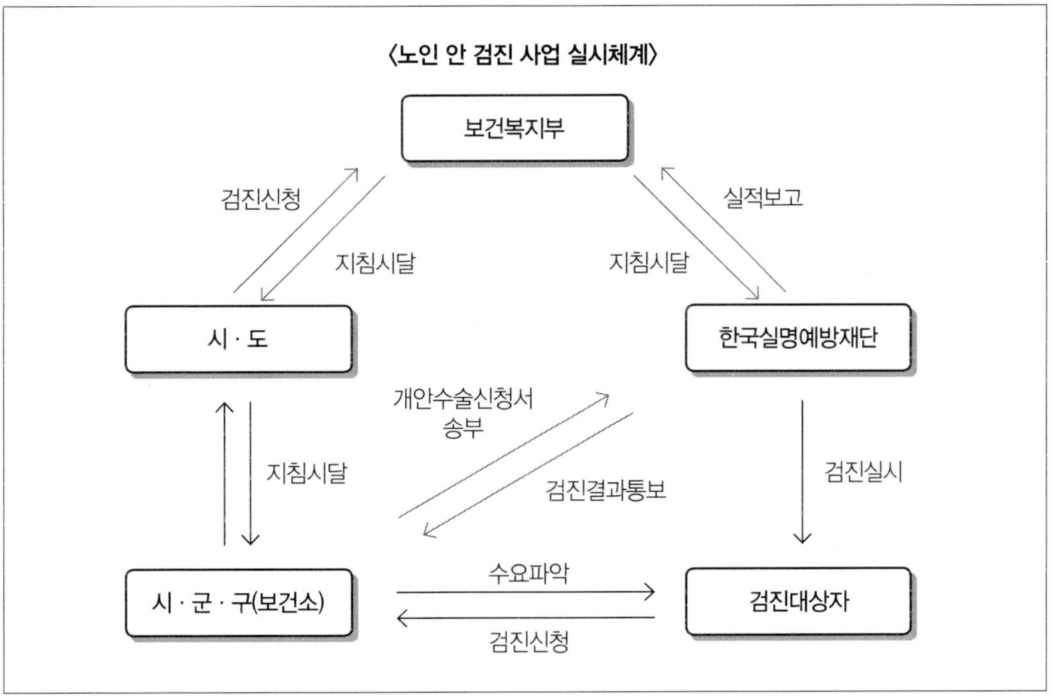

[그림 2-2] 노인 안 검진 사업 실시체계

출처: 보건복지부 홈페이지

시 · 도는 보건복지부로부터 받은 지침을 시 · 군 · 구 보건소에 시달하고, 시 · 군 · 구 보건소로부터 검진신청을 보고받는다. 시 · 군 · 구 보건소는 검진대상자에게 수요를 파악하고 검진대상자로부터 검진신청을 받는다. 한국실명예방재단은 검진대상자에게 안 검진을 실시하고 검진결과는 시 · 군 · 구 보건소에 통보하고 한다. 시 · 군 · 구 보건소는 한국실명예방재단에 개안수술신청서를 송부한다(그림 2-2).

보건복지부가 시 · 도와 한국실명예방재단에 지침을 시달하고 시 · 도로부터 수술지원 신청 실적보고와 한국실명예방재단으로부터 개안수술 실적을 보고받는다. 시 · 도는 시 · 군 · 구 보건소로 지침을 시달하고, 시 · 군 · 구 보건소로부터 실적을 보고받는다. 시 · 군 · 구 보건소는 수술대상자에게 개안수술 신청을 안내하고, 수술대상자가 수술지원을 신청하면 시 · 군 · 구 보건소는 한국실명예방재단에 지원대상자명단을 송부하고, 한국실명예방재단은 의료기관에 수술의뢰를 실시하고, 수술대상자에게는 수술 전 안내를 실시한다. 의료기관이 수술대상자에게 수술을 실시하고 한국실명예방재단에 수술비를 청구하면, 한국실명예방재단은 수술비를 지급한다(그림 2-3).

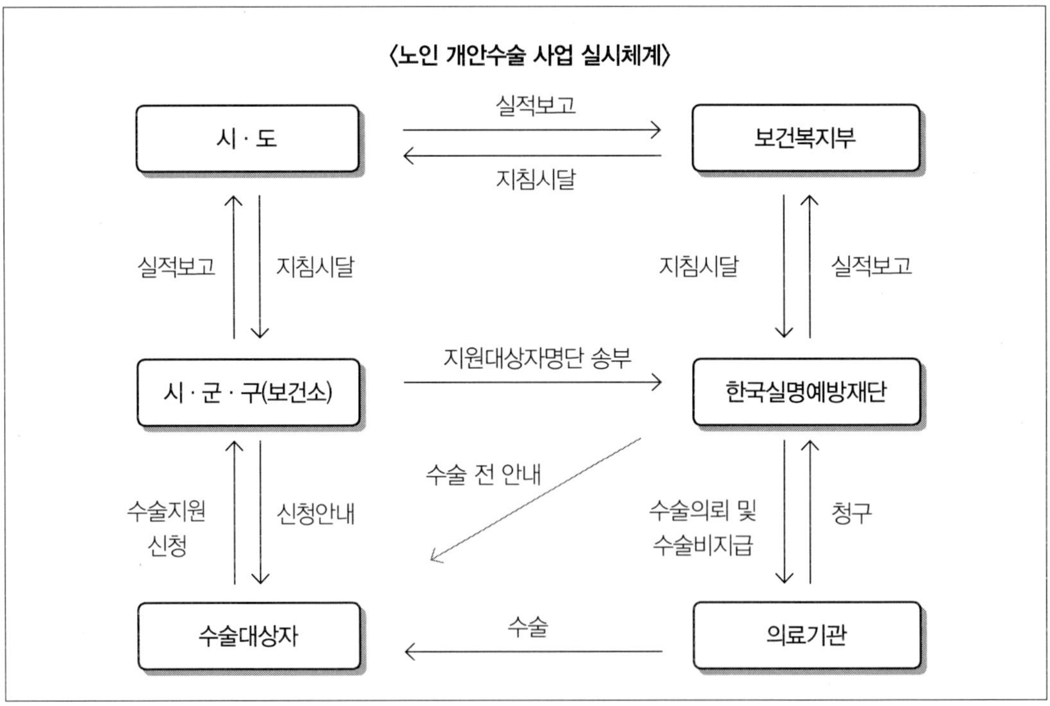

[그림 2-3] 노인 개안수술 사업 실시체계

출처: 보건복지부 홈페이지

노인 안 검진 대상은 만 60세 이상으로, 저소득층을 우선 지원하고, 개안수술은 기초수급자, 차상위계층 및 한부모가족 중 만 60세 이상 노인으로 수술대상 안질환자를 우선 지원한다. 안검진 항목은 정밀 안저검사(1,2차 진단검사), 안압검사(2차 진단검사), 굴절검사(2차 진단검사), 조절검사(안경 처방전 발급, 2차 진단검사), 각막 곡률검사(2차 진단검사)가 있다. 수술대상 안질환자는 백내장, 망막질환, 녹내장 등 기타 안질환이 이에 해당한다. 신청은 주소지 관할 보건소나 한국실명예방재단에 한다.

5 노인 불소도포·스케일링

노인 불소도포 · 스케일링 사업은 구강건강 정책 중 하나로, 65세 이상 노인이 대상자이며, 저소득층을 우선으로 지원한다. 신청은 거주지 지역 보건소에 문의하고, 서비스 내용은 저소득층 노인에게 불소도포 및 스케일링을 시행한다.

6 노인과 관련된 일반건강검진

건강검진제도는 건강보험가입자들의 건강을 유지 · 증진하고, 경제적 손실을 최소화하며 장기적으로 보험급여비의 지출을 줄이고자 1980년에 실시하였다. 고혈압, 당뇨병 등 심뇌혈관질환을 조기에 발견하여 치료 및 관리로 연계하면서 건강증진을 도모하기 위한 위한 목적을 가지고 있다. 법적 근거는 「건강검진기본법」 제5조와 「국민건강보험법」 제52조와 「국민건강보험법 시행령」 제25조, 「의료급여법」 제14조에 두고 있다.

1980년에 공무원 · 교직원 건강진단 실시, 1988년에 직장가입자의 피부양자 건강검진 실시, 1990년에 공무원 및 사립학교교직원 피보험자 건강검진 실시(or 1993년 공무원 · 교직원 피부양자 건강검진 실시), 1995년 지역가입자 건강검진 실시, 2000~2001년 특정암 검사 실시, 2007년 생애전환기 건강진단(만 40세, 만 66세) 및 영유아 건강검진 실시, 2016년 학교 밖 청소년 건강검진 등의 생애주기별 건강검진체계를 통해 평생 건강관리체계의 기반을 구축하였다. 2018년에는 일반건강검진 2차와 생애전환기건강진단을 일반건강검진으로 통합하였고, 66세 이상 의료급여 생애전환기 건강진단을 실시하였다. 2019년 20~30대 피부양자 및 세대원 건강검진을 확대 실시하였다.

일반건강검진 항목은 공통항목과 성 · 연령별 항목으로 구분된다. 성 · 연령별 항목 중에서 노화와 관련성이 높은 항목들이 있다. 골다공증 검사는 만 54세, 만 66세 여성에게 시행, 인지기능장애 검사는 만 66세 이상으로 2년에 1회 시행, 우울증 검사는 만 20, 30, 40, 50, 60, 70세에 시행, 생활습관평가는 만 40, 50, 60, 70세에 시행, 노인신체기능은 만 66, 70, 80세에 평가한다. 이외에도 노화와 상관없이 전 연령층에서 중요성이 커지고 있는 이상지질혈증 검사인 혈액검사는 남성은 만 24세부터, 여성은 만 40세부터 4년마다 시행하고, 간염검사는 만 40세에 실시한다. 치면세균막검사는 만 40세에 시행한다. 의료급여 생애전환기검진은 앞서 설명한 바와 같이 66세 이상 의료수급자를 대상으로 실시하는 건강검진으로, 공통검사는 문진 및 진찰, 시력, 청력검사가 있고, 성 · 연령별 검사는 골다공증, 우울증, 생활습관평가, 인지기능장애, 노인신체기능을 평가하고 있다.

이외에도 국가 암검진이 있다. 국가 암검진에는 위암, 유방암, 대장암, 간암, 자궁경부암, 폐암을 실시하고 있는데, 대부분은 만 40세 암검진을 2년에 1회, 다만 유방암과 자궁경부암은 여성을 대상으로, 자궁경부암은 20세 이상인 경우에 실시한다. 간암은 고위험군인 경우 6개월마다 1회 실시한다. 대장암은 만 50세 이상인자에게 매년 실시하고 있고, 폐암은 만 54~74세 폐암발생 고위험군에게 실시하고 있다. 고위험군은 현재 흡연중인 자로 해당연도 전 2년 내 국가건강검진시 작성하는 문진표로 흡연력이 30갑년(갑년(Pack year): 1년간 하루 한 갑(20개피)씩 흡연을 했을 때의 기준으로 한 담배소비량으로, 하루 한 갑을 일년 피울 때 1갑년이라고 한다.) 이상으로 확인된 자이고, 해당연도 전 2년 내 금연치료 사업참여를 위해 작성하는 문진표로 흡연력이 30갑년 이상으로 확인된 자이다. 비용은 국민건강보험공단이 90% 지원하고, 수검자는 10%를 부담한다. 다만 국가암검진대상자의 경우와 의료급여수급권자는 본인부담금이 없다.

7 정신건강 증진사업

국가정신건강증진사업의 비전은 '마음이 건강한 사회, 함께 사는 나라'이다. 국가정신건강증진사업은 관련 기관과 전산시스템과 관련해서 설명하고자 한다. 먼저 국가정신건강증진사업과 관련된 기관은 국립정신건강센터, 국가권역트라우마센터, 국가정신건강증진기관이 있다. 2021년 3월 기준 국내 정신건강증진기관 및 시설은 정신건강복지센터 260개, 정신의료기관 1,892개, 정신요양시설 59개, 정신재활시설 348개, 중독관리통합지원센터 50개가 있다.

1) 정신건강증진 관련 기관

(1) 국립정신건강센터

국립정신건강센터는 국가기관으로서 민간의료기관이 기피하는 필수 정신건강복지서비스의 제공기능을 강화하고, 정신건강 정책과 서비스 질을 향상시키기 위한 체계적 연구 및 지원에 대한 요구에 선제적으로 대응하기 위함과 지역단위 다양한 정신건강관련시설 및 서비스 제공기관을 유기적으로 연결하여 정신건강복지서비스의 누수방지 및 시너지 효과를 극대화하기 위해 설치 운영하고 있다.

(2) 국가권역트라우마센터

국가권역트라우마센터는 재난이나 그 밖의 사고로 정신적 충격을 받은 트라우마 환자의 심리적 안정과 사회 적응을 지원하고, 권역별 트라우마센터(수도권, 호남권, 영남권, 강원권, 충청권)는 해당 권역 내 재난 발생시 정신건강복지센터 · 보건소 등 기관과 상호 협력하여 피해자에 대한 심리지원을 제공하는 사업을 하고 있다. 국가 트라우마센터와 수도권 트라우마센터는 국립정신건강센터, 호남권은 국립나주병원, 영남권은 국립부곡병원, 강원권은 국립춘천병원, 충청권은 국립공주병원에서 운영하고 있다. 재난 규모별 정신건강 서비스의 범위를 정하고 있고, 트라우마 치료프로그램(마음프로그램, 마음플러스프로그램, 허그프로그램, 집담프로그램 등)을 운영 및 보급하고 있으며, 찾아가는 재난 정신건강 서비스 '안심버스'를 운영하고 있고, 재난 정신건강 전문인력 교육 및 강사를 양성하고 있고, 트라우마 경험자 연구 및 서비스 개선 연구를 진행하고 있다.

(3) 정신건강복지센터

정신건강복지센터는 지역사회를 기반으로 하여 주민들의 정신건강문제에 대한 통합적이고 지속적인 서비스 제공을 목적으로 하는 공공 정신건강증진 전문기관이다. 먼저 정신건강복지센터는 지역사회 내 정신질환자의 등록관리, 사례관리, 주간재활(Day care), 교육 · 훈련, 타 기관 연계 등 정신질환자 관리, 재활사업 추진 및 지역주민의 정신건강, 자살예방 등 지역사회 정신건강 증진사업을 수행한다. 정신건강복지센터는 광역 정신건강복지센터와 기초 정신건강복지센터가 있다. 대상자들은 시 · 군 · 구의 정신건강복지센터에 문의하고 이용하면 된다. 기초 정신건강복지센터의 서비스 영역 중, 중증 정신질환관리는 신규 발견체계 구축, 사례관리서비스, 위기관리서비스, 주간재활프로그램, 직업재활프로그램, 주거서비스 네트워크 구축이 있다. 정신건강 증진사업은 홍보 및 교육사업, 1577-0199 상담 전화, 고위험군 조기발견 및 치료연계사업이다. 정신보건 환경조성에는 보건복지 네트워크 구축, 자원봉사운영체계 구축, 지역 언론 협력체계 구축, 경찰 및 구조구급 네트워크가 있다. 노인 우울증 및 치매 대상자는 정신건강 고위험자로 정신건강 증진사업의 대상에 포함된다. 노인돌보미, 맞춤형방문간호사를 통해 의뢰된 노인에게 정신건강복지센터에서 선별검사 실시 및 필요 시 사례관리와 정신의료기관과 연계서비스를 제공하고 있다.

(4) 정신의료기관

정신의료기관은 급성 정신질환자를 입원 또는 외래치료 함으로써 재활 및 사회복귀를 도모한는 의료기관이다. 즉 의료법에 따른 의료기관 중, 주로 정신질환자를 치료할 목적으로 「정신건강복지법」상 시설기준 등에 적합하게 설치된 정신병원 · 정신과의원 및 병원급 이상의 의료기관에 설치된 정신건강의학과이다. 급성 정신질환자에 대한 적정진료를 통해 일상생활 유지 및 조기 사회복귀를 목표로 하고 있다. 입원대상은 「정신건강복지법」 제41조, 44조, 50조에 의하여 입원이 필요한 경우로, 입원은 입원유형별로 규정에 따라 엄격히 적용한다.

(5) 정신요양시설

정신요양시설은 가족의 보호가 어려운 만성 정신질환자를 정신요양시설에 입소시켜 요양 및 보호함으로써 이들의 삶의 질 향상 및 사회복귀를 도모한다. 입소대상은 정신건강의학과 전문의에 의하여 정신질환자로 진단된 자로서 본인이 입소를 원하는 자, 정신건강의학과 전문의에 의하여 정신질환자로 진단된 자로서, 「정신건강복지법」 제39조 제1항의 규정에 의한 보호의무자의 동의를 받아 시설에 입소하고자 하는 자, 정신건강의학과 전문의에 의하여 정신요양시설에 입소가 필요하다고 진단된 정신질환자로서 보호의무자 2명 이상이 시설 입소를 신청한 자이다.

정신재활시설(사회복지시설)은 정신의료기관에 입원하거나 정신요양시설에 입소하지 아니한 정신질환자 등이 지역사회에서 직업 활동과 사회생활을 할 수 있도록 상담 · 교육 · 취업 · 여가 · 문화 · 거주 · 사회 참여 등 각종 재활활동 및 복지서비스를 제공한다. 정신재활시설의 종류는 생활시설, 재활훈련시설, 중독자 재활시설, 생산품판매시설, 종합시설이 있다. 먼저 생활시설은 가정에서 생활하기 어려운 정신질환자 등에게 주거, 생활지도, 교육, 직업, 재활훈련 등의 서비스를 제공하며, 가정으로의 복귀, 재활, 자립 및 사회적응을 지원하는 시설을 의미한다.

재활훈련시설에는 주간재활시설, 공동생활가정, 지역사회전환시설, 직업재활시설, 아동 · 청소년 정신건강지원시설이 있다. 주간재활시설은 정신질환자 등에게 작업 · 기술지도, 작업훈련, 사회적응훈련, 취업지원 등의 서비스를 제공하는 시설이다. 공동생활가정은 완전한 독립생활은 어려우나 어느 정도 자립능력을 갖춘 정신질환자 등이 공동으로 생활하며 독립생활을 위한 자립 역량을 향상하는 시설이다. 지역사회전환시설은 지역 내 정신질환자 등에게 일시 보호 서비스 또는 단기 보호 서비스를 제공하고, 퇴원했거나 퇴원계획이 있는 정신질환자 등의 완전한 사회복귀를 위한 기능을 수행하며, 이를 위한 주거제공, 생활훈련, 사회적응훈련 등의 서비스를 제공하는 시설이다. 직업재활시설은 정신질환자 등이 특별히 준비된 작업환경에서 작업적응, 직무기능향상 등 직업재활훈련을 받거나 직업생활을 할 수 있도록 지원하며, 일정한 기간이 지난 후 직업능력을 갖추면 고용시장에 참여할 수 있도록 지원하는 시설이다. 아동 · 청소년 정신건강 지원시설은 정신질환 아동 · 청소년을 대상으로 한 상담, 교육 및 정보제공 등을 지원하는 시설이다.

중독자재활시설은 알코올 중독, 약물 중독 또는 게임 중독 등으로 인한 정신질환자 등을 치유하거나 재활을 돕는 시설이다. 생산품판매시설은 정신질환자 등이 생산한 생산품을 판매하거나 유통을 대행하고, 정신질환자 등이 생산한 생산품이나 서비스에 관한 상담, 홍보, 마케팅, 판로개척, 정보제공 등을 지원하는 시설이다. 종합시설은 정신재활시설 중 2개 이상의 정신재활시설이 결합되어 정신질환자 등에게 생활지원, 주거지원, 재활훈련 등의 지원을 복합적 · 종합적으로 제공하는 시설이다.

(6) 중독관리통합지원센터

중독관리통합지원센터 역시 지역사회를 기반으로 하여 주민들의 정신건강문제에 대한 통합적이고 지속적인 서비스 제공을 목적으로 하는 공공 정신건강증진 전문기관이다. 중독관리통합지원센터는 지역사회 중심의 통합적인 중독관리 체계 구축을 통해 중독자 조기발견 · 상담 · 치료 · 재활 및 사회복귀를 지원하는 기관이다. 대상자는 지역사회 내 알코올 및 마약, 인터넷 게임, 도박에 문제가 있는 자 및 가족으로 전화상담, 센터방문 등을 통해 서비스를 이용할 수 있다. 주요 서비스는 중독문제 조기발견 및 개입, 중독질환 관리사업으로 사례관리와 재활프로그램, 중독질환 가족지원사업으로 사례관리, 가족모임 지원이 있고, 중독예방 및 교육사업, 지역사회 사회안전망 조성사업으로 보건복지 네트워크 구축, 지역 인프라 구축이 있다. 중독관리통합센터의 필수사업은 알코올중독이고, 마약, 인터넷 게임, 도박중독은 선택사업으로 진행하고 있다.

2) 정신건강 증진사업 관련 전산시스템

(1) 정신건강사례관리시스템(Mental Health Information System, MHIS)

정신건강 증진사업과 관련된 전산시스템은 정신건강사례관리시스템을 이용하여 정신건강 사례관리서비스를 제공한다. 정신건강사업에서 사례관리란 지역사회 내에서 정신질환자들이 건강한 삶을 영위할 수 있도록 다학제로 구성된 팀(정신건강의학과 의사, 정신건강 전문요원, 간호사, 사회복지사, 임상심리사 등)이 대상자 욕구에 따라 개인의 사례관리서비스 계획을 수립하고 계획에 맞게 제공되는 서비스를 말한다. 사례관리서비스는 등록대상자와 가족을 대상으로 한 개별상담, 대상자와의 긴밀한 관계를 유지하거나 복지서비스 연계를 위한 기관과의 자원조정, 주간재활프로그램 및 직업재활, 타 기관과의 의뢰 및 연계처리를 포함하고 있으며 미등록 관리 대상자, 지역주민을 대상으로 하는 정신건강증진 서비스가 있다.

정신건강사례관리시스템은 서울시에서 1998년부터 보다 체계적인 지역사회 정신보건사업 추진을 위해 '서울시 정신보건 전산망 구축'계획을 수립하여 지역사회 정신보건사업의 표준화, 사업평가 지표 개발을 통한 업무화 표준화와 평가체계의 정보화라는 단계적 대책을 추진하였고, 1999년 지역사회 정신건강사업 수행을 위한 국내 최초 전산 프로그램인 서울시 정신보건정보관리시스템(SMHIS)을 구축 운영하였다. 2017년 보건복지부는 서울시정신보건관리시스템의 운영자원을 이관받아 2018년 1월부터 전국 공통 사례관리시스템으로 통합 및 구축사업을 추진하였고, 2018년 6월 개별 사례관리시스템을 사용하는 지역부터 정신건강사례관리시스템에 데이터를 통합하고 오픈하였고, 2019년 1월 지역보건의료정보시스템(PHIS)을 활용하는 지역까지 데이터를 통합하였다. 2019년 6월까지 시스템 고도화 사업을 통해 시스템의 데이터 구조를 정비하였고, 사용자 요구사항에 따라 각 메뉴단에 신규 기능을 탑재하였고, 시스템 디자인 변경 및 정신건강사업 안내에 따른 업무실적표, 통계 및 지표 정비를 시행하였다.

(2) 정신건강사례관리시스템과 연계 전산시스템

정신건강 증진사업은 국가 입퇴원관리시스템(AMIS)과 사회보장정보시스템(행복e음)과 정보연계를 통해 사례관리 대상자에게 정신보건복지 통합서비스를 제공할 수 있는 기반을 마련하고 연계체계를 강화하였다. 정신건강사례관리시스템은 국가입퇴원관리시스템으로부터 퇴원정보를 받고, 사회보장정보시스템(행복e음)에 복지서비스를 의뢰, 연계하고, 사회보장정보시스템(행복e음)으로부터 정신건강서비스 의뢰 및 연계를 받는다.

국가입퇴원관리시스템은 정신건강증진 및 정신질환자의 비자의 입원과 퇴원 등을 관리하는 시스템으로 정신의료기관의 입원 신고 및 추가진단, 입원적합성심사 결과 통보를 할 수 있고, 정신의료기관에서 비자의 입원환자(비자의 입원환자는 환자의 의사에 반하여 또는 무관하게 입원한 환자를 말함)의 퇴원 시 정신건강사례관리시스템으로 연계(퇴원통보)함으로써, 정신질환자가 퇴원 후에도 지역사회에서 지속적으로 정신건강서비스를 받을 수 있도록 연계 · 의뢰 체계이다.

사회보장정보시스템의 행복e음은 지자체가 복지대상자 선정 및 복지 급여를 관리하기 위해 필요한 정보를 통합 · 연계하여 처리 · 기록 및 관리하는 시스템이다. 각 부처에서 분산 · 운영되고 있는 복지사업 정보, 지원 대상자의 자격 및 이력정보를 개인별 · 가구별로 통합 관리하여 복지업무 처리를 지원하기 위해 운영되고 있다. 특히 지역사회 내 정신건강복지서비스와 복지서비스 간 연계체계를 구축함으로써 정신건강서비스 이용자에 대한 복지서비스 지원강화 및 사회적 취약계층의 정신건강증진을 위함이다.

8 방문건강관리사업

방문건강관리사업은 1990년 일부 지방자치단체에서 보건소를 통해 방문보건사업의 부분적 실시로 시작되었다. 1995년 「지역보건법」에 방문보건사업의 법적 근거를 마련했으며, 1999년에서 2000년 노인 · 저소득층 등 의료사각지대에 있는 계층을 대상으로 공공근로사업을 한시적으로 실시하였다. 2001년도에 전국 보건소 정규인력을 통해 방문보건사업을 전면 실시하였다. 2003년에서 2004년 대도시 방문보건 시범사업을 실시했고, 2005년 지방자치단체로 이관하였다. 2007년 맞춤형 방문건강관리사업을 실시했다. 2008년 맞춤형 방문건강관리사업에 재가암환자관리사업, 지역사회중심재활사업을 통합 운영하기 시작하였고, 2010년 집중관리서비스를 확대했으며, 2013년 지역사회 통합건강증진사업으로 운영하였다. 2020년 AI · IoT 기반 어르신 건강관리시범사업이 실시되고 있다.

방문건강관리사업은 「지역보건법」 제11조 제1항 제5호에 따라, 여성 · 노인 · 장애인 등 보건의료 취약계층의 건강유지 및 증진을 위해 가정 및 사회복지시설 등을 방문하여 행하는 보건의료 및 건강관리사업이다. 즉 빈곤, 질병, 장애, 고령 등 건강위험요인이 큰 지역주민 중에서 보건소에 내소하여 건강관리서비스를 받기 어려운 지역주민을 대상으로 간호사, 물리치료사, 작업치료사 등 전문인력이 직접 가정 등을 방문하여 제공하는 건강관리서비스로써, 지역주민의 자가건강관리능력 향상과 허약예방 등을 통한 건강수준 향상에 목적을 두고 있다. 목표는 첫째, 금연, 절주, 식생활, 신체활동 등 건강행태개선이다. 둘째, 고혈압 · 당뇨 등 만성질환 관리율 향상 및 합병증 예방이다. 셋째, 노인의 허약(노쇠) 속도 지연이다.

사업의 대상은 건강관리서비스 이용 및 접근이 어렵고, 건강관리가 필요한 지역주민이다. 방문건강관리 서비스가 필요한 대상자는 건강형태개선이 필요한 자, 만성질환 위험군 및 질환군, 노인 중 허약 예방 및 관리가 필요한 자이다. 우선순위 고려 대상의 기준은 연령, 경제적 기준, 사회적 특성, 건강특성을 고려한다. 연령은 만 65세 이상 노인이다. 경제적 기준은 기초생활보장수급자, 차상위 계층 등이다. 사회적 특성은 독거노인, 다문화 가족, 한부모 가족, 조손가족, 북한이탈주민 등이다. 건강특징은 관리되지 않는 만성질환자 및 만성질환 위험군, 장애인, 재가 암환자 등이다. 다만 질병 및 기능상태가 악화된 노인 장기요양등급 판정 등급자는 제외되지만, 인지지원등급자는 방문건강보건관리 대상에 포함된다.

방문건강관리사업의 세부사업은 건강상태 스크리닝, 건강관리서비스, 보건소 내 · 외 자원연계로 구분된다. 첫째, 건강상태 스크리닝은 건강형태 및 건강위험요인을 파악하고, 대상자의 군을 분류하고, 대상자 맞춤 건강관리서비스 계획을 수립하며, 대상자별 건강관리서비스 효과성을 평가하고 개선사항을 도출하기 위한 목적이다. 건강상태 스크리닝은 생애주기별 건강면접조사표와 대상특성별 건강기초조사표를 조사하여 지역보건의료정보시스템(PHIS)에 입력과 대상자의 군분류를 실시하여, 집중관리군, 정기관리군, 자기역량지원군으로 구분한다. 군별 서비스의 양과 관리가 상이하다. 이에 대한 자세한 내용은 2021년 방문건강관리사업 안내에서 확인할 수 있다.

둘째, 건강관리서비스이다. 이는 기본 건강관리, 만성질환 예방 및 관리, 생애주기별 및 특성별 관리로 구분된다. 기본 건강관리는 계절 및 자연재난(폭염, 한파, 재난 시 우선 전화를 통한 상태 확인 및 필요시 방문 실시), 일상 속 안전에 대한 사전교육과 상담을 통한 일상 속 자기관리역량을 강화할 목적으로 모든 대상자에게 제공된다. 만성질환 예방 및 관리는 고혈압, 당뇨, 비만 등 주요 만성질환으로 이환예방 및 증상관리, 합병증 예방을 위하여 건강형태 개선 및 만성질환 관리 역량을 제고하기 위한 목적으로 국가건강검진 결과 건강문제(질환의심, 유질환자)가 있는 대상자와 건강위험요인 및 건강문제가 있는 등록관리 대상자, 보건소 내 진료실, 만성질환관리팀 등 타부서로부터 의뢰된 만성질환자, 지역사회 기관으로부터 의뢰된 만성질환자가 대상이다. 생애주기별 및 특성별 관리 중 노인 대상 허약예방 및 관리는 노인의 신체적 · 인지적 · 정서적 · 사회적 기능향상 및 유지율 증가를 통해, 건강한 노후생활을 도모하고 장기요양상태를 사전에 예방하기 위함이다. 대상은 만 65세 어르신으로 허약노인 판정점수에 따라 4~12점인 경우이다. 방문건강관리서비스 방법은 직접방문, 전화방문, ICT 활용 비대면 건강관리, 그 외 문자발송, SNS 등 온라인 창구활용, 우편, 물품제공, 영상교육 등이다.

셋째, 보건소 내 · 외 연계 서비스는 방문건강관리서비스 대상자에게 필요한 보건소 내 및 지역사회 내(보건소 외) 자원연계를 통해 효과적, 효율적 건강관리를 실현하기 위한 목적이다. 보건소 내 연계 서비스는 진료, 금연클리닉 등 건강증진사업, 의료비 지원사업, 철분제 · 엽산제 지원 등 보건소 사업 대상 및 건강검진 결과연계 대상, 지역정신보건센터, 치매안심센터 등이다. 보건소 외 연계 서비스는 읍면동 찾아가는 보건복지서비스, 시군구 희망복지지원단 통합사례관리, 의료급여 사례관리사업, 노인장기요양보험(장기요양 등급 외 판정자), 광역정신보건센터, 중독관리통합지원센터, 보건의료전문기관, 무료 수술 및 의료비 지원, 건강검진 등이다.

9 AI·IoT 기반 어르신 건강관리서비스 시범사업

초고령사회의 진입은 노인 진료비 급증을 야기하기 때문에 국가 차원의 만성질환 예방을 위한 건강투자 정책 마련 및 전달체계가 필요하다. 이에 AI · IoT 기반 어르신 건강관리서비스 시범사업이 지역사회 노인 대상 AI · IoT 디지털 기술을 활용한 비대면 중심 건강관리서비스를 제공하기 위해 시작되었다. 사업대상은 만성질환 관리 및 건강행태 개선이 필요한 65세 이상 노인이다. 사업의 수행기관은 전국 시 · 군 · 구 보건소로, 2020년 24개 보건소가 참여하였고, 21년에는 80개 보건소가 참여하였다. 2025년부터는 전국 보건소로 확대 예정이다. 이 사업은 보건복지부가 한국사회보장정보원과 한국건강증진개발원과 협력하여 추진한다. 한국사회보장정보원은 지역보건의료정보시스템(PHIS) 연계관리와 서비스 제공자 업무용 태블릿 PC 시스템 개발 및 사용지원을 한다. 한국건강증진개발원은 시범사업 운영, 서비스 콘텐츠 개발 및 보급, 대상자 APP 개발 및 관리, 대상자 관리시스템 개발 및 사용지원, 기술지원 및 인력교육 지원을 한다.

제3장

노인 복지정책

학습목표

1. 노인정책 중에서 노인돌봄사업과 노인맞춤돌봄서비스 차이와 노인맞춤돌봄서비스 주요 내용을 설명할 수 있다.
2. 노인주거복지시설 실비 입소대상자와 유료 입소대상자의 차이를 설명할 수 있다.
3. 노인의 사회활동을 지원하는 노인지원정책의 종류를 설명할 수 있다.
4. 인구정책 중에서 노후준비지원 확대 정책을 설명할 수 있다.

1 노인맞춤돌봄서비스

2020년 1월 기존 6개의 노인돌봄사업을 노인맞춤돌봄서비스로 통합 개편하였다. 기존 6개의 노인돌봄사업은 노인돌봄기본서비스, 노인돌봄종합서비스, 단기가사서비스, 초기독거노인 자립지원 사업, 독거노인 사회관계 활성화 사업, 지역사회 자원연계 사업이었다. 노인맞춤돌봄서비스는 일상생활 영위가 어려운 취약노인에게 적절한 돌봄서비스를 제공하여 안정적인 노후생활 보장, 노인의 기능 · 건강 유지 및 악화 예방을 목적으로 하고 있다.

서비스 대상은 65세 이상 기초생활수급자, 차상위계층 또는 기초연금수급자 중 독거 · 조손가구 등 돌봄이 필요한 노인으로 대상자 선정도구를 통해 우선순위에 따라 선정한다. 대상자 선정도구는 신체 · 정신 · 사회참여 영역의 취약요인을 조사하여 대상자 선정여부, 서비스 제공시간의 범위 등을 산정한다. 노인맞춤돌봄서비스의 신청은 본인, 신청자의 친족, 즉 배우자, 8촌 이내의 혈족, 4촌 이내의 인척 및 이해관계인으로 친족을 제외한 이웃 등 그 밖의 관계인이 할 수 있다. 신청은 대상자의 주민등록상 주소지의 읍 · 면 · 동 주민센터에 한다.

서비스의 내용은 직접 서비스(방문, 통원 등), 연계서비스(민간후원자원), 특화서비스가 있다. 먼저 직접서비스에는 안전지원, 사회참여, 생활교육, 일상생활지원으로 구분된다. 안전지원은 방문안전지원, 전화안전지원, ICT 안전지원의 형태가 있고, 방문안전지원은 안전 · 안부확인, 정보제공, 생활안전점검, 말벗 서비스가 있다. 정보제공은 주로 사회 · 재난안전,

보건 · 복지와 관련된 내용을 제공한다. 생활안전점검은 안전관리점검과 위생관리점검 활동이 있다. 전화 안전지원은 방문안전지원에서 생활안전점검을 제외하고는 동일하게 서비스가 제공된다. 최근 4차 산업이 더욱 발전하면서 ICT 안전지원은 효율적이면서 효과적인 서비스가 될 것으로 사료된다. ICT 안전지원은 ICT 관리교육, ICT 안전안부 확인이 있다.

사회참여는 사회관계 향상 프로그램, 자조모임이 있다. 사회관계 향상 프로그램은 여가활동, 평생교육활동, 문화활동이 있다. 생활교육은 신체건강분야, 정신건강분야가 있다. 신체건강분야는 영양교육, 보건교육, 건강교육이 있고, 정신건강분야는 우울예방 프로그램, 인지활동 프로그램이 있다. 일상생활지원은 이동 · 활동지원과 가사지원이 있다. 이동 · 활동지원은 외출동행이고, 가사지원은 식사관리, 청소관리가 있다.

연계서비스는 생활지원연계, 주거개선연계, 건강지원연계, 기타 서비스가 있고, 특화서비스는 개별 맞춤형 사례관리, 집단활동, 우울증 진단 및 투약지원이 이루어지고 있다. 또한 은둔형 우울형 노인에 대한 특화서비스는 별도로 실시되고 있다.

서비스는 시 · 군 · 구 지역 내 노인인구, 접근성 등을 고려, 권역을 설정하여 노인맞춤형 돌봄사업 수행기관을 선정 · 위탁하고 있으며, 전담사회복지사, 생활지원사가 업무를 수행하고, 이용자 부담금은 없다. 서비스 제공 절차는 [그림 3-1]과 같다. 읍 · 면 · 동 주민센터에서 서비스 신청 접수를 받으면 수행기관은 대상자 선정조사 및 서비스 상담을 실시하고, 서비스 제공계획을 수립하고 시 · 군 · 구와 심의 및 결정하면 생활지도사가 서비스를 제공한다. 이후 수행기관은 재사정을 시행한 후 종결 및 사후관리를 실시한다.

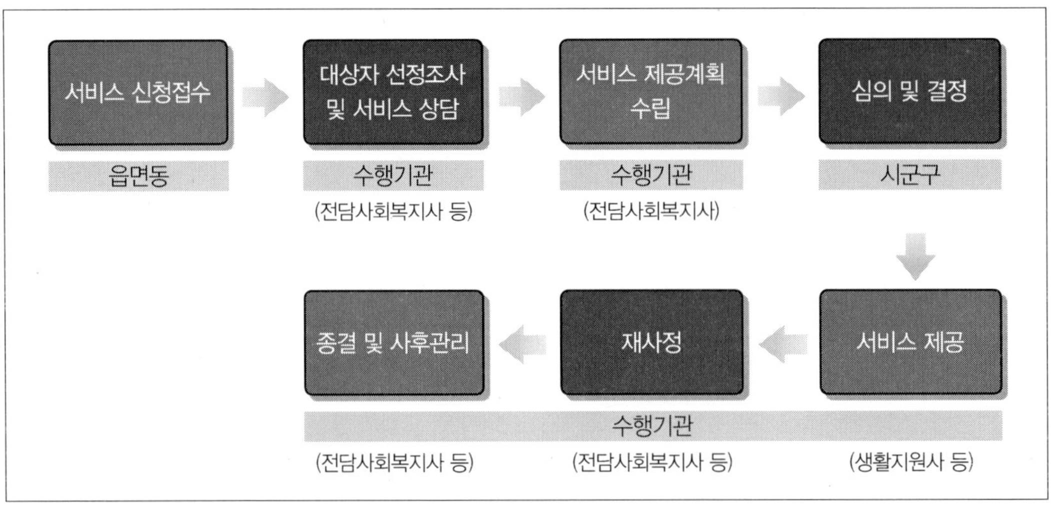

[그림 3-1] 노인 맞춤형돌봄서비스 제공절차

출처 : 보건복지부 홈페이지

2 노인주거복지시설

노인주거복지시설에는 양로시설, 노인공동생활가정, 노인복지주택이 있다. 양로시설 및 노인공동생활가정에 입소하는 대상자들은 입소비용을 전혀 지불하지 않고 입소하는 경우, 입소비용의 일부를 지불하고 입소하는 경우, 입소비용의 전부를 지불하고 입소하는 경우가 있다. 무료 입소대상자는 기초생활보장수급자(생계급여 또는 의료급여)로서 일상생활에 지장이 없는 65세 이상인 경우와 부양의무자로부터 적절한 부양을 받지 못하면서 일상생활에 지장이 없는 65세 이상의 경우이다. 노인보호전문기관에서 학대피해노인으로 입소의뢰를 받은 노인 및 긴급조치대상자 등도 이에 해당한다.

실비 입소대상자는 대상자의 당해연도 월평균소득액이 도시근로자 1인당 월평균소득액 이하인 자로서 일상생활에 지장이 없는 65세 이상인 경우이다. 월평균소득액이란 본인과 그 배우자 및 생계를 같이 하는 부양의무자의 월 소득 합산액을 가구원수로 나눈 소득액을 의미한다. 도시근로자 1인당 월평균소득액은 전년도(본인 등에 대한 소득조사일이 속하는 해의 전년도를 의미)의 도시근로자 가구 월평균 소득을 전년도의 평균가구원수로 나눈 1인당 월평균소득액을 의미한다. 유로 입소대상자는 입소자로부터 입소비용의 전부를 수납하여 운영하는 양로시설 또는 노인공동생활가정의 경우는 60세 이상인 경우이다. 노인복지주택은 단독취사 등 독립된 주거생활을 하는데 지장이 없는 60세 이상인 경우 입소할 수 있다.

양로시설과 노인공동생활가정 입소대상자 신청절차는 다음과 같다. 무료 입소대상자의 경우는 해당 시 · 군 · 구(읍 · 면 · 동 주민센터 포함)에 입소신청서 및 관련 증빙자료를 첨부하여 제출하면 입소여부 및 입소시설을 결정하여 신청인과 당해 시설장에게 통보한다. 다만 노인보호전문기관에서 학대피해 노인으로서 입소를 의뢰하는 경우에는 선입소조치를 취한 후, 10일 이내 증빙서류(건강진단서, 학대 사례판정서 등)를 제출해야 한다. 실비 입소대상자의 경우는 시설장과 입소신청자가 먼저 협의하고, 시설 설치를 수리한 관할 시 · 군 · 구에 입소심사를 의뢰하고 시 · 군 · 구는 시설장에게 심사결과를 통보하면 신청자와 시설장이 계약한 후 시설에 입소한다. 유료 입소대상자는 시설장과 입소자가 협의한 후, 계약에 의해 시설에 입소한다. 다만 장기요양 시설등급판정자인 경우, 시설입소자의 적정한 보호를 위해 노인의료복지시설을 이용하도록 하고 있다.

3 노인 일자리 및 사회활동 지원 사업

노인 일자리 및 사회활동 지원 사업의 목적은 노인이 활기차고 건강한 노후생활을 영위할 수 있도록 공익활동, 재능나눔, 일자리 등 다양한 사회활동을 지원하여 노인복지 향상에 기여하고자 한다. 이 사업의 유형은 공익활동, 재능나눔활동, 시장형이 있다. 공익활동은 노인이 자기만족과 성취감 향상 및 지역사회 공익증진을 위해 자발적으로 참여하는 봉사활동을 의미한다. 노인공익활동에는 노노케어가 있으며 구체적 내용은 취약노인 안부확인, 생활상태 점검 등을 진행하고, 보육시설 봉사 등 지역사회 공익증진을 위한 16개 프로그램을 진행하고 있다. 재능나눔활동은 재능을 보유한 노인에게 재능나눔활동 기회를 부여하여 사회참여를 통한 노후 성취감 제고, 건강 및 대인관계 개선을 유도하는 활동을 의미한다. 주로 취약노인 발굴과 지원, 학대노인을 예방하고 지원하는 것, 노인이용시설 안전관리, 노인문화복지활동, 복지정책홍보 등 기타 노인권익증진 활동 등이 있다.

시장형은 시장형사업단, 인력파견형사업단, 시니어인턴십, 고령자친화기업 유형이 있다. 시장형사업단은 참여자 인건비를 일부 보충지원하고 추가 사업소득으로 연중 운영하는 노인 일자리를 의미한다, 장류 · 김부각 · 두부과자 · 양파즙 · 한과 · 천연조미료 등 제조판매, 아파트 · 지하철 택배, 쇼핑백 제작, 콩 등 농산물 재배 등의 사업을 수행한다. 인력파견형사업단은 수요처의 요구에 의해서 일정 교육을 수료하거나 관련된 업무능력이 있는 자를 해당수요처로 연계하여 근무기간에 대한 일정 임금을 지급받을 수 있는 일자리를 의미한다. 주로 시험감독관, 주유원, 주례사, 가사도우미, 건물관리, 경비 등의 업무를 수행한다. 시니어인턴십은 노인이 기업에서 인턴으로 참여할 수 있는 기회를 제공하는 사업이다. 예를 들어 상점판매원, 물류관리, 주유원, 차량관리원, 고객상담, 홀서빙 등이 해당한다. 고령자친화기업은 고령자가 경쟁력을 가질 수 있는 적합한 직종에서 다수의 고령자를 고용하는 기업 설립을 지원하는 것을 의미한다.

이러한 사업을 수행하는 기관은 시 · 군 · 구(노인복지 담당과), 노인복지관, 시니어클럽, 대한노인회 취업지원센터, 종합사회복지관, 노인복지센터, 지역문화원, 지자체 전담기관(실버인력뱅크 등)으로, 해당 사업에 참여하는 방법은 먼저 시 · 군 · 구 또는 수행기관에 참여신청서, 개인정보 수집 · 이용에 관한 동의서, 해당 활동 관련 자격증 사본 등을 제출하고 상담을 받는다. 그러면 시 · 군 · 구 또는 시행기관은 관련 서류와 사회보장정보시스템과 새누리시스템을 통해 국민기초생활수급 여부 등 자격확인 후 참여자 선발기준에 따라 고득점 순으로 선정한다. 다만 공익활동은 시 · 군 · 구에서 최종 선발을 한다. 최종 선발된 대상자는 사업별로 협약서를 작성하거나 근로계약을 체결한 후 교육을 받고 사업을 수행하게 된다.

해당사업의 선발 공통 기준은 당해연도 만 65세 이상이고 일할 수 있는 건강정도이며, 노인독신가구 및 경제무능력자와 동거하는 노인가구를 우선 선발하고, 직업이 없는 노인이다. 다만 시장형인 경우 만 60세 이상도 가능하다. 선발 제외사항은 국민기초생활보장법에 의한 생계급여 또는 의료급여 수급자이다. 다만 국가유공자, 북한이탈주민 등의 사유로 의료급여 1종은 참여가능하고, 시장형의 경우는 의료급여 2종 수급자도 참여가능하다. 그리고 국민건강보험 직장가입자, 장기요양보험 등급판정자, 정부 부처 및 지자체에서 추진 중인 희망근로사업(안전행정부), 사회적 일자리사업(노동부) 등 일자리사업 참여자는 제외대상이다.

4 노인자원봉사활성화

노인자원봉사활성화 사업은 노인의 경륜을 사회에 재투자할 수 있도록 노인자원봉사를 활성화하여 노인의 적극적 사회참여 및 노인의 인적자원 활용을 극대화하기 위한 목적이다. 이 사업의 내용은 전문 노인자원봉사 프로그램 지원, 대한노인회 노인자원봉사센터 지원, 전국 노인자원봉사대축제 개최가 있다. 전문 노인자원봉사 프로그램 지원은 위탁사업 수행기관을 선정하여 은퇴 노인의 경험과 지식을 활용한 전문적인 봉사활동이 활성화될 수 있도록 전문 노인자원봉사 프로그램을 지원하는데, 노인 전문자원봉사 프로그램을 개발하여 보급하고, 노인 전문자원봉사단 선정 및 지원 업무를 수행한다. 대한노인회 노인자원봉사센터는 노인자원봉사클럽 운영 지원 및 노인자원봉사자 교육, 대외 홍보, 지역사회 네트워크 구축, 노인자원봉사 홈페이지 운영 등 노인자원봉사 활성화를 지원한다. 더불어 역량있는 리더를 육성하여 지역사회를 변화시키는 다양한 노인자원봉사활동을 지원한다. 구체적으로 경로당 중심의 노인자원봉사클럽의 조직 · 운영을 월 2회 이상 활동 시 운영비를 지원한다. 또한 전문노인자원봉사대축제를 개최하여 우수 자원봉사자 시상, 노인자원봉사 프로그램 우수사례 발표, 노인자원봉사 리더십 교육, 노인자원봉사단 공연, 포토스토리 및 영상 공모전 전시 등의 행사를 진행한다.

5 노인여가복지 지원

노인여가복지 지원 사업은 노인여가복지시설을 중심으로 수행되고 있다. 노인여가복지시설은 노인복지관, 경로당, 노인교실이 있다. 노인복지관은 노인의 교양 · 취미생활 및 사회참여활동 등에 대한 각종 정보와 서비스를 제공하고, 건강증진 및 질병예방과 소득보장 · 재가복지, 그 밖에 노인의 복지증진에 필요한 서비스를 제공함을 목적으로 하는 시설을 지칭한다. 경로당은 지역노인들이 자율적으로 친목 도모 · 취미활동 · 공동작업장 운영 및 각종 정보교환과 기타 여가활동을 할 수 있도록 하는 장소를 제공하고자 하는 목적의 시설을 의미한다. 노인교실은 노인들에 대하여 사회활동 참여욕구를 충족시키기 위하여 건전한 취미생활 · 노인건강유지 · 소득보장 기타 일상생활과 관련한 학습프로그램을 제공함을 목적으로 하는 시설을 의미한다. 2019년 12월 기준 우리나라 노인복지관은 391개, 경로당 67,024개, 노인교실 1,329개가 운영 중이다. 이러한 노인여가복지시설은 지방자치단체가 지방 여건에 따라 여가복지시설을 설치하고 운영한다. 노인복지관은 지역거점 노인여가시설이고, 경로당은 소그룹 어르신들의 사랑방, 노인교실은 취미생활 관련 학습 프로그램 제공 시설의 특징이 있다. 특히 노인복지관은 크게 평생교육지원, 취미여가지원, 건강생활지원, 사회참여지원, 상담사업, 정서생활지원 등의 사업으로 구성되며, 경로당은 노인복지관 연계 프로그램, 건강운동 활성화, 자원봉사활동, 노후생활교육 등으로 구성되며, 노인교실은 어르신들의 취미생활과 관련된 학습프로그램을 운영한다. 노인여가복지 지원은 제3부 3장에서 자세히 다루었으므로 참고하면 된다.

6 노후준비지원 확대 정책

인구정책 중, 노후준비지원 확대 정책이 있다. 노후준비지원 서비스는 「노후준비 지원법」 시행에 따라 전 국민을 대상으로 노년기에 발생할 수 있는 빈곤 · 질병 · 무위 · 고독 등에 대처할 수 있도록 진단 · 상담 · 교육 · 관계기관 연계 및 사후관리 등을 실시한다. 이에 보건복지부장관은 중앙노후준비센터 및 지역노후준비센터를 지정하여 운영한다. 중앙노후준비센터는 국민연금공단이 지역노후준비센터는 공공기관이 신청하여 보건복지부장관의 지정을 받도록 하고 있다. 이 센터는 맞춤형 노후준비 진단서비스 실시, 외부 전문기관과 실질적 연계, 찾아가는 서비스 등 종합적 · 체계적으로 노후준비서비스를 제공하고 있다.

이를 위해 보건복지부는 체계적인 노후준비지원 정책을 추진하기 위해 5개년 기본계획을 수립, 정책심의기구 운영, 서비스 제공 전문인력 양성 등 기반을 마련하고 있다. 1차 노후준비 지원 5개년은 2016년에서 2020년 기본계획을 수립하였고, 국가노후준비위원회를 구성하였다. 노후준비서비스 제공자 교육훈련과정 운영 및 전문인력을 양성하고 있다. 노후준비서비스 제공자의 교육훈련 주요 내용은 「노후준비 지원법 시행규칙」 별표에 따르면 노후준비총론, 재무설계, 건강설계, 여가설계, 대인관계설계, 경력관리설계, 주거설계이다.

제4장

노인장기요양보험제도

학습목표

1. 노인장기요양보험의 기반이 되었던 건강보험의 변천을 설명할 수 있다.
2. 노인장기요양보험의 도입배경과 기본원칙을 설명할 수 있다.
3. 장기요양서비스의 신청절차, 인정조사, 등급판정, 급여의 종류, 재원을 설명할 수 있다.
4. 건강보험과 노인장기요양보험의 관리운영체계의 비교에 대해 설명할 수 있다.

장기요양급여에 대한 국가정책방향은 「노인장기요양보험법」 제5조에 따르면, 국가는 장기요양기본계획을 수립 · 시행함에 있어서 노인뿐만 아니라 장애인 등 일상생활을 혼자서 수행하기 어려운 모든 국민이 장기요양급여, 신체활동지원서비스 등을 제공받을 수 있도록 노력하고 나아가 이들의 생활안정과 자립을 지원할 수 있는 시책을 강구하는 것이다. 노인장기요양보험을 살펴보기에 앞서 이의 기반이 되었던 건강보험제도가 완성되기까지의 과정을 먼저 살펴보고자 한다.

1 건강보험의 변천

1950년 일반 국민의 질병 치료는 의료시장에 맡겨져 있었고, 이는 의료비도 시장원리에 따라 결정되어 의료비가 상당하였다. 질병의 치료는 특권층을 위한 서비스가 되었다. 즉 빈곤한 상황에서는 정신과 육체적으로 과로하게 되고, 삶의 환경은 상대적으로 불량하여 건강이 악화되기 쉽고, 의료이용이 어려워 질병이 발생하게 된다. 질병의 발생은 경제활동을 제한시키고 따라서 수입이 감소하게 되고 또한 의료비 지불이 증가하면서 지출이 증가하게 되어 다시 빈곤하게 되었다. 이는 우리 사회에 빈곤과 질병의 악순환의 고리를 끊어주는 기본적인 사회보장인 건강보험의 도입이 필연적이고 절실함을 보여주는 상황이었음을 말해준다.

이에 1960년대 우리나라의 의료보장제도에 대한 논의가 시작하게 되었고, 1977년 국민의 건강권을 보장하기 위해 사회보험으로서 건강보험제도가 도입되었다. 그 이전에는 1950년대 부산노동병원의 회원제 진료방식, 1960년대 서울대학교의 학생 의료보험, 의료보험 시범사업을 통한 의료보험법을 제정하였다. 1977년 500명 이상 사업장을 대상으로 의료보험 당연가입이 시작되었고, 1979년 공무원 및 사립학교 교직원의 직장의료보험이 시작되었고, 1980년대 지역의료보험 시범사업을 통해 1988년 농어촌의료보험과 각종 직종 의료보험 조합이 설립되었다. 1989년 7월 도시지역의료보험이 실시되면서 전국민의료보험이 실현되었다. 1998년 전국 227개 지역조합과 공·교의료보험공단이 통합되면서 국민의료보험관리공단이 출범하면서 전국 지역이 동일한 보험료 부과체계를 개발하게 되었다.

2000년 7월 1일 국민건강의료보험공단과 직장조합이 통합되면서 단일보험자로 통합되었다. 이후 사업명칭도 국민건강보험으로 개칭되었고, 심사의 공정성과 전문성을 제고하기 위해 건강보험심사평가원을 독립 심사기구로 설립하였다. 이러한 역사적 배경하에서 2020년 기준 전체 인구의 97.1%에 적용되고 있다. 나머지 2.9%는 의료급여로 저소득층과 국가유공자 등에게 공적 부조를 통해 의료를 보장하고 있다.

2 노인장기요양보험제도의 도입

앞서 살펴보았지만, 우리나라 노인정책은 1994년부터 보건복지부의 정책으로 선정되었다고 할 수 있으나, 구체화된 정책산물은 2008년 시행된 노인장기요양서비스라고 할 수 있다. 노인장기요양보험제도는 인구고령화로 치매, 중풍 등 요양보호가 필요한 노인의 급격한 증가와 노인요양에 따른 비용부담의 과중, 사회적 입원 현상으로 노인 의료비 증가, 저출산, 핵가족화 등 가족 요양의 한계 발생으로 도입하게 되었다. 이에 노인장기요양서비스는 고령이나 노인성 질병 등으로 일상생활을 혼자서 수행하기 어려운 이들에게 신체활동 및 일상생활 지원 등의 서비스를 제공하여 노후 생활의 안정과 그 가족의 요양과 비용의 부담을 덜어주기 위한 사회보험제도라고 할 수 있다. 이 제도는 2001년 대통령 경축사에서 도입이 제시되면서 2008년 제도가 시행되었다. 앞서 설명한 건강보험과 장기요양보험은 우리나라 건강과 요양의 사회보험제도의 양대산맥이라고 할 수 있다. 장기요양보험의 재정은 건강보험과는 구분되어 있다. 다만 사회보험으로서 장기요양보험을 도입하는 과정에서 보험제도를 우리나라에서 성공적으로 운영한 경험이 있는 국민건강보험공단에 운영을 맡겼기에 장기요양보험을 국민건강보험에서 운영하고 있다.

3 노인장기요양서비스 신청 및 급여 대상

노인장기요양보험제도의 신청 대상은 소득수준과 상관없이 노인장기요양보험 가입자와 그 피부양자와 의료급여수급권자로 65세 이상 노인과 65세 미만의 노인성 질병이 있는 자이다. 급여 대상은 65세 이상 노인 또는 치매, 중풍, 파킨스병 등 노인성 질병을 앓고 있는 65세 미만인 자 중 6개월 이상의 기간 동안 일상생활을 수행하기 어려워 장기요양서비스가 필요하다고 인정된 자이다. 이는 노인주거복지시설의 입소대상과는 구분된다고 할 수 있다. 노인주거복지시설 입소대상자는 지불유형에 따라 다르긴 하지만 공통적인 것은 일생생활에 지장이 없는 자이다. 적용대상에 있어서 기존의 복지서비스가 주로 형평성에 초점을 두었던 정책이라면, 장기요양서비스는 보편성에 초점을 두고 있다고 할 수 있다.

4 장기요양서비스의 기본 원칙

장기요양서비스의 기본 원칙은 「노인장기요양보험법」 제3조에 따르면 적정급여의 원칙, 재가급여의 우선 원칙, 의료서비스 연계 제공 원칙에 일상생활 자립의 원칙(2018.12.11. 신설)이 추가되었다. 적정급여의 원칙은 노인의 심신상태 · 생활환경과 노인 등 및 그 가족의 욕구 · 선택을 종합적으로 고려하여 필요한 범위 내에서 서비스 제공을 의미하고, 재가급여의 우선 원칙은 노인 등이 가족과 함께 생활하면서 가정에서 장기요양을 받는 것을 우선 고려하라는 의미이며 의료서비스 연계 제공 원칙은 심신상태나 건강 등이 악화되지 않도록 적절한 시점에 의료서비스 연계하는 것이 중요하다고 할 수 있다. 마지막으로 일상생활의 자립 원칙은 재가에서 머무르기 위해서는 가장 중요한 것이다. 노인장기요양보험서비스의 정책 방향은 노인이 일상생활을 혼자서 수행할 수 있는 온전한 심신상태를 유지하는데 필요한 사업이라는 것을 알 수 있다. 앞서 설명한 장기요양서비스 도입배경과 기본원칙에 따른 노인장기요양보험서비스가 운영되어야 할 것이다.

5 장기요양서비스의 신청절차

노인장기요양서비스를 제공받기 위해서는 의료서비스의 경우는 진단을 받고 그에 따라 치료를 진행한 경우에 의료기관은 보험자에게 진료비를 신청할 수 있는 것처럼, 노인장기요양서비스는 장기요양 등급을 판정받아야 한다. 장기요양등급을 받기 위해서는 먼저 국민건강공단에 인정신청을 하면 국민건강보험공단의 소속 사회복지사 또는 간호사가 신청 어르신을 방문하여 심신상태 즉 신체, 인지기능 상태 등을 종합적으로 확인한다. 정확한 조사를 위해서는 팔, 다리 등 신체를 움직여 볼 수도 있고, 일상생활에 도움이 필요한 정도를 조사한다. 방문인정조사를 완료하고 의사소견서를 제출하면 등급판정위원회에서 등급을 판정한다.

6 인정조사

인정조사 항목은 일반사항, 신체기능, 사회생활기능, 인지기능, 행동변화, 간호처치, 재활영역, 복지용구, 지원형태, 환경평가, 시력 · 청력 상태, 질병 및 증상 총 12개 영역이 있다. 등록판정항목은 52개 항목이고, 신체기능 12개 항목, 인지기능 7개 항목, 행동변화 14개 항목, 간호처치 9개 항목, 재활영역 10개 항목이다. 신체기능(기본적 일상생활기능) 영역은 기능자립정도에 따라 1점(완전자립), 2점(부분도움), 3점(완전도움)으로 점수를 부여하고, 인지기능영역, 행동변화 영역, 간호처치 영역은 증상여부에 따라 예는 1점, 아니오는 0점을 부여한다. 재활영역은 운동장애 정도는 운동장애 없음 0점, 불완전 운동장애 2점, 완전 운동장애 3점, 관절제한정도도 제한없음 1점, 한쪽 관절제한 2점, 양관절제한 3점을 부여하여 영역별 100점 득점 환산점수로 재산출한다. 이후 요양시설에서 제공되고 있는 청결, 배설, 식사, 기능보조, 행동변화대응, 간접지원, 간호처치, 재활훈련 8개 서비스 군 수형분석도를 통해 군별 요양인정점수를 계산한다. 이후 군별 요양인정점수를 합산하여 신청인의 개별 요양인정점수를 산정한다.

그리고 수형도에 포함되지 않은 신체기능 영역의 '머리감기', 인지기능 영역의 '계산', '하루 일과', '가족이나 친척 인식', 행동변화 영역의 '화기관리 불능', '홀로 있는 것을 두려워함', '이유없이 고함치기', '부적절한 성적 행동', '이식증', '쓸데없이 간섭(참견)', '식습관, 식욕변화 또는 거부', '따라 다님', 간호처치 영역의 '당뇨발 간호'가 추가 13문항으로 등급판정 심의 시 고려하는 문항이다.

마지막으로 표준장기이용계획서 작성시 활용하는 기타 욕구조사 25문항이 있다. 일반문항 6문항, 사회생활기능에 해당하는 K-IADL 10개 항목, 복지용구 1개 항목(17종), 지원형태 3개 항목, 환경평가 1개 항목(주거환경), 시력 · 청력상태 2개 항목, 질병 및 증상 2개 항목이다.

7 장기요양 등급판정

장기요양등급판정위원회는 의사, 간호사, 사회복지사 등 장기요양전문가 15인으로 구성되고, 심의자료를 검토하고 요양필요상태를 심의하고 등급을 판정한다. 심의자료란 신청인 또는 공단이 제출한 자료로 조사서, 신청서, 의사소견서이다. 조사서는 등급판정을 위한 조사항목 65개와 욕구조사 항목 25개로 구성된다. 요양필요상태는 진단서, 의사소견서 등 제출한 자료를 참조한다. 등급판정은 대상자의 심신 기능상태에 따라 일상생활에서 도움이 얼마나 필요한가를 지표화한 장기요양인정점수를 기준으로 산정한다. 등급판정은 1등급에서 5등급과 인지지원등급으로 구분된다. 이에 등급인증서를 교부하면 이용상담을 받고 장기요양서비스를 받을 수 있게 된다.

1등급은 심신의 기능상태 장애로 일상생활에서 전적으로 도움이 필요한 상태로, 장기요양인정점수 95점 이상인 경우이다. 2등급은 심신의 기능상태 장애로 일상생활에서 상당부분 도움이 필요한 상태로, 장기요양인정점수 75점 이상 95점 미만인 경우이다. 3등급은 심신의 기능상태 장애로 일상생활에서 부분적으로 도움이 필요한 상태로, 장기요양인정점수 60점 이상 75점 미만인 경우이다. 4등급은 심신의 기능상태 장애로 일상생활에서 일정부분 도움이 필요한 상태로, 장기요양인정점수 51점 이상 60점 미만인 경우이다. 5등급은 치매환자로, 장기요양인정점수 45점 이상 51점 미만인 경우이다. 인지지원등급은 치매환자로 장기요양인정점수 45점 미만인 경우이다. 등급판정위원회는 장기요양인정 및 등급판정 심의를 완료한 후에 장기요양인정서 및 개인별 장기요양이용계획서를 작성하여 수급자에게 송부한다.

8 장기요양급여의 종류

장기요양급여는 크게 재가급여, 시설급여, 특별현금급여로 나뉜다. 재가급여는 가정방문급여와 주야간보호, 단기보호, 복지용구대여가 있다. 가정방문급여에는 방문요양, 방문목욕, 방문간호가 있다. 먼저 방문요양 또는 인지활동형 방문요양은 요양보호사가 수급자의 집에 방문하여 인지활동, 목욕, 화장실이용, 옷 갈아입기, 머리감기, 식사, 생필품 구매, 청소, 주변정돈 등 신체 및 가사활동을 지원하는 서비스이다. 방문목욕은 2인 이상의 요양보호사가 이동식 욕조나 목욕설비를 갖춘 차량을 이용하여 수급자의 가정을 방문하여 목욕을 제공하는 서비스를 의미한다. 방문간호는 건강관리서비스로서, 방문간호사가 의사, 한의사 또는 치과의사 지시에 따라 가정 등을 방문하여 간호, 진료의 보조, 요양에 관한 상담 또는 구강위생을 제공하는 서비스를 의미한다. 방문간호는 방문 전에 의사 등이 발급한 방문간호지시서가 필요하다. 방문요양 또는 방문목욕을 이용하는 1등급~5등급인 수급자 중 건강관리가 필요한 경우, 월 한도액과 관계없이 월 1회에 한하여 예방관리 등을 위한 방문간호 건강관리서비스를 이용할 수 있다.

주야간보호는 수급자를 하루 중 일정한 시간 동안 장기요양기관에 보호하면서 목욕, 식사, 기본간호, 치매관리 등 심신기능의 유지 향상을 위한 교육, 훈련 등 신체 및 인지훈련을 제공하는 서비스이다. 단기보호는 일정 기간 동안 단기보호시설에 보호하여, 목욕, 식사, 기본간호, 치매관리, 신체활동지원 등 신체활동 지원 및 심신기능 유지 서비스를 제공한다. 월 15일 이내, 연간 2회까지 월 한도액 범위 내 연장이 가능했는데, 2018년 1월 1일부터 월 9일 이내 부득이한 경우 1회 9일, 연간 4회까지 범위 내에서 연장 가능하다.

복지용구는 심신기능이 저하되어 일상생활을 영위하는데 지장이 있는 수급자에게 일상생활 또는 신체활동 지원에 필요한 용구를 구입하거나 대여하는 서비스이다. 복지용구는 연간 160만원 한도액 내에서 구입 가능한 복지용구와 대여 가능한 복지용구를 사용할 수 있다. 구입가능한 복지용구는 지팡이, 보행기, 미끄럼방지용품(미끄럼방지매트, 미끄럼방지액, 미끄럼방지양말), 목욕의자, 이동변기, 안전손잡이, 자세변환 용구, 욕창예방 방석, 간이변기(간이대변기 · 소변기)가 있고, 대여 가능한 복지용구는 목욕리프트, 수동침대, 전동침대, 이동욕조, 배회감지기, 욕창예방 매트리스, 경사로, 수동휠체어가 있다. 일상생활을 영위하는데 지장이 있는 수급자들의 일상생활 또는 신체활동을 지원하기 위한 복지용구는 지속적으로 더 발전해야 할 영역이 될 것이다.

시설급여는 노인요양시설과 노인요양공동생활가정이 있다. 시설급여는 장기간 시설에 입소하여 신체활동 지원 및 기능 회복 훈련 등을 제공한다. 노인요양시설은 고령 및 치매, 중풍 등의 노인성 질병으로 심신에 상당한 장애가 발생하여 도움이 필요로 하는 자를 입소시켜 식사, 요양과 그 밖에 일상생활에 필요한 편의를 제공하는 입소자 기준 10명 이상인 시설을 의미한다. 노인요양공동생활가정은 가정과 같은 주거여건에서 식사, 요양과 그 밖에 일상생활에 필요한 편의를 제공한다. 입소자 기준 10명 미만인 시설을 의미한다.

현금급여는 가족요양비, 특례요양비, 요양병원 간병비가 있다. 가족요양비는 도서 · 벽지 거주, 천재지변, 그 밖의 사유로 장기요양기관에 제공하는 장기요양급여를 이용하기 어려운 자가 가족 등으로부터 방문요양에 상당한 장기요양급여를 지급받은 때 지급하는 급여로, 등급에 관계없이 월 15만원 지급한다. 특례요양비는 장기요양기관 외에서 장기요양급여에 상당하는 급여를 받은 경우 제공하는 것으로, 보험재정상황, 사회적 욕구 등을 고려하여 시행이 보류되어 있다. 요양병원 간병비는 요양병원에 수급권자가 입원한 때, 장기요양급여에 사용되는 비용의 일부를 지급하는 것으로, 보험재정상황, 사회적 욕구 등을 고려하여 현재 시행이 보류되어 있다.

9 장기요양기관의 설립 및 인력구성

장기요양기관은 시설과 인력을 갖추고 시 · 군 · 구의 장으로부터 지정받아야 한다. 재가기관이 방문간호를 수행하기 위해서는 의료기관이 아니면 방문간호 책임자로 간호사를 두어야 한다. 보다 자세한 내용은 제4부 제1장 노인복지시설에 따른 운영 및 인력기준을 참고하도록 한다.

10 요양보호사 역할

장기요양기관에서 방문간호급여를 제외하고 요양보호사는 수급자의 곁에서 돌봄을 제공하는 매우 중요한 인력이다. 요양보호사는 요양보호사 양성 교육을 받고 국가자격을 취득하여 수급자의 신체활동 및 인지활동 등을 지원하는 전문인력이다. 요양보호사는 오직 수급자만을 위한 활동을 지원한다. 수급자 이외의 사람을 위한 행위 혹은 생업을 지원하는 행위는 하지 않는다는 것을 주의해야 한다. 수급자나 수급자의 가족은 노인복지서비스의 하나인 노인맞춤돌봄사업의 직접서비스 중 하나인 사회참여의 일상생활지원의 식사준비, 청소관리의 가사지원과 혼동하는 경우가 종종 있다. 아마도 일상생활의 범주를 어디까지 볼 것인가에 대한 사업 운영자와 사업 수급자 간의 시각차이가 있는 것이 현실이다. 이에 대한 대안과 사회적 합의가 필요한 부분이다.

요양보호사의 주요 활동은 신체활동, 일상생활 및 정서지원활동, 인지활동이 있다. 신체활동에는 식사 및 약 챙겨드리기, 양치, 세면, 목욕, 머리감기 돕기, 체위변경, 머리손실/손발톱 정리, 옷 갈아 입히기, 화장실 가기, 이동변기 이용 도움, 기저귀 교체 등이다. 일상생활 및 정서지원활동은 장보기, 산책, 물품구매, 병원동행, 수급자의 청소, 세탁, 식사준비, 조리, 설거지, 말벗 등 대화하기이다. 5등급이나 인지장애등급에게 제공되는 인지활동은 회상 훈련, 기억력 향상활동 잔존기능 유지 · 향상을 위한 사회활동 훈련(옷 개기, 요리하기) 등을 수급자와 함께 하기이다. 신체활동지원의 경우는 요양보호사 1급만 가능하다.

11 장기요양보험의 재원

장기요양서비스 이용을 신청하기 위해서는 장기요양가입자이어야 한다. 장기요양가입자는 건강보험료액에 일정액을 장기요양보험료로 납부하게 된다. 그리고 국가는 국고지원금을 보험료 예상 수입액의 20%에 상당하는 액수를 지원한다. 국가 · 지방자치단체는 의료급여재정에서 의료급여수급권자에 대한 비용을 부담한다. 장기요양보험률은 장기요양위원회 심의를 거쳐 대통령령으로 정한다.

수급자가 장기요양서비스를 제공받을 때 지불하는 본인부담금은 시설급여의 경우 20%, 재가급여의 경우 15%이다. 국민기초수급권자는 지방자치단체에서 100% 지급해주기 때문에 무료로 이용하고, 의료급여수급권자 · 차상위는 시설 10%, 재가 7.5%를 본인이 부담한다. 나머지 금액에 대해서는 국가에서 80%, 지방자치단체에서 20%를 부담한다. 저소득층은 본인일부부담금을 감경해주고 있다.

12 장기요양보험제도 관리운영체계

장기요양보험제도의 관리는 [그림 4-1]과 같이 건강보험의 국민건강보험공단의 일원화 운영체계와는 다르게 시 · 군 · 구와 국민건강보험공단이 이분화되어 관리 운영되고 있다(그림 4-2). 장기요양보험사업은 보건복지부 장관이 관장하고, 보험자는 국민건강보험공단이고, 장기요양보험 가입자는 건강보험 적용대상자이다.

보건복지부는 5년마다 장기요양기본계획 수립 및 시행, 3년마다 장기요양사업의 실태조사, 장기요양기관 재무 · 회계기준 결정, 인권교육 기관 결정 및 교육비 승인, 장기요양위원회와 장기요양심판위원회를 두고 있다. 장기요양위원회는 노인장기요양보험제도의 보험료율 및 급여에 관한 사항에 관한 것을 지원하고, 장기요양심판위원회에는 국민건강보험공단의 이의신청 결정에 불복 제시한 사건을 심사하는 등 지원을 한다. 시 · 군 · 구는 장기요양기관으로부터 설립신고를 받고, 장기요양기관을 지도 · 감독한다. 국민건강보험공단은 장기요양기관에 급여비용을 지급하고, 수급자에게 장기요양등급 통지, 필요 서비스 종류, 내용 및 이용한도액 통지, 개인별장기요양이용계획서 제공한다. 그리고 등급판정위원회, 장기요양심사위원회 및 재심사위원회을 둘 수 있다. 장기요양기관은 시 · 군 · 구에 설립을 신고하고 국민건강보험공단에 급여비용을 청구하고, 수급자에게 가정방문, 시설입소 서비스를 제공한다. 장기요양보험 가입자인 수급자는 장기요양기관에 서비스 신청 및 계약을 하고, 본인부담금을 납부하고, 국민건강보험공단에는 보험료 납부 및 인정신청과 현금급여를 청구한다.

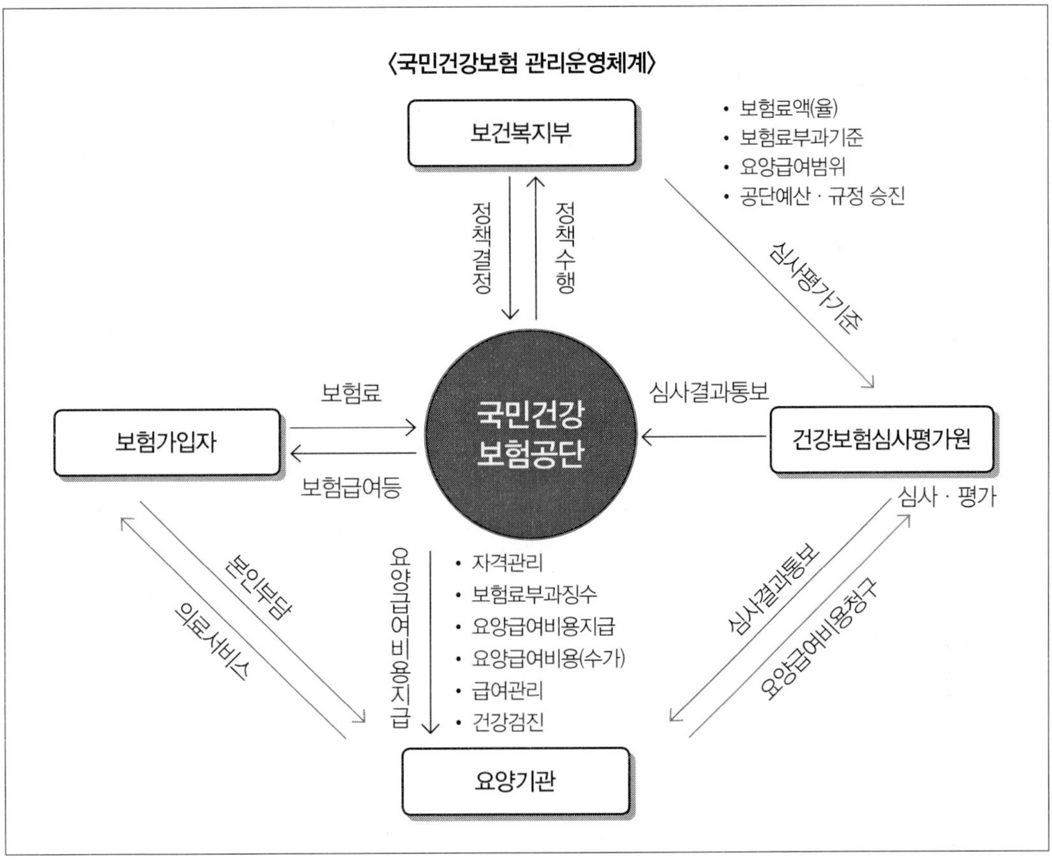

[그림 4-1] 건강보험 관리운영체계
출처: 보건복지부 홈페이지

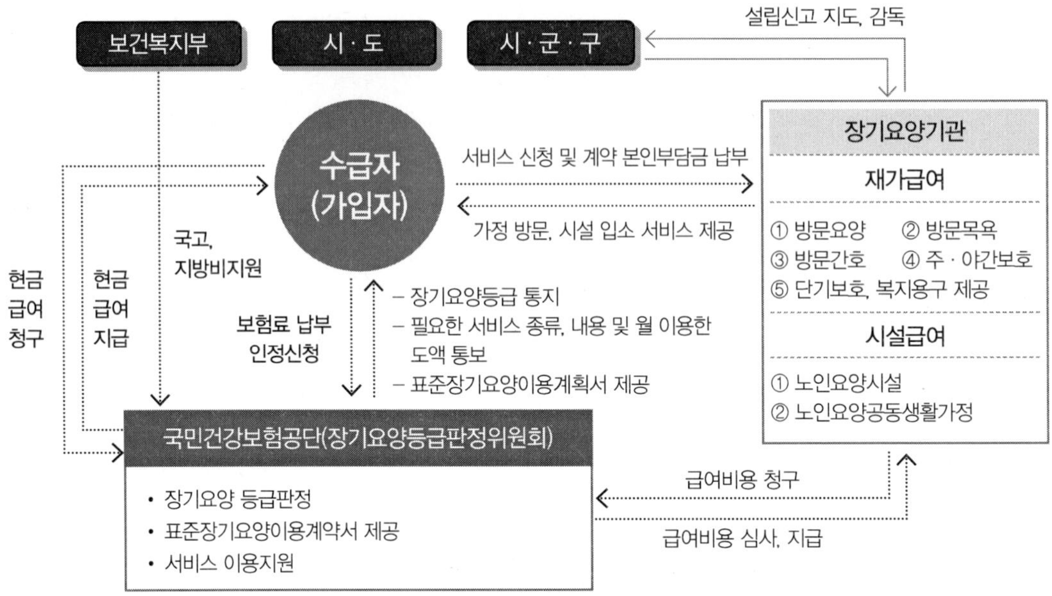

[그림 4-2] 장기요양보험 관리운영체계

출처: 보건복지부 홈페이지

제5장

사회보장제도

학습목표

1. 사회보장의 의미와 종류를 설명할 수 있다.
2. 사회보험과 공공부조의 종류를 소득보장과 의료보장으로 구분하여 설명할 수 있다.
3. 공공부조의 성격을 띤 기초연금제도 도입배경에 대해 설명할 수 있다.
4. 노인과 관련된 사회서비스를 설명할 수 있다.

사회보장은 사회구성원에게 생활의 위험이 발생했을 때, 사회적으로 보호하는 대응체계를 가리키는 포괄적인 용어이다. 사회보장이라는 용어는 미국 루즈벨트 대통령이 1934년 6월 8일 의회에서 뉴딜(New Deal) 정책을 추진하는 과정에서 1935년 미국의 사회보장법(Social Security Act)이 제정된 때에 처음으로 등장하였다.

영국 사회보장의 기반이 되었던 베버리지(Beveridge)보고서에 의하면, 사회보장이란 실업, 질병 혹은 재해에 의하여 수입이 중단된 경우에 대처하기 위해서, 또한 노령으로 인한 퇴직이나 본인 이외의 사망에 의한 부양의 상실에 대처하기 위해서, 또는 출생 · 사망 · 결혼 등과 관련된 특별한 지출을 감당하기 위한 소득의 보장을 의미한다. 갑작스러운 재정수입의 감소로 인한 어려운 상황과 관련된다. 국제노동기구(ILO)의 사회보장의 정의는 사회구성원이 봉착하게 될 특정 위험에 대하여 원인 여하를 막론하고 궁핍에서 그 생활을 보호하기 위하여 소속 사회가 일정한 기관을 통하여 부양성을 띤 급여를 제공하는 것이다. 이런 어려운 상황은 여타 이유보다는 그 상황을 대처할 수 있도록 적극적인 도움이 필요하다는 것을 의미한다.

우리나라의 사회보장은 「사회보장기본법」 제3조에 따르면, 출산, 양육, 실업, 노령, 장애, 질병, 빈곤 및 사망 등의 사회적 위험으로부터 모든 국민을 보호하고 국민의 삶의 질을 향상시키는데 필요한 소득 · 서비스를 보장하는 사회보험, 공공부조, 사회서비스로 구분된다. 사회보험은 특정 동종집단의 연대성을 기초로 조직 운영되고 있고, 공공부조는 국가의 연대성 원리를 기초로 하고, 사회서비스는 국민의 정상적인 사회생활을 위해 제공된다. 사회보험은 소득보장과 의료보장으로 나뉘고, 소득보장에는 국민연금, 고용보험, 산재보험이 있고, 의료보장에는 건강보험과 산재보험이 있다. 공공부조도 역시 소득보장과 의료보장으로 나뉘고, 소득보장은 기초생활보장이 있고, 의료보장은 의료급여이다. 사회복지서비스에는 노인복지, 아동복지, 장애인복지, 가정복지가 있다.

1 사회보험

사회보험제도는 국민에게 발생하는 사회적 위험을 보험의 방식으로 대처함으로써 국민건강과 소득을 보장하는 제도이다. 대표적인 사회적 위험이란 질병, 상해, 실업, 노령이고, 이에 우리나라는 사회안전망으로 각각 국민연금, 고용보험, 산재보험, 건강보험의 4대 사회보험으로 대처할 수 있도록 국민연금법, 고용보험법, 산업재해보상보험법, 국민건강보험법에 따라 가입을 의무적으로 정하고 있다.

국민연금은 혼자서 대비하기 어려운 생활의 위험을 모든 국민이 사회적으로 대처하는 제도로 소득이 있을 때 일정한 보험료를 납부하여 노령이나 장애 및 사망 등으로 소득이 줄거나 없어졌을 때 연금을 지급하여 최소한의 소득을 보장하는 사회보험제도이다. 고용보험은 실업급여를 지급하여 실직 시 근로자의 생활안정과 구직 활동을 촉진하고 실업의 예방, 고용의 촉진 및 근로자의 직업능력개발과 향상을 꾀하는 사회보험제도이다. 산재보험은 산재근로자와 그 가족의 생활을 보장하기 위하여 국가가 책임지는 의무보험으로, 국가가 사업주로부터 보험료를 징수하여 그 기금으로 사업주를 대신하여 보상하는 제도이다. 재해근로자에게는 치료와 생계, 사회복귀를 지원하여 재해근로자 및 그 가족의 생활안정을 도모하고, 사업주에게는 일시에 소요되는 과중한 보상비용을 분산시켜 정상적인 기업활동을 보장하는 것이다.

건강보험은 질병이나 부상으로 인해 발생한 고액의 진료비로 가계에 과도한 부담이 되는 것을 방지하기 위하여, 국민들이 평소에 보험료를 내고 국민건강보험공단이 이를 관리·운영하다가 필요 시 보험급여를 제공함으로써 국민 상호 간 위험을 분담하고 필요한 의료서비스를 받을 수 있도록 하는 사회보험제도이다. 즉 질환의 진단, 입원 및 외래 치료, 재활치료 등을 목적으로 주로 병·의원 및 약국에서 제공하는 서비스를 급여대상으로 한다. 노인장기요양보험은 치매·중풍의 노화 및 노인성 질환 등으로 혼자 힘으로 일상생활을 영위하기 어려운 대상자에게 요양시설이나 재가 장기요양기관을 통해 신체활동 또는 가사지원 등의 서비스를 제공하는 제도이다.

1) 국민연금

국민연금 가입대상은 국내에 거주하는 만 18세 이상 60세 미만의 국민 및 국내거주 외국인이다. 가입종별 가입자는 사업장가입자, 지역가입자, 임의가입자, 임의계속가입자로 나뉜다. 사업장가입자는 가입대상자로서 1인 이상 사업자와 근로자이다. 지역가입자는 가입대상자로서 사업장가입자가 아닌 자로, 공적연금(공무원연금, 군인연금, 사립학교교직원연금, 별정우체국연금) 가입자 및 수급자의 무소득 배우자, 18세 이상 27세 미만 학생, 군인, 기초생활수급자, 1년 이상 행방불명자 등은 국민연금 적용제외한다. 임의가입자는 적용제외자 중에서 본인이 희망하여 가입한 자이다. 임의계속가입자는 60세 이후부터 65세까지 본인이 희망하여 가입한 자로 보험료 납부이력이 없는자, 노령연금 및 반환일시금 수령자는 제외한다.

국민연금 급여는 연금급여와 일시금급여가 있다. 연금급여는 매월 지급하고 매년 물가상승만큼 연금액을 인상하여 실질가치를 보장한다. 연금급여는 노령연금, 분할연금, 장애연금(1~3급), 유족연금이 있다. 일시금급여는 반환일시금, 사망일시금, 장애일시보상금(4급)이 있다. 먼저 노령연금은 국민연금의 기초가 되는 급여로 국민연금 가입자가 나이가 들어 소득 활동에 종사하지 못할 경우 생활안정과 복지증진을 위하여 지급되는 급여이다. 이 급여를 수급하기 위해서는 최소 10년 이상 국민연금에 가입한 후 연금수급 개시연령, 즉 수급연령에 도달하였을 경우 평생 동안 매월 수급한다. 개시연령은 2012년 60세(1952년생)로 시작하였는데, 2013년부터 5년마다 1세(1953년~1956년생, 61세 개시)씩 상향조정되어, 1969년생 이후는 65세 개시로 발표되었다. 예를 들어 2021년에는 1957년생이 개시연령 62세로 적용받고 있다. 급여수준은 전체 국민연금 가입자의 평균소득(균등부분)과 본인의 가입기간 및 가입기간 중 평균소득(소득비례부분)을 바탕으로 결정한다. 노령연금은 가입기간이 10년 이상이면서 62세에 도달한 경우에 지급된다. 조기 노령연금은 가입기간 10년 이상이고, 소득이 연금수급 직전 3년의 전체 가입자 평균소득월액의 평균액 이하인 경우, 수령 연령 이전 5년 전부터 청구가 가능하다. 분할연금은 가입기간 중 혼인기간이 5년 이상인 노령연금수급권자의 이혼한 배우자가 수급연령 이상이 된 자가 대상이 된다.

장애연금은 가입자 또는 가입자였던 자가 질병이나 부상으로 신체상 또는 정신상의 장애가 있는 경우 장애등급에 따라 일정한 급여를 지급하여 장애로 인한 소득 감소부분을 보전함으로써 자신과 가족의 안정된 생활을 보장한다. 수급요건은 질병 또는 부상의 초진일 당시 연령이 18세 이상이고, 노령연금 지급 연령 미만이고, 초진일 당시 가입기간이 10년 이상이거나 초진일 당시 연금보험료를 낸 기간이 가입대상기간의 3분의 1일 이상이거나 초진일 5년 전부터 초진일까지의 기간 중 연금보험료를 낸 기간이 3년 이상인 경우에 해당한다. 급여수준은 장애등급에 따라 기본연금액의 60~100% 지급하고, 4급인 경우는 기본연금액의 225%를 일시금으로 지급한다. 장애등급 결정시점은 국민연금 장애심사규정에 따른 완치일을 기준으로 결정하되, 완치되지 않은 경우에는 초진일로부터 1년 6개월이 경과된 날을 기준으로 장애등급을 결정한다.

유족연금은 국민연금 가입자나 가입자였던 자 또는 연금을 지급 받던 사람이 사망할 경우 그에 의해 생계를 유지하던 유족에게 연금을 지급하여 안정된 삶을 살아갈 수 있도록 하기 위해 지급되는 급여를 말한다. 수급요건은 노령연금 수급권자이거나 가입기간이 10년 이상인 가입자 또는 가입자였던 자이거나 연금보험료를 낸 기간이 가입대상기간의 3분의 1 이상인 가입자 또는 가입자였던 자이거나 사망일 5년 전부터 사망일까지의 기간 중 연금보험료를 낸 기간이 3년 이상인 가입자 또는 가입자였던 자이거나 장애등급이 2급 이상인 장애연금 수급권자이다. 유족의 범위는 배우자, 자녀, 부모, 손자녀, 조부모의 순으로 가입자 또는 가입자였던 자가 사망할 당시 그에 의해 생계를 유지하는 자이다. 단 유족별 조건이 있다. 자녀는 25세 미만이거나 장애등급 2급 이상인 경우이고, 손자녀는 19세 미만이거나 장애등급 2급 이상인 경우이고, 부모나 조부모는 수급연령 이상이거나 장애등급이 2급 이상인 경우이다. 급여수준은 사망자의 가입기간에 따라 기본연금액의 40~60% 차등 지급한다.

반환일시금은 가입기간이 10년 미만인 사람이 60세에 도달한 경우, 가입자 또는 가입자였던 자가 사망한 경우, 국적을 상실하거나 국외로 이주한 경우에 수급할 수 있다. 지급액은 납부한 연금보험료에 대통령령으로 정하는 이자를 더한 금액이다. 사망일시금은 가입자 또는 가입자였던 사람이 사망하였으나 유족연금 또는 반환일시금을 지급받을 수 있는 유족범위에 해당하는 자가 없는 경우 장제 부조금 성격으로 지급하는 급여이다. 지급액은 최종 소득 또는 가입기간동안의 평균소득 중 많은 금액의 4배를 초과하지 않는 범위에서 반환일시금에 상당하는 금액으로 지급한다. 국민연금 급여는 소득이 있는 업무에 종사하는 경우, 국민연금 급여의 중복조정, 타 법률에 의한 연금의 중복조정, 크레딧 제도가 있다. 소득활동에 따른 노령연금액에서 소득이 있는 업무에 종사여부를 판단하는 기준은 소득세법 규정에 따른 사업소득 또는 근로소득을 합산한 금액을 소득 발생년도의 종사월수로 나눈 평균소득금액이 최근 3년간의 국민연금 전체 가입자의 평균소득월액을 초과하는 경우로, 이 경우에는 급여가 제한된다.

2) 고용보험

고용보험은 근로자 지원제도와 기업혜택으로 크게 나뉜다. 근로자 지원제도에는 재직근로자 훈련지원, 실업자 훈련지원, 실업급여, 육아휴직급여, 출산전후 휴가급여, 고용보험 미적용자 출산급여, 배우자 출산휴가급여, 구직등록 사업으로 구분된다. 최근 노인들의 고용이 늘어나면서 실업급여 대상이 되는 경우가 있다. 실업급여는 구직급여, 취업촉진수당, 연장급여, 상병급여가 있다. 실업급여는 근로자가 실직하여 재취업활동을 하는 기간에 소정의 급여를 지급함으로써 실업으로 인한 생계불안을 극복하고 생활의 안정을 도와주며 재취업의 기회를 지원하기 위한 것이다.

3) 산업재해보상보험(산재보험)

산업재해는 업무상의 사유에 따른 근로자의 부상, 질병, 장해 또는 사망을 의미한다. 근로자는 직업의 종류와 관계없이 임금을 목적으로 사업이나 사업장에서 근로를 제공하는 사람을 의미한다. 평균임금은 휴업급여, 장해급여, 유족급여, 상병보상연금 및 장의비 등 산재보험급여의 산정기초가 되는 금액으로서 근로기준법에 의한 평균임금 또는 고용노동부장관이 고시한 임금을 의미한다. 장해급여는 업무상 재해를 당한 근로자가 요양 후 치유되었으나 장애가 있는 경우 그 장해로 인한 노동력 손실부전을 위하여 지급되는 보험급여를 의미한다.

4) 공적연금 연계제도

공적연금은 국민연금, 공무원연금, 사립학교교직원연금, 군인연금, 별정우체국 직원연금이다. 특별히 공무원연금, 사립학교교직원연금, 군인연금, 별정우체적 직원연금은 직역연금으로 부른다. 공적연금 연계제도는 국민연금과 직역연금의 연금을 수령하기 위한 최소 가입기간을 채우지 못하고 연금제도가 이동하는 경우 각 가입기간을 합하여 20년 이상이면 연계급여를 받을 수 있도록 하여 국민의 노후생활을 보장하고자 하는 제도이다. 연계급여는 공적연금의 가입기간을 합하여 20년 이상인 경우 각 가입기간에 비례하여 2개의 연금제도에서 각각 지급하는 급여이다. 연계신청대상은 「국민연금과 직역연금 연계에 관한 법률」 시행일 이후 연금제도 간 이동하는 자가 해당한다.

2 공공부조

공공부조제도는 국가 또는 지방자치단체의 책임으로 생활이 어려운 국민의 최저생활을 보장하고 자립을 지원하는 제도이다. 극빈자, 불구자, 실업자, 저소득계층과 같이 스스로 생계를 영위할 수 없는 계층의 생활을 그들이 자립할 수 있을 때까지 국가가 재정기금으로 보호하여 주는 일종의 구빈제도이다. 공공부조는 금전적 부조, 각종 사회서비스의 제공 등과 같은 생활보조적 성격이 있다.

복건복지부의 복지정책에는 기초생활보장, 자립지원, 기초의료보장, 지역복지가 있다. 이중 공공부조의 소득보장인 기초생활보장과 의료보장인 기초의료보장을 설명하고자 한다. 그리고 기초생활보장 성격의 빈곤노인을 위한 기초연금제도를 같이 살펴보고자 한다.

설명에 앞서 기초생활보장의 급여의 기본원칙을 알아보자. 기초생활보장의 급여의 기본원칙은 최저생활보장의 원칙, 보충급여의 원칙, 자립지원의 원칙, 개별성의 원칙, 가족부양 우선의 원칙, 타급여 우선의 원칙을 적용한다. 최저생활보장의 원칙은 생활이 어려운 자에게 생계 · 주거 · 의료 · 교육 · 자활 등에 필요한 급여를 제공하여 이들의 최저생활을 보장하자는 것이다. 보충급여의 원칙은 생계급여 수급자의 최저보장은 생계급여액과 수급자 가구의 소득인정액을 합한 수준이 생계급여 선정기준 이상이 되도록 지원한다는 것이다. 자립지원의 원칙은 보장기관이 근로능력이 있는 생계급여 수급자에게 자활사업에 참여할 것을 조건으로 생계급여를 지원해야 한다는 것이다. 개별성의 원칙은 급여수준을 정함에 있어서 수급권자의 개별적 특수 상황을 최대한 반영한다는 것이다. 가족부양 우선의 원칙은 급여신청자가 부양의무자에 의하여 부양될 수 있는 경우에는 기초생활보장급여에 우선하여 부양의무자에 의한 보호가 먼저 행해져야 한다는 것이다. 타급여 우선의 원칙은 급여신청자가 다른 법령에 의하여 보호를 받을 수 있는 경우에는 기초생활보장급여에 우선하여 다른 법령에 의한 보호가 먼저 행해져야 한다는 것이다. 보건복지부장관은 매년 8월 1일까지 다음 연도의 급여별 선정기준 및 최저보장수준을 공표한다. 이에 기준이 되는 기준 중위소득도 같이 공표한다. 우리나라는 상대적 빈곤 개념의 도입으로, 기초생활보장 급여의 기준 등에 활용하는 기준을 최저생계비에서 기준 중위소득으로 변경하였다. 기준 중위소득은 국민 가구소득의 중위값으로, 가구 경상소득 중간값에 최근 3년간 가구소득 평균 증가율 등을 반영하여 산정한다.

1) 기초생활보장

기초생활보장의 급여의 종류는 생계급여, 의료급여, 주거급여, 교육급여, 해산급여, 장제급여, 자활급여가 있다. 생계급여는 수급자에게 의복, 음식물 및 연료비, 기타 일상생활에 기본적으로 필요한 금품을 지급하는 것으로, 생계급여액은 생계급여 지급기준에서 가구의 소득인정액을 차감하여 산정한 금액이다. 단 보장시설수급자는 별도의 급여기준에 의해 지급한다. 의료급여는 의료급여법이 정하는 기준에 따라, 주거급여는 국토교통부장관이 정하는 기준에 따라, 교육급여는 교육부장관이 정하는 기준에 따라, 해산급여는 출생영아 1인당 70만원, 장제급여는 사망자 1구당 80만원, 자활급여는 노인과 관련이 적어 여기에서는 설명을 생략하고자 한다.

보장시설은 기초생활보장의 급여는 수급자의 주거에서 행하는 것이 원칙이나, 수급자가 주거가 없거나 숙식을 제공하는 시설에서 생활하기를 원하는 경우에는 보장기관이 해당 수급자에 대한 급여지급 업무를 사회복지사업법에 의한 사회복지시설에 위탁할 수 있는데, 이러한 위탁을 받는 시설을 보장시설이라고 한다. 보장시설은 장애인복지시설, 노인복지시설, 아동복지시설, 정신보건시설, 노숙인복지시설, 한부모가족복지시설, 여성보호시설, 성폭력 · 가정폭력 피해자시설, 기타 사회복지시설이 있다. 이 중 노인복지시설에 해당하는 양로시설과 노인공동생활가정의 입소대상의 특징은 수급자 및 부양의무자로부터 적절한 부양을 받지 못하는 65세 이상자이고, 노인요양시설은 수급자 및 부양의무자로부터 적절한 부양을 받지 못하는 65세 이상의 요양 필요가 있는 자이고, 노인요양공동생활가정은 수급자 및 부양의무자로부터 적절한 부양을 받지 못하는 65세 이상의 중증노인성질환자 등이다.

(1) 긴급복지지원

긴급복지지원은 갑작스러운 위기상황으로 생계유지가 곤란한 저소득층에게 생계 · 의료 · 주거지원 등 필요한 복지서비스를 신속하게 지원하여 위기상황에서 벗어날 수 있도록 돕는 제도이다. 단, 소득 · 재산기준 적용은 선지급하고 적정성 심사 시, 사후조사를 통해 기준 충족 여부를 확인한다. 소득 · 재산기준은 소득, 재산, 금융재산의 기준을 적용하고 있으며, 매년 중위소득에 대한 확인과 재산은 대도시, 중소도시, 농어촌 기준이 상이하게 적용되며, 금융재산은 주거 지원의 경우만 기준보다 높게 적용되고 있다.

(2) 취약계층 특별 보호대책

취약계층을 위한 특별 보호대책은 주거가 일정하지 않은 취약계층과 교정시설 출소예정자에 대한 특별연계보호방안이 있다. 주거가 일정하지 않은 취약계층은 비닐하우스, 판자촌, 쪽방 등에 거주하는 자, 노숙자 등으로서 주민등록상의 문제로 인하여 기초생활보장 수급자가 될 수 없었던 자, 수급권자의 실제 거주지 내에서 최소거주기간은 1개월 이상인 경우, 지속적으로 거주하고 있음으로 인정하고 있으며, 주민등록식별 가능자는 주민등록번호로, 식별이 불가능한 자는 사회복지 전산관리번호를 부여하여 실제 거주하는 특별자치시장 · 특별자치도지사 · 시장 · 군수 · 구청장이 보호하도록 하고 있다.

교정시설 출소예정자에 대한 특별연계보호는 출소 후 10일 이내 신청한 경우 출소일을 신청일로부터 10일 이후 신고한 경우 신청일부터 보호해준다. 지역사회의 민간 사회복지사, 유관 공공기관 등의 협조를 받아 기초생활보장제도에 대한 이해부족으로 등으로 국가의 보호를 받지 못하고 있는 저소득을 적극 발굴하는 '찾아가는 복지' 실천을 위한 대책이다. 또한 민간 사회복지사 등에게 국가의 보호가 필요한 저소득 주민에 대한 관할 보장기관에 보호 의뢰할 수 있도록 권한을 부여하고, 보호 의뢰를 받은 보장기관에게 수급권자 여부를 즉시 확인하여 조치를 하도록 한다. 즉 보장기관이 전기, 수도, 가스 등 공급기관으로부터 요금체납 등으로 서비스 공급이 중단되는 저소득 가구에 대한 명단을 받아 생활실태 등에 대한 조사를 통해 수급자 선정 여부를 검토하게 된다.

(3) 국민기초생활보장 수급자 감면제도

국민기초생활보장 수급자 감면제도에는 주민세 비과세, TV 수신료 면제, 전기요금 할인, 저소득층 통신요금 감면제도, 주민등록증 재발급, 주민등록 등 · 초본 발급 수수료 면제, 교통안전공단 자동차 검사소 자동자 정기 및 종합검사 수수료 면제가 있다.

2) 기초연금제도

기초연금제도는 국가와 자녀를 위해 열심히 살아온 어르신들의 어려운 노후를 도와드리기 위한 제도이다. 2014년 시작된 기초연금제도의 도입 배경은 지금의 어르신들은 국가발전을 위해 노력하고, 자녀를 위해 희생하셨지만, 정작 자신의 노후를 준비하지 못했고, 1988년부터 국민연금제도가 시행되었지만 국민연금에 가입하지 못했던 분들이 많지 않고, 가입을 한 경우도 가입기간이 짧아서 충분한 연금을 받지 못하시는 분들이 많기 때문이다.

기초연금제도의 목적은 어르신들의 편안한 노후생활을 도와드리고 연금 혜택을 공평하게 나눠드리기 위함이다. 이는 청년세대와 미래세대의 부담은 감소시키면서 청년세대와 미래세대에도 보다 안정적인 연금 혜택이 될 것으로 기대하고 있다. 기초연금 대상자는 만65세 이상이고 대한민국 국적을 가지고 있으면서 국내에 거주하는 어르신 가구 중 가구의 소득인정액이 선정 기준액 이하인 경우이다. 단 재외국인 주민등록자는 신청할 수 없다. 기초연금은 2021년 기준 단독가구는 1,690,000원이고, 부부가구는 2,704,000원이다.

소득인정액은 월 소득평가액과 재산의 월 소득환산액을 합산한 금액이다. 직역연금 종류별 기초연금 대상 여부는 상이하다. 예를 들어 직역연금에서 퇴직연금일시금은 기초연금대상에서 제외되지만, 퇴직일시금은 기초연금대상이 된다. 지원금액은 기준연금액인 월 최대 300,000원을 지급하고 일부 어르신은 소득 · 재산 수준, 국민연금 지급액 및 부부 지급여부에 따라 최저연금액인 최소 30,000원을 받을 수 있다. 기초연금액은 소득재분배급여(A급여)와 국민연금 급여액 등에 따라 상이하다. 기초연금액 감액은 산정된 기초연금액은 가구 유형, 소득인정액 수준에 따라 감액될 수 있다. 부부 감액으로 단독가구와 부부가구 간의 생활비 차이를 감안하여 부부가 모두 기초연금을 받는 경우에는 각각에 대하여 산정된 20%를 감액한다. 또한 소득역전방지 감액은 기초연금을 받는 사람과 못 받는 사람 간에 기초연금 수급으로 인해 발생할 수 있는 소득역전을 최소화하기 위하여 소득인정액과 기초연금액을 합한 금액과 선정기준액의 차이만큼 감액한다. 부가연금액은 기준연금액의 50%이다.

기초연금 신청은 주소지 관할 읍면동 주민센터 또는 국민연금공단 지사에서 한다. 신청기간은 만 65세 생일이 속한 달의 1개월 전부터 신청가능하다. 기초연금 지급은 기초연금을 신청한 날이 속하는 달부터 이루어진다. 단 만 65세 생일이 속한 달 한달 전에 신청한 경우는 만 65세 생일이 속한 달부터 지급한다. 기초연금은 수급권을 상실한 날이 속하는 달까지 지급한다. 지급은 기초연금을 받는 분의 본인 명의 계좌로 입금하는 것이 원칙이다.

3) 기초의료보장

기초의료보장은 의료급여 수급권자와 그에 준하는 상황에 있는 자들에게 제공되는 현금 및 급여를 말한다. 기초의료보장에는 의료급여, 선택의료급여기관제도, 건강생활유지비, 본인부담보상금, 본인부담상한금, 중증질환 및 희귀 · 중증난치질환자 산정특례, 요양비, 임신 · 출산 진료비, 장애인보장구가 이에 해당한다.

(1) 의료급여

의료급여는 생활유지 능력이 없거나 생활이 어려운 저소득 국민의 의료문제를 국가가 보장하는 공공부조제도로 건강보험과 함께 국민 의료보장의 중요한 수단이 되는 사회보장제도이다. 의료급여 대상자는 1종 수급권자와 2종 수급권자로 나뉜다. 1종 수급권자는 국민기초생활보장법수급자와 행려환자, 타법적용자가 있다. 국민기초생활보장법수급자는 근로무능력 가구, 희귀난치성질환 중증질환(암환자, 중증화상환자만 해당) 등록자, 시설수급자가 이에 해당한다. 타법적용자는 이재민, 의상자(義死者, 직무 이외의 행위로서 남의 생명 · 신체 · 재산의 급박한 위해를 구제하다가 사망한 자) 및 의사자(義死者, 직무 이외의 행위로서 남의 생명 · 신체 · 재산의 급박한 위해를 구제하다가 사망한 자), 입양아동(18세 미만), 국가유공자, 국가무형문화재보유자, 북한이탈주민(새터민), 5 · 18 민주화운동 관련자, 노숙인이다. 2종 수급권자는 국민기초생활보장대상자 중에서 1종 수급 대상이 아닌 가구이다. 의료급여의 신청은 수급권자 가구의 가구원 및 그 친족, 그 밖의 관계인이 수급권자의 주민등록상 주소지 관할 시 · 군 · 구/읍 · 면 · 동에 신청한다.

의료급여는 저소득계층 의료비부담을 국가가 지원하는 제도로써, 국민건강보험 요양급여 기준에 의한 급여 항목에 대한 의료비 지원을 원칙으로 한다. 본인부담금은 대상자의 종류에 따라, 서비스를 받은 의료기관의 종에 따라 달리 정해두었다. 다만 본인부담 보상제와 본인부담 상한제의 기준을 적용하여, 초과한 금액에 대해서는 국가가 지원한다. 본인부담보상금은 수급권자의 급여대상 본인부담금이 일정한 기준 금액을 초과한 경우, 그 초과금액의 100분의 50에 해당하는 금액을 보상하는 것을 말한다. 1종 수급자는 매 30일간 2만원을 초과한 경우, 초과금액의 50%를 보상하고, 2종 수급자는 매 30일간 20만원을 초과한 경우, 초과금액의 50%를 보상한다. 단 타 사업에서 지원되는 경우 이중지급 금지 원칙에 따라 지원금액을 제외한 나머지 본인부담금에 대해 지급을 한다. 또한 비급여 항목 등은 보상금 지급에서 제외한다.

본인부담상한금은 수급권자의 급여대상 본인부담금이 일정한 기준 금액을 초과한 경우, 그 초과금액의 전액에 해당하는 금액을 보상하는 것을 말한다. 1종 수급자는 매 30일간 5만원을 초과한 경우, 초과금액 전액을 보상하고, 2종 수급자는 연간 80만원을 초과한 경우, 초과금액 전액을 보상한다. 단 요양병원에 240일 초과하여 입원하는 경우 연간 120만원을 보상한다. 단 본인부담금 보상제를 선 적용한 후 본인부담금이 상한 기준액을 초과한 경우 보상한다. 본인부담상한금 또한 본인부담보상금과 같이 제외기준이 동일하게 적용된다. 의료급여 1종 수급권자가 외래 진료를 받는 경우, 본인부담금으로 사용할 수 있도록 비용일부를 지원하는 것을 건강생활유지비라고 한다. 1인당 매월 6천원을 지원한다.

의료급여 급여일수는 상한이 있어서, 희귀난치성질환 및 중증질환은 각 질환별로 365일 진료를 받을 수 있고, 만성고시질환의 경우도 각 질환별로 365일 진료받을 수 있고, 그 외 질환은 모두 합산해서 365일로 제한하고 있다. 단 급여일 수 상한을 초과해서 의료급여를 받아야 하는 경우는 연장승인 제도를 이용할 수 있다. 이는 시 · 군 · 구청장의 승인으로 90~180일을 추가로 의료급여를 받을 수 있다.

연장승인을 받으면, 선택의료급여기관 제도에 따라, 본인이 선택한 의료급여기관을 우선 이용해야 한다. 의료급여 수급자는 1차의료급여기관(의원, 보건기관-보건소, 보건지소, 보건진료소, 보건의료원), 2차 의료급여기관(병원, 종합병원), 3차 의료급여기관(상급종합병원) 순으로 이용할 수 있다. 1차 의료급여기관에서 2차 의료기관으로 진료를 의뢰할 때에는 의료급여의뢰서를 발송해야 한다. 2차 의료급여기관은 1차 의료급여기관에 환자를 회송할 때에는 의료급여회송서를 발송해야 한다. 선택의료급여기관 제도는 의료급여 상한일수를 초과한 수급자는 여러 의료급여기관(병 · 의원 등) 이용에 따른 병용금기 및 중복투약으로 건강상 위해 발생가능성이 높아지므로, 차기 년도까지 본인이 선택한 의료급여기관을 우선 이용하도록 하는 제도이다. 선택의료급여기관 선정기준은 제1차 의료급여기관(의원급) 중 한 곳을 선정하도록 하는 것이다.

(2) 중증질환 및 희귀질환 · 중증난치질환자 산정 특례

중증질환 및 희귀질환 · 중증난치질환자 산정특례는 보건복지부장관이 고시하는 중증질환 및 휘귀 · 중증난치질환자에 대한 본인부담면제 등 특례 지원하는 것을 말한다. 지원대상은 중증질환자인 암환자, 중증화상환자, 뇌혈관질환자, 심장질환자, 중증외상환자와 희귀 · 중증난치질환자이다. 다만 뇌혈관질환자 · 심장질환자 · 중증외상환자는 적용기간이 짧은 점을 감안하여 별도 등록없이 지원하고 있다. 지원기간은 희귀 · 중증난치질환자, 암환자는 등록일로부터 5년이고, 중증화상환자는 등록일로부터 1년(6개월 연장 가능), 뇌혈관질환자 · 심장질환자 · 중증외상환자는 최대 30일(단, 복합선천성심기형 및 심장이식은 60일)이다. 지원내용은 본인부담금 면제, 1종 수급권자 자격 부여, 의료급여 절차를 예외해 주고, 질환군별 급여일수를 산정한다. 단 뇌혈관질환자 · 심장질환자 · 중증외상환자는 적용기간이 짧기 때문에 본인부담금만 면제해 준다. 신청절차는 의료급여기관에서 발급받은 '의료급여(암/희귀, 중증난치/결핵/중증화상) 산정특례 등록 신청서'를 시 · 군 · 구/읍 · 면 · 동에 제출한다.

의료급여 사례관리는 의료급여 수급자의 건강수준 향상과 적정 의료이용을 위해 지자체에 배치된 의료급여관리사를 통해 수급자에게 건강상담 및 지도, 정보제공, 자원 연계 등을 제공하고 있다.

(3) 요양비

수급자가 긴급하거나 그 밖의 부득이한 사유로 의료급여기관과 같은 기능을 수행하는 기관에서 의료급여를 받는 경우, 현금을 직접 지급하는 비용을 요양비라고 한다. 즉 의료급여기관을 이용할 수 없거나 의료급여기관이 없는 사유로 인하여 질병 · 부상 · 출산에 대하여 요양을 받는 경우 의료급여비용의 해당하는 금액을 지원한다. 요양비의 종류는 산소치료를 필요로 하는 환자, 만성신부전증환자, 당뇨병 환자, 자가도뇨가 필요한 신경인성 방광환자, 인공호흡기를 사용하는 사람 중 기침유발기를 필요로 하는 환자, 양압기를 필요로 하는 환자에게 지급하게 되는 비용이 있다. 산소치료를 필요로 하는 환자는 가정에서 산소치료서비스를 제공받는 경우에 발생하는 비용을 지원한다. 급여대상은 중증의 만성심폐질환자 등 산소치료가 필요하다고 인정되는 자 중 90일 동안 적절한 내과적 치료를 받고, 별도의 검사 기준을 충족한 환자 및 호흡기 1 · 2급 장애인이다. 만성신부전증환자는 복막관류액 또는 자동복막투석에 사용되는 소모성 재료를 구입 · 사용한 경우 해당 비용을 지원한다. 당뇨병 환자는 혈당검사 또는 인슐린주사에 사용되는 소모성 재료를 구입 · 사용한 경우 해당 비용을 지원한다. 급여대상은 당뇨병 환자 및 임신 중 당뇨병 환자이다. 이 경우는 인슐린 투여 여부에 따라, 연속혈당측정용전극의 사용여부에 따라 지원액이 차이가 있다. 자가도뇨가 필요한 신경인성 방광환자는 소모성 재료를 구입 · 사용한 경우 해당 비용을 지원한다. 소모성 재료의 최대 인정 개수와 일일 급여 상한액이 있다.

인공호흡기를 필요로 하는 환자는 건강보험공단에 등록된 업소에서 인공호흡기치료 서비스를 제공받는 경우이다. 급여대상은 「요양비의 보험급여 기준 및 방법 고시 별표 4의2」에 고시된 상병으로, 상병별 진단기준과 검사항목을 충족하고, 임상증상과 이산화탄소분압 검사결과를 통해 인공호흡기가 필요하다고 전문의로부터 확진을 받은 사람이다. 인공호흡기의 종류에 따라 지원금액의 차이가 있다. 인공호흡기 사용하는 사람 중 기침유발기를 필요로 하는 환자는 등록된 업소에서 기침유발기 서비스를 제공받는 경우이다. 급여대상은 「요양비의 보험급여 기준 및 방법 고시 별표 4의2」 제1호와 제2호의 상병으로, 인공호흡기 사용자가 호흡기 질환 병력 확인 및 호흡기능검사에서 최고 호기 유량 측정 결과 최대 기침유량이 250L/min 이하인 사람이다. 양압기를 필요로 하는 환자는 건강보험공단에 등록된 업소에서 양압기대여 서비스를 제공받는 경우이다. 양압기의 종류에 따라 지원금액에 차이가 있다.

(4) 장애인보장구

임신 · 출산 진료비도 있으나 여기에서는 설명을 생략한다. 다음은 장애인보장구 지원제도이다. 의료급여 수급권자 중 「장애인복지법」에 따라 등록한 장애인을 지원한다. 지원품목은 의지 · 보조기 · 전동휠체어 · 스쿠터 등 85종이다. 지원절차는 장애인은 적합여부 판정을 위한 검사 등 진료를 받아야 하고, 의사는 진료결과 보장구를 처방한 처방전을 발행하고, 장애인은 보장기관에 급여결정신청을 하고, 보장기관은 세부인정 적합자에게 급여승인에 대한 결정 통보를 하고, 장애인은 등록된 업소에서 등록된 품목에 한해 구입 및 맞춤 제작을 요청하고, 의사는 처방내용에 적합한지 보장구를 검수하고, 장애인은 세금계산서를 첨부하여 보장기관에 청구하고, 보장기관은 기준액 및 세금계산서를 확인하여 급여비를 지급한다.

3 사회서비스

사회서비스는 국가 · 지방자치단체 및 민간단체의 도움이 필요한 모든 국민에게 복지, 보건의료, 교육, 고용, 주거, 문화, 환경 등의 분야에서 인간다운 생활을 보장하고, 상담, 재활, 돌봄, 정보의 제공, 관련 시설의 이용, 역량개발, 사회 참여 지원 등을 통하여 국민의 삶의 질이 향상되도록 하는 제도이다.

사회서비스는 국가별, 학자에 따라 다양하게 정의하고 포괄하는 범위도 다양하다. 광의의 개념은 개인 또는 사회 전체의 복지증진 및 삶의 질 제고를 위해 사회적으로 제공하는 서비스로서 사회복지, 보건의료, 교육, 문화, 주거, 고용, 환경 등을 폭넓게 포함한다. 협의의 개념은 노인, 아동, 장애인 등을 대상으로 한 돌봄 서비스를 의미한다. 우리나라 법률적 의미는 「사회복지사업법」 제2조 제4호에 따른 사회복지서비스, 「보건의료기본법」 제3조 제2호에 따른 보건의료서비스, 그 밖에 이에 준하는 서비스로 대통령령으로 정하는 서비스이다. 이러한 사회서비스의 특징은 지역사회 기반하여 지역주민의 욕구를 반영하고, 이용자에게 선택권을 부여하여 복지분야에 소비자 주권의 개념을 도입하고, 인적 자원 개발을 위한 사회투자적 성격이 있다.

이러한 사회서비스는 전통적 사회복지서비스와 공급주체, 대상, 서비스 내용, 재정지원

방식, 비용 부담, 품질관리의 차원에서 비교할 수 있다. 공급주체 차원에서는 사회복지서비스는 국가, 사회서비스는 지역사회, 대상은 사회복지서비스는 수급자 등 빈곤층에 한정, 사회서비스는 서민 · 중산층까지 확대, 서비스 내용은 사회복지서비스는 기본적 생활보장 서비스, 사회서비스는 기본적인 생활보장 이외에 일상생활 지원, 인적자원 확충 등 다양한 서비스이다. 재정지원 방식은 사회복지서비스는 공급자를 지원하고, 사회서비스는 수요자를 지원한다. 비용부담은 사회복지서비스는 전액 국가가 부담하고, 사회서비스는 일부 본인부담금이 있다. 품질관리는 사회복지서비스는 국가가, 사회서비스는 국가, 지자체, 제공기관에서 한다.

생애주기별 사회서비스 제공 영역은 저출산 극복, 고령사회 대비 등 인구위기 대응 서비스가 있고, 임신 · 출산 지원부터 노후 · 임종 · 장사까지 전 생애주기를 포괄하고, 소득 보장으로 채울 수 없는 복합적 요구에 대한 지원이 있다. 구체적으로 임신 · 출산, 영 · 유아, 아동 · 청소년, 중고령, 노인, 임종으로 구분할 수 있으며, 이 중 중고령에게는 장애인, 자활 등 사회서비스 일자리, 노후 설계 지원, 운동 등 건강관리 서비스를 제공한다. 노인에게는 장기요양, 노인돌봄, 치매돌봄, 노인일자리, 지역통합돌봄, 노인건강관리 서비스를 제공한다.

사회서비스 사업은 산모 · 신생아 건강관리 지원사업, 지역사회서비스, 가사 · 간병방문지원사업, 청년사회서비스사업이 있다. 이 중에서 노인과 관련된 지역사회서비스와 가사 · 간병방문지원사업을 소개하고자 한다.

1) 지역사회서비스

지역사회서비스는 국민의 행복한 삶을 위해 아동 · 노인 · 장애인 등 계층별 특성을 고려한 돌봄 · 재활 · 사회참여 등 생애주기별 욕구와 지역사회 특성을 반영한 다양한 서비스를 제공하는 목적이 있다. 이 서비스의 대상은 기준 중위소득 120% 이하 가구를 원칙으로 하지만 지역별 · 서비스별 상이하다. 노인 · 장애인 대상 서비스의 경우는 기준 중위소득 140% 이하이다. 지역사회서비스의 사업군은 아동재활, 아동역량개발, 노인 · 장애인 사회참여지원, 신체건강관리, 정신건강관리, 기타로 나뉜다.

노인 · 장애인 사회참여지원은 노인 · 장애인 돌봄 여행의 사업유형이 있다. 이 사업의 대상은 신체활동이 가능한 장애등록자 및 65세 이상의 노인이다. 서비스의 내용은 신체적 특성으로 여행 욕구 충족이 어려운 노인 · 장애인에게 전문 돌봄인력 동반 여행 서비스를 제공하는 것이다. 비용은 정부에서는 가구여건, 소득수준에 따라 바우처 지원액을 통한 정부지원금을 차등 지원하고 서비스 가격에서 바우처 지원액을 차감한 나머지 금액은 본인부담금을 내도록 하고 있다. 본인부담금은 이용자는 서비스를 제공하는 기관에 직접 납부하도록 하고 있다. 서비스 제공기간은 서비스 성격과 지역 여건에 따라 다르지만, 보통 1년으로 제한하고 있고, 이용기관 연장은 지방자치단체의 장이 인정한 사업에 대해서는 가능하다. 서비스의 신청은 본인, 가족 및 기타 관계인이 할 수 있고, 서비스 신청장소는 대상자의 주민등록상 주소지 읍면동 주민센터에서 가능하다.

2) 가사 · 간병방문지원사업

가사 · 간병방문지원사업은 일상생활과 사회활동이 어려운 저소득층을 위한 가사 · 간병서비스를 지원함으로써 취약계층의 생활안정을 도모하고 가사 · 방문 제공인력의 사회적 일자리를 창출하기 위함이다. 지원 대상은 만 65세 미만의 생계 · 의료 · 주거 · 교육급여 수급자, 차상위계층 중, 장애정도가 심한 장애인, 6개월 이상 치료를 요하는 중증질환자, 희귀난치성질환자, 소년소녀가정, 조손가정, 한부모가정(서비스 대상은 자녀 · 손자녀가 됨), 장기입원 사례관리 퇴원자, 이러한 내용에 준하는 경우 시군구청장이 예산의 범위 내에서 장애정도가 심하지 않은 장애인, 부상으로 인한 장기치료자 등 가사 · 간병이 필요하다고 인정된 경우이다. 이 사업 신청은 주민등록 주소지 관할 읍면동 주민센터이고, 신청자격은 본인, 친척 또는 후견인 · 법정대리인, 사회복지담당공무원이다. 친척의 범위는 배우자, 8촌 이내의 혈족(血族, 혈통이 이어진 친척, 또는 법률이 입양 따위에 따라 이와 같다고 인정하는 사람), 4촌 이내의 인척(姻戚, 혼인에 의하여 맺어진 친척) 이다. 지원기간은 바우처 자격 결정일로부터 1년이고, 1년 단위로 연장은 가능하고, 장기입원 사례관리 퇴원자는 6개월이다. 지원내용은 세면, 식사 보조 등 신체수발지원, 체위변경, 간단한 재활운동 보조 등 신변활동 지원, 청소, 식사준비 등 가사지원, 외출동행, 말벗, 생활상담 등 생활지원이다. 생계 · 의료급여 수급자, 생계 · 의료급여 이외의 수급자 및 차상위계층, 만 65세 미만 요양병원에서 퇴원한 의료급여수급자, 즉 대상자에 따라 제공시간별 정부보조금과 본인부담금의 차이를 두고 있다. 서비스 제공기관은 「사회서비스 이용 및 이용권 관리에 관한 법률」 제16조에 따라 등록한 제공기관이어야 하고, 제공인력은 만 18세 이상으로 「노인복지법」에 따른 요양보호사이다.

제6장

지역복지정책

학습목표

1. 지역복지정책의 주요 추진 경과를 설명할 수 있다.
2. 기존 복지서비스의 한계와 찾아가는 보건복지서비스 추진 배경을 설명할 수 있다.
3. 지역사회보장협의체의 역할을 설명할 수 있다.
4. 찾아가는 보건복지서비스 이전과 이후의 통합사례관리의 변화를 설명할 수 있다.
5. 희망복지지원단의 주요 업무를 설명할 수 있다.

복지정책은 기초생활보장, 자립지원, 기초의료보장, 지역복지가 있다. 이 중 기초생활보장과 기초의료보장은 공공부조에 해당하기 때문에 앞서 살펴보았고, 자립지원은 노인과의 관련성이 적기 때문에 설명을 생략하고, 최근 중요성이 커지고 있는 지역복지정책을 설명하고자 한다.

1 지역복지정책의 추진경과

지역복지정책은 사회복지 전달체계 개편 추진경과에 따른 내용을 살펴보자. 먼저 우리나라 지역보건정책은 1987년 사회복지전담공무원제를 도입하여 전문적인 사회복지서비스 제공을 추진하였고, 1995년 7월부터 1999년 12월 보건복지사무소 시범운영을 통해 보건과 복지의 연계를 시도하였다. 2004년 7월부터 2006년 6월 사회복지사무소 시범운영을 통해 복지전담기구에 복지인력 집중화를 통해 복지영역간 연계, 복지기획능력 제고, 지역주민의 접근성 부족, 통합서비스 및 사례관리를 위한 인력부족, 민간협렵체계 미흡 등의 한계를 확인하였다. 2006년 7월부터 2007년 7월 행정자치부(현재 행정안전부) 주관 전국 시군구를 주민생활지원서비스 전달체계로 개편하여 보건복지뿐만 아니라 고용 · 교육 · 문화 등 8대 서비스 연계 및 민관협력강화을 추진하였다.

2009년 6월 관계부처 합동 '사회복지 전달체계 개선 종합대책' 수립하여 추진하였고 급증하는 복지수요에 대응하고자 지자체 조직과 기능을 조정, 일선 공무원의 과중한 업무부담을 완화시키기 위해 인력 보강을 추진하였다. 2009년 10월 시군구 복지전달체계 개선 대책을 시행하여 복지 대상자 조사 · 급여 관리 업무를 시군구로 일원화하고, 읍면동을 통한 대상자의 신속한 발굴 · 찾아가는 서비스 지원체계를 구축하였다. 2010년 1월 사회복지통합관리망(행복e음)을 개통하여 복지지원대상자 정보를 전국적으로 통합 · 관리하게 됨으로써 부정 · 중복 급여 방지 및 지원대상자 누락 방지 등 찾아가는 복지서비스 기반을 구축하였다. 2011년에서 2014년 사회복지담당공무원 7,000명 확충, 2012년 5월 시군구 희망복지지원단을 설치하여 기존 시군구 서비스연계팀을 확대 · 개편, '희망복지지원단'을 설치 · 운영하여 복지종합상담 및 통합사례관리를 강화하였다.

2013년 2월 사회복지통합관리망 성과의 전 부처 확산을 위해 '사회보장정보시스템'을 구축하였다. 2013년 9월 사회보장위원회에 안건을 상정하여 심의 · 의결 결과, 국민 중심의 맞춤형 복지전달체계 개편방안을 최종 확정하였다. 2013년 11월 동 주민센터 복지기능보강 지침에 따라 사무 · 기능 조정, 인력 · 기구 조정, 업무효율화 등을 통해 주민센터의 복지허브화를 추진하였다. 2014년에서 2017년 사회복지담당공무원 6,000명 확충하고 관리방안 최종 확정하였다(그림 6-1).

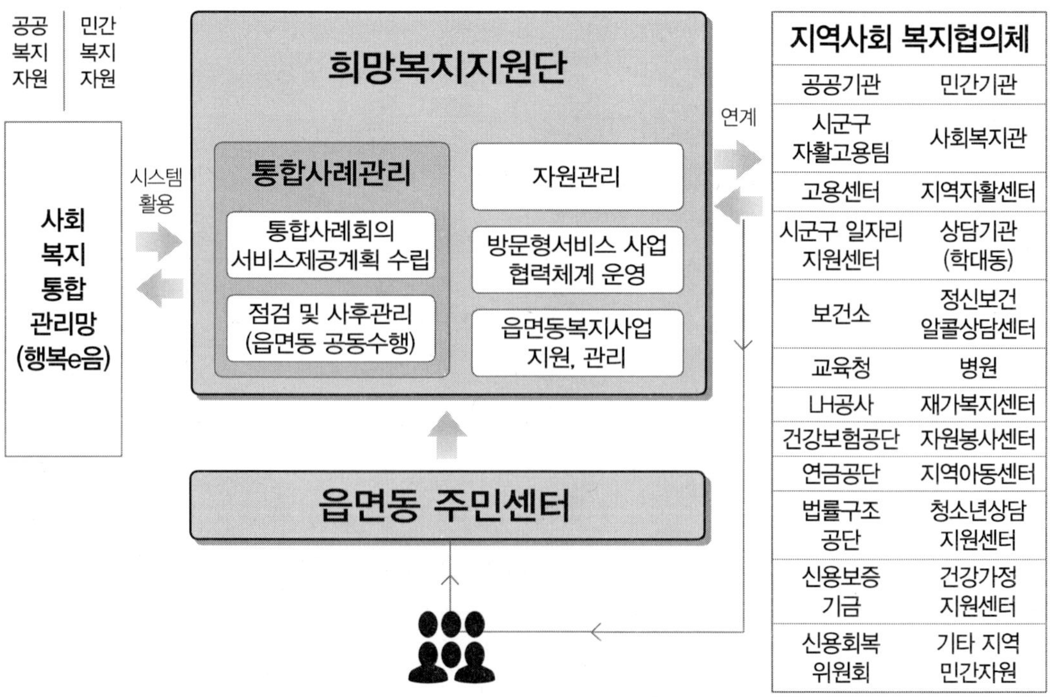

[그림 6-1] 희망복지전달체계-희망복지지원단 모형

출처 : 읍면동 복지기능강화 시범사업 평가 및 전달체계개편 모형 개발(보건복지부, 2015, p32)

2016년에서 2017년 읍면동 복지허브화 추진을 위해 행정자치부, 국무조정실 등 관계부처가 함께 노력하였다. 2017년부터는 주민자치형 공공서비스 강화를 위해 인력확충 및 조직개편 등을 추진하고 있다. 2017년 8월부터 2018년 12월까지 사업 도입 및 모델발굴이 있었고, 2019년 1월부터 사업을 확산하면서 '자치, 돌봄, 재생 등' 2020년 3월 행정안전부, 교육부, 농림축산식품부, 보건복지부, 국토교통부가 협약을 체결하여 사업을 진행하고 있다.

2 찾아가는 보건복지서비스

행정안전부 주도 주민자치형 공공서비스 구축사업은 '자치분권과 균형발전'이라는 핵심 국정과제를 실천하기 위한 사업이다. 사업의 추진 배경은 주민의 삶의 질 향상과 공동체 가치 회복을 목적으로, 도시지역은 소원했던 이웃 간의 공동체 복원, 농촌지역은 고령화, 인구유출 등으로 와해되어 가는 지역공동체의 활력을 되찾을 필요성이 대두되었다. 그리고 주민들이 자긍심을 갖고 지역의 가치를 찾는 풀뿌리 자치활동과 이웃에 대한 포용과 배려 등 공동체 내 돌봄을 활성화할 필요성이 있었다. 이러한 시대적 요구를 충족시키기 위해 주민과 접촉하는 최일선 행정단위인 읍 · 면 · 동을 주민 생활자치와 돌봄을 위한 중심으로 혁신하고자 하는 사업이라고 말할 수 있다.

또한 그동안 정부의 기초연금 도입, 기초생활보장제도 확대, 보육서비스 확대, 아동수당 도입 등으로 국민의 수요에 맞추어 다양한 복지제도를 확대해 왔으나 실제 복지서비스가 필요로 하는 사람들이 복지서비스를 받지 못하는 한계점이 있었다. 찾아가는 보건 · 복지서비스는 이러한 복지사각지대 최소화, 생애주기별 맞춤형 복지실현 및 국민 복지체감도 제고를 위하여 사회복지공무원을 확충하면서 찾아가는 서비스 및 민관 협력을 강화하는 등 복지전달체계라고 할 수 있다. 이 사업의 주요 업무는 찾아가는 보건복지서비스를 확대하고, 보건복지분야 통합사례관리, 주민참여형 서비스 제공기반을 마련하는 것이다(그림 6-2).

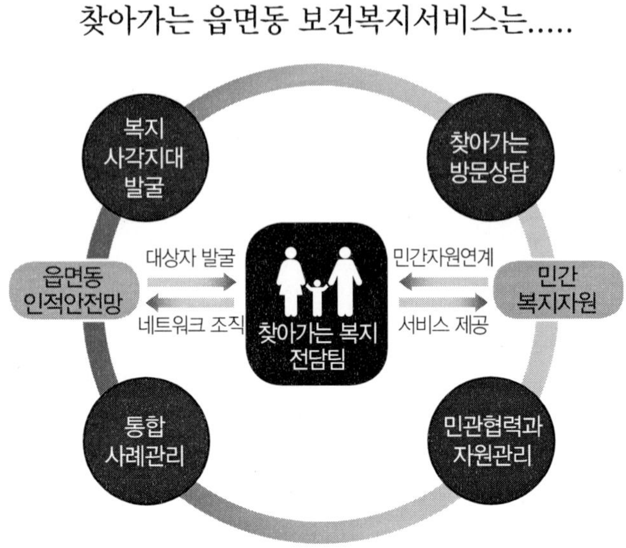

[그림 6-2] 복지전달체계로서 찾아가는 읍면동 보건복지서비스
출처 : 보건복지부 홈페이지

1) 찾아가는 보건복지서비스 모형 및 조직

읍 · 동 행정단위의 기본형, 공공서비스연계형과 면 행정단위의 기본형, 농어촌특성화형 모델이 있고, 읍 · 동과 면의 기본형의 경우 찾아가는 보건복지팀을 설치하고, 면의 농어촌 특성화형의 경우 찾아가는 보건복지팀을 설치하지는 않지만 전담인력을 배치하는 모델이다. 2022년까지 전체 읍 · 동은 기본형에서 공공서비스 연계형으로 전환을 원칙으로 하고, 면은 기본형으로 전환을 추진한다. 읍 · 면 · 동 기본형의 인력 구성은 행정팀 주민자치 1명과 찾아가는 보건복지팀의 복지 3명, 간호 1명으로 구성하고, 읍 · 동의 공공서비스연계형은 행정팀 주민자치 1명과 찾아가는 복지팀의 복지 7명, 간호 1명으로 구성한다. 면의 농어촌특성화형은 주민자치 1명, 복지 2명, 간호 1명으로 구성한다. 기존 찾아가는 복지서비스와 차이점은 행정팀에 주민자치 전담인력 1명 배치와 찾아가는 보건복지팀에 간호인력 1명이 추가된 점이다.

찾아가는 보건복지 담당 인력은 기존 찾아가는 복지서비스의 맞춤형복지팀 인력을 포함하여, 팀 명칭은 지자체의 여건을 반영하여 결정한다. 복지인력은 찾아가는 복지대상자 발굴 및 방문상담, 보건 · 복지 · 건강 등 전문 종합상담, 문제해결을 위한 통합사례관리 및 주민역량 강화 업무를 수행하고, 간호인력은 위험도별 지속적 건강관리, 맞춤형 지역사회 자원연계, 건강현황 분석에 따른 해결전략 및 유관기관 협력체계 구축업무를 수행하며, 주민자치 인력은 주민자치회 구성 지원, 자치 계획 수립 및 주민총회 지원, 민 · 관 협업 실행 지원 등의 업무를 수행한다.

2) 찾아가는 보건복지서비스의 주요 과제

주요 과제1은 주민자치 활성화 기반 마련이다. 즉 주민자치회가 읍 · 면 · 동에서의 실질적인 주민참여 플랫폼 역할을 수행할 수 있도록 재정적 제도 기반 마련 및 공론장 운영이 필요하다. 주요 과제2는 주민자치 교육 및 컨설팅 지원이다. 이는 주민자치 관련 민간 및 공무원 교육을 통해 풀뿌리 주민자치 활성화와 자치단체의 주민자치 정책 활성화 및 역량 제고를 위한 전문컨설팅 제고를 위함이다. 주요 과제3은 지역문제 해결을 위한 주민자치회 고도화 지원이다. 이는 최근 급격한 주민자치 환경의 변화에 따라 '풀뿌리 주민자체 정책'의 새로운 심화방향 제시와 주민참여를 기반으로 한 총괄적 지역혁신 필요 증가, 사회문제 해결에 기여하는 주민자치회로의 재도약 필요성에 기반한다. 주요 과제4는 중앙부처 주민참여 정책과의 연계 강화이다. 이는 풀뿌리 주민자치의 활성화를 위해 중앙부처 주민참여 기반 정책과의 연계 필요성에 따른다. 주로 국토부 도시재생뉴딜 정책과의 연계와 중앙부처 주민참여 기반 정책과의 연계 운영 시 공모 선정 가점이 부여되고 있는 것을 반영한다. 주요 과제5는 지역 내 다부처 정책연계 구축이다. 이는 지역에서 다수 기관의 협력을 통한 문제해결 필요성이 증대되고 있다는 점, 부처별 정책은 연계없이 분절적으로 추진되는 것은 실질적 성과를 나타내는 데에는 한계가 있다는 점, 정부-지역 정책을 연계해 종합적으로 기획할 수 있는 기초 지자체 역량이 미비하다는 점에서 지역의 부처 간 사업 연계 시스템 구축 지원으로 정책 효과 제고의 필요성이 크다.

3) 지역사회보장협의체

2004년 시작한 사회복지사무소 시범사업부터 운영되었던 '지역사회복지협의체'는 찾아가는 보건복지서비스 복지전달체계에서 '지역사회보장협의체'로 명칭이 변경되었다. 지역사회보장협의체는 민관 복지관계자 및 학계전문가, 주민대표, 공무원 등이 참여하여 지역의 사회보장 관련 사안 등을 심의 · 자문하는 민관협의기구이다. 지역사회보장을 증진하고, 사회보장과 관련된 서비스를 제공하는 관계기관 · 법인 · 단체 · 시설과의 연계협력을 강화하기 위한 목적으로 운영한다. 구성은 시군구에 구성운영하고, 대표협의체, 실무협의체, 실무분과로 조직하여 운영한다. 대표협의체는 지역사회보장계획 등 사회보장 관련 중요사항을 심의 · 자문하고, 실무협의체는 대표협의체 심의지원, 실무분과 간 연계하고 조정한다. 실무분과는 사회보장기관 간 연계 · 협력 강화 및 통합서비스를 연계한다.

4) 읍면동 지역사회보장협의체

읍면동 지역사회보장협의체는 읍면동의 사회보장 업무를 지원하기 위한 민관협력 네트워크이다. 주요 기능은 협치(goverance)기능, 연계(network)기능, 통합서비스 기능이다. 협치 기능은 지역사회보장계획의 수립 · 과정 · 평가 등 지역사회보장 주요 사항에 대해 민간과 공공이 협력하여 심의 · 자문하는 것을 의미한다. 연계 기능은 사회보장과 관련된 서비스를 제공하는 관계 기관 · 법인 · 단체 · 시설과 연계 · 협력을 강화하는 것을 의미한다. 통합서비스 기능은 협의체 내 각 분과 간 통합 및 조정역할을 수행하고 지역주민의 욕구를 반영한 통합적 서비스 제공체계를 지원하는 것과 통합서비스 제공을 위해 기존의 보건복지뿐만 아니라 고용 · 주거 · 교육 · 문화 · 환경 등 다양한 영역과 연계하는 것을 말한다. 즉 지역 내 위기가정 등 복지 사각지대 발굴, 민관협력을 통한 지역사회 자원발굴 · 연계 및 지역사회 보호체계를 구축하는 기능을 한다.

5) 통합사례관리

통합사례관리는 지역주민의 다양한 욕구에 통합서비스를 연계 · 제공함으로써 지역주민의 삶을 안정적으로 지원 · 지지하고, 복지제도의 효과성 · 효율성을 향상하는 것을 목표로 한다. 일반적으로 지역주민을 대상으로 하나, 복지욕구 및 경제적 여건을 고려하여 빈곤계층의 탈빈곤 · 빈곤예방을 중점목표로 설정하여 고용 · 복지 연계에 중점을 둔다. 통합사례관리는 복합적인 욕구가 있지만, 스스로 해결방법을 찾기 어려운 대상에게, 지속적인 상담과 다양한 공공 · 민간자원 연계를 통해, 문제해결과 주체적인 사회적응을 지원하는 것을 의미한다. 통합사례관리 사업의 대상은 사례관리가구와 서비스연계가구로 구분된다.

찾아가는 보건복지서비스 도입 이전에는 사례관리의 필요성이 있는 경우, 읍면동에서 시군구 희망복지지원단에 의뢰하여 사례관리를 하고 종결 후 읍면동에서 사후관리를 하였다. 찾아가는 보건복지서비스 이후에는 읍면동에서 가구 발굴, 초기 상담, 통합사례관리 및 서비스 연계, 종결가구에 대한 사후관리를 하고 있다. 필요시에는 희망복지지원단에게 고난도 사례를 의뢰하는 것은 가능하긴 하다.

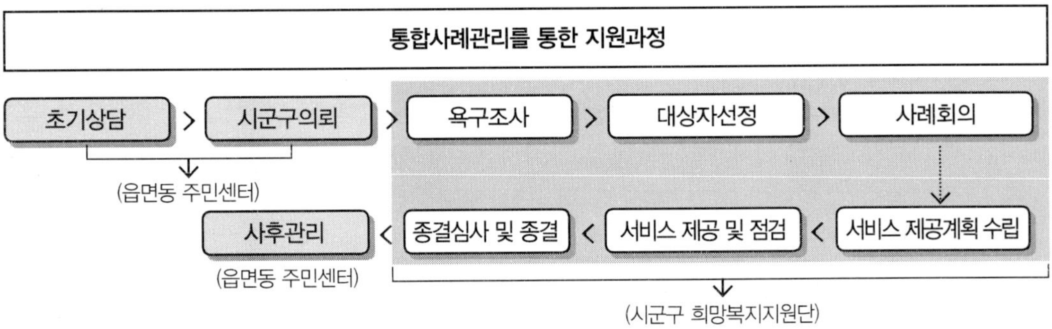

[그림 6-3] 통합사례관리를 통한 지원 과정-찾아가는 보건복지서비스 이전

출처 : 보건복지부 홈페이지

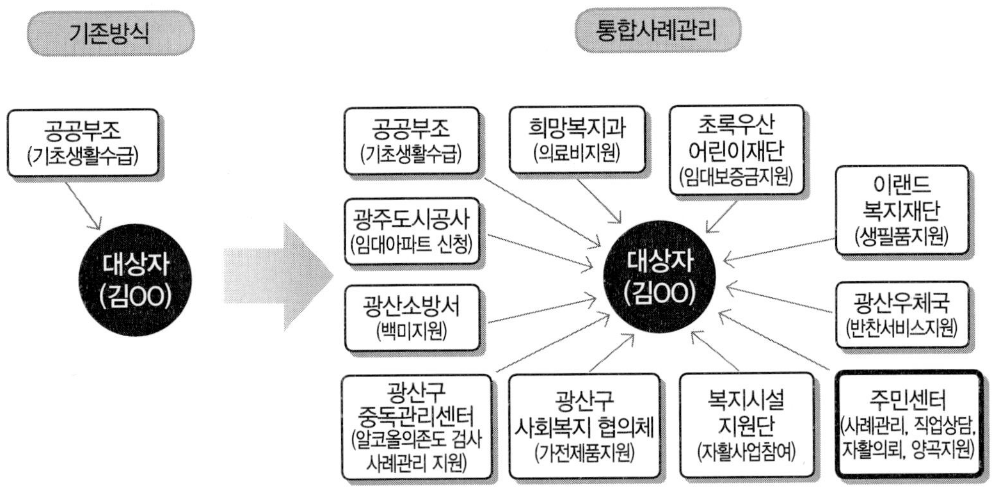

[그림 6-4] 통합사례관리를 통한 지원 과정-찾아가는 보건복지서비스 이후

출처 : 보건복지부 홈페이지

6) 희망복지지원단

시군구 희망복지지원단은 복합적 욕구를 가진 대상자에게 통합사례관리를 제공하고, 지역 내 자원 및 방문형 서비스 사업 등을 연계하여 지역단위 통합서비스 제공의 중추적 역할을 수행하는 전담 조직이다. 희망복지지원단의 주요 업무는 첫째, 통합사례관리이다. 이는 보건·복지 등 복합적 요구를 가진 대상자에게 공공·민간의 급여 및 서비스 등을 통합적으로 연계 및 제공하고, 고난도 사례 등 전문적인 사례관리를 수행한다. 고난도 사례라는 것은 초기 상담시 안전 · 정신건강 두 가지 영역이 모두 포함된 경우나 긴급복지지원법 상의 위기상황 사례, 읍면동 자체에서 해결하기 어려운 사례 등이 해당된다. 둘째, 자원관리이다. 지역자원 조사 및 개발을 통해 공적 지원이 곤란하거나 불충분한 대상자에게 지원할 수 있는 다양한 민간자원을 발굴하고 관리한다. 더불어 공공 · 민간 복지자원통합 DB 운영을 총괄한다. 셋째, 지역보호체계 운영이다. 주민네트워크 활성화, 지역 내 복지소외계층 발굴체계를 운영한다. 마지막으로 읍면동 지원관리다. 읍면동 종합상담, 정보제공, 방문상담, 사례관리, 민관협력 등 복지 업무를 총괄 관리한다.

제7장

지역사회 통합돌봄

학습목표

1. 지역사회 통합돌봄의 정의를 설명할 수 있다.
2. 지역사회 통합돌봄 추진 상황을 설명할 수 있다.
3. 지역사회 통합돌봄 4대 핵심중점과제를 설명할 수 있다.

지역사회 통합돌봄이란 돌봄이 필요한 주민들이 살던 곳에서 개개인의 욕구에 맞는 서비스를 누리고, 지역사회와 함께 어울려 살아갈 수 있도록 주거, 보건의료, 요양, 돌봄, 일상생활의 지원이 통합적으로 확보되는 지역주도형 정책이다. 통합돌봄 대상은 전통적으로는 빈곤한 사람에게 엄격한 자산조사를 거쳐서 선별적으로 선정하였으나, 지역사회 통합돌봄은 욕구에 기반하여 돌봄이 필요한 자이다.

보건복지부는 2018년 11월 지역사회 통합돌봄(커뮤니티케어) 기본계획을 발표하고, 2019년 16개 지자체를 선정하여 2년간 선도사업을 추진 중에 있다. 이 선도사업을 통해 2022년까지 통합돌봄의 핵심 인프라의 확충, 2024년까지 통합돌봄 제공기반 구축을 준비하고 있다. 이를 통해 초고령사회에 모든 지방자치단체는 지역사회 통합돌봄 정책을 보편적인 서비스로 제공할 수 있도록 하고 있다.

지역사회 통합돌봄의 4대 핵심중점과제는 주거, 건강의료, 요양 및 돌봄, 서비스 연계이다. 주거는 케어안심주택, 집수리 사업, 통합돌봄형 도시재생뉴딜이 해당한다. 건강의료는 방문건강서비스, 방문의료, 지역연계실 운영, 만성질환 예방 · 관리, 재활, 회복이다. 요양 및 돌봄은 차세대 노인장기요양, 신규 재가서비스, 재가 의료급여 신설이다. 서비스 연계는 통합돌봄창구(읍 · 면 · 동, 보건소 등), 지역케어회의(시 · 군 · 구), 통합정보플랫폼이다. 대상자에게 필요한 서비스는 공급자가 일방적으로 제공하는 것이 아니라, 지역케어회의를 통해 대상자의 욕구에 기반하여 개인별통합돌봄계획(Indivisual Service Plan, ISP)을 함께 수립하여 공급자들이 서비스를 제공한다.

통합돌봄의 보편적 서비스 제공을 위한 로드맵은 첫째, 선도사업 실시 및 핵심인프라 확충단계이다. 이는 지역실정에 맞는 통합돌봄 모형 개발, 생활 SOC투자로 케어안심주택, 주민건강센터, 통합돌봄형 도시재생뉴딜이며, 법 · 제도의 정비로 법 제정과 관련 지침의 정비라고 할 수 있다. 둘째, 지역사회 통합돌봄 제공기반 구축단계이다. 이는 장기요양 등 재가서비스의 대대적 확충과 재가서비스를 수행할 인력 양성, 케어매니지먼트 시스템 및 품질관리체계 구축, 재정전략 마련이다. 셋째, 지역사회 통합돌봄 보편화단계이다.

보건복지부의 선도사업 뿐만 아니라, 현재 우리나라는 다양한 부처 중심의 지방자치단체의 특성에 맞는 모형개발이 이루어지고 있는 실정이다. 해결되어야 하는 많은 과제들이 있지만, 조만간 AIP(Aging In Place)의 실현 인프라가 조성될 것으로 기대된다.

제4부

4

노인시설 창업 및 경영

제1장 노인시설의 이해
제2장 창업 및 간호창업의 이해
제3장 노인시설 경영을 위한 마케팅
제4장 노인시설 경영의 실무관리
제5장 국내 · 외 노인시설 운영사례

제1장

노인시설의 이해

학습목표

1. 노인시설의 정의, 필요성 및 기능을 설명할 수 있다.
2. 노인시설의 유래를 설명할 수 있다.
3. 노인시설의 종류를 설명할 수 있다.
4. 노인시설 종류에 따른 시설 및 설비기준을 설명할 수 있다.
5. 노인시설 종류에 따른 운영 및 인력기준을 설명할 수 있다.

1 노인시설의 정의, 필요성 및 기능

1) 노인시설의 정의

노인이 질병이나 장애 또는 기타 이유로 자신의 가족들에게 부양 받지 못하게 될 때, 이들의 기본적인 삶의 질을 유지하는데 필요한 생활시설 및 이용시설을 의미한다.

2) 노인시설의 필요성

우리나라는 생활수준의 향상에 따른 식생활 개선, 보건위생의 개선, 생활환경의 개선 등과 의학의 발달로 평균 수명이 크게 증가하고 있으나 핵가족화의 심화와 여성의 사회참여 증가 등으로 가족에 의한 노인보호 기능이 점점 약화되고 있다.

그 밖에 독거노인세대와 노인부부세대 증가, 가정에서 적절한 보호를 받을 수 없는 만성질환노인, 거동불능노인, 치매노인 등의 장기요양 보호노인의 증가는 시설보호의 필요성과 중요성을 부각시키고 있다. 특히 고령노인 인구의 증가로 거동불능노인과 치매노인 등을 가정에서 보호하는 경우 가족의 경제적, 심리적 부담은 심각한 갈등으로 이혼이나 가정해체 등의 사회문제로 대두되고 있다.

65세 이상의 노인인구 중 약 57%는 독립적인 생활과 근로가 가능하나 노인 개개인별 건강 상태와 사회 경제적 상황에 따라 다양한 욕구를 충족시켜줄 수 있는 노인시설 서비스가 필요하다. 노인시설은 노인이 인간다운 생활을 영위하면서 소속된 가족 및 지역사회에 적응하고 통합되도록 필요한 자원을 공적 및 사적 차원에서 제공하도록 하는 제도적인 측면이 중요하다고 할 수 있겠다.

노인복지 분야는 소득보장, 주거보장, 의료보장 및 사회서비스 보장 등을 포함하는 매우 포괄적인 분야이다. 이 중에서 사회적 보호서비스는 시설에서 생활하고 있는 노인을 위한 시설보호서비스(institution service)와 재가노인을 보호하기 위한 재가복지서비스(가정보호서비스, 지역보호서비스, 집합주택서비스 등)로 구분할 수 있다.

3) 노인시설의 기능

노인시설은 노인을 위한 사회서비스 제공에 기본이 되는 장소로 노인의 질적인 삶의 수준을 높이기 위해서 노인의 포괄적인 욕구해결에 필요한 관련된 서비스 및 프로그램을 제공해야 한다. 따라서 노인시설은 개개인의 노인생활에 필요한 포괄적인 욕구가 개인적으로는 해결이 곤란하거나 보다 효과적이며 효율적인 해결을 필요로 하는 경우에 이용된다. 이는 노인의 욕구가 주로 질병 및 건강관리 요구와 생활 및 사회, 문화, 경제활동 요구 등에서 포괄적으로 관리되어야 함을 의미한다. 또한 노인들은 연령증가와 더불어 생활의 독립성이 감소되므로 시설이나 전문가에 의존하여 욕구를 해결해야 한다.

노인시설의 기능 중 일반적 기능은 노인의 건강관리 및 생활과 사회활동 관리이다. 따라서 질병의 관리와 생활 관련 관리의 구성비율에 따라 노인시설의 종류와 형태가 구분된다.

질병의 관리 요구는 그 요구도에 따라 시설과 기관의 형태를 달리하여 노인시설과 연계되어 연속적 관리가 가능하도록 하여야 한다. 즉 의료서비스를 제공하는 시설은 노인의 질병 및 생활관리 요구의 요구도 정도에 따라 구분을 하도록 하여 노인 생활에 필요한 서비스를 제공해 줄 수 있는 공간과 시설을 마련하고, 시설 간의 회송으로 노인의 요구 관리가 연속적으로 이루어져야 한다. 또한 노인시설은 일상생활 및 사회생활이 이루어지는 곳으로서 노인이 살아왔던 환경과 익숙하고 가족기능이 계속 유지될 수 있는 제반 시설의 확충에도 주의를 기울여야 할 것이다.

2 노인시설의 유래

1) 한국에서의 유래

우리나라의 노인시설은 1981년 노인의 질환을 사전예방 또는 조기발견하고 질환상태에 따른 적절한 치료·요양으로 심신의 건강을 유지하고, 노후의 생활안정을 위하여 필요한 조치를 강구함으로써 노인의 보건복지증진에 기여함을 목적으로 「노인복지법」이 제정되면서 노인복지시설로 구체화하여 지금의 노인주거복지시설, 노인의료복지시설, 노인여가복지시설, 재가노인복지시설, 노인보호전문기관, 노인일자리지원기관, 학대피해노인 전용쉼터로 구분하였다.

즉 노인시설의 법적인 근거는 「노인복지법」과 함께 「노인복지법 시행령」과 「노인복지법 시행규칙」에 관련 사항들을 규정하고 있으며, 여러차례 개정작업을 거쳐 2020년 12월에 개정된 현재의 「노인복지법」이 적용되고 있다.

「노인복지법」은 총 세가지의 기본이념을 바탕으로 구성되었으며 구체적인 내용은 다음과 같다.

① 노인은 후손의 양육과 국가 및 사회의 발전에 기여하여 온 자로서 존경받으며 건전하고 안정된 생활을 보장받는다.

② 노인은 그 능력에 따라 적당한 일에 종사하고 사회적 활동에 참여할 기회를 보장받는다.

③ 노인은 노령에 따르는 심신의 변화를 자각하여 항상 심신의 건강을 유지하고 그 지식과 경험을 활용하여 사회의 발전에 기여하도록 노력하여야 한다.

즉 「노인복지법」의 기본이념에 비추에 볼때 노인은 후손의 양육과 국가 및 사회의 발전에 기여하여 온 자로서 존경받으며 건전하고 안정된 생활을 보장받을 수 있도록 하기 위해 국가 및 지방단체는 노인에 대한 복지를 도모하기 위하여 필요하다고 인정한 때에는 첫째, 65세 이상의 자 또는 그를 보호하고 있는 자를 관계공무원 또는 노인복지상담원으로 하여금 상담·지도하게 하는 것과 둘째, 65세 이상의 자로서 신체적·정신적·경제적 이유 또는 환경상의 이유로 거택에서 보호받기가 곤란한 자를 노인주거복지시설 또는 재가노인복지시설에 입소시키거나 입소를 위탁하는 것과 셋째, 65세 이상의 자로서 신체 또는 정신상의 현저한 결함으로 인하여 항상 보호를 필요로 하고 경제적 이유로 거택에서 보호받기가 곤란한 자를 노인의료복지시설에 입소시키거나 입소를 위탁하는 것을 조치할 수 있도록 법제화하였다.

2) 미국에서의 유래

전 세계적으로 진행되는 고령화 현상으로 인하여 노인을 요양해야 하는 사회적 비용이 점점 증가하게 되었고, 한 가정이 노인을 보호하고 요양을 해야 하는 현실은 어려운 사실로 등장하였다. 요양보호를 필요로 하는 노인이 있는 가족은 경제적으로 생존의 위협과 빈곤화에 노출되어 있기 때문에 요양서비스의 욕구는 사회적 연대행위에 의해서 연결되어야 할 새로운 사회적 문제로 등장하게 되었다.

미국은 1980년에서 1990년까지 최근 10년 사이 65세 이상 노인인구는 21% 증가한 반면 나머지 인구는 불과 8% 증가에 그치고 있다. 그러나 65세 이상 노인인구는 2010년 전체 인구의 14%를 넘게 되었고 2030년에는 22%로 증가될 것으로 전망하고 있다(AARP, 1992). 이와 같은 미국의 노인인구 증가를 주도한 연령층은 85세 이상의 노인이다.

1989년과 2050년 사이에 85세 이상 노인이 전체 인구에서 차지하는 비중은 10%에서 22%로 늘어날 것으로 전망되고 있으며(U.S.Bureau of the Census, 1989), 1989년 74%의 남성 노인이 결혼해서 배우자와 함께 살고 있는 반면 여성 노인은 40% 만이 배우자와 함께 살고 있으며, 49%는 홀로 지내고 있다고 보고되었다(U.S. Bureau of the Census, 1990).

미국의 노인시설로는 저소득 고령자를 위한 주택, 지역의 장기요양 제도로서 지역의 고령화 장기요양주택, 너싱홈, 요양원 등으로 나누어 볼 수 있다.

(1) 저소득 고령자를 위한 주택

미국의 저소득 고령자 주택은 도시개발주택청(HUD)의 지원공급으로 프로그램에 따라 대상자, 물리적 시설, 서비스 요건이 충족되면 자금이 지원된다. 공동주택 서비스 코디네이터 프로그램(Multi-familly-housing service program: MHSC)은 이송, 식사서비스, 가사도움, 약물관리, 보살핌 세탁, 급식, 방문간호 등의 서비스를 받을 수 있다.

위스콘신 주의 매디슨 시에 있는 퀘이커 주택(1972)이 그 예로 평균소득의 30%를 주거비로 부담하며, 나머지는 연방정부에서 보조한다. 입주자들은 필요에 따라 이송, 보살핌, 세탁, 급식, 방문간호 등의 서비스를 받을 수 있다.

(2) 지역의 고령화 장기요양주택

장기요양주택은 극빈층과 중산층의 고령자를 대상으로 자원봉사단체 (voluntary organization)에 의해서 설립, 운영되는 지역공동체(community)라고 할 수 있다. 장기요양주택의 형태는 노인의 욕구에 따라 입주할 수 있도록 여러 동의 독립형, 집합형, 그룹형, 호스피스형, 단기형, 보호형의 아파트형이다. 서비스의 제공범위는 주택설비, 식사, 가사, 이송, 개인서비스, 당일진료, 건강관리 등으로부터 레크레이션, 자원봉사자의 활동에 이르기까지 다양하며 시설 간호와 보조에만 의지하지 않고 지역사회 속에서 생활할 수 있도록 도와주고 있다. 재정은 입주자의 집세, 정부의 보조, 비영리 민간 자선단체들의 기부, 자원봉사자들에 의한 바자수익 등으로 이루어진다.

(3) 너싱홈(Nursing Home)

너싱홈은 1935년에 구빈원(救貧院)이나 비영리 자선단체에 의하여 설립 · 운영된 대표적인 전문요양시설(Skilled Care Facility)로써 24시간 전문적인 개호와 간호가 제공되는 시설의 대표적인 형태로 우리나라 노인의료복지시설 중 노인요양시설이 이에 해당한다.

노인요양시설은 의료서비스의 제공정도에 따라 일반적인 개호서비스를 제공하는 일반요양시설(Intermediate Care Facility)과 전문 간호사의 집중적인 간호서비스를 제공받는 전문요양시설(Skilled Care Facility)로 크게 분류된다.

전문요양시설은 거동이 불편하고 비교적 난이도가 높은 환자들을 대상으로 국가에 의해 자격이 주어지고 등록된 간호사에 의해 24시간 간호가 제공되는 시설이다. 이 시설에는 입소자에 대한 연령제한은 없고 노인들의 경우 퇴행성 만성질환자가 많으며, 주요 서비스로는 의사진료 및 응급처치, 수액요법, 상처치료, 투약, 간호 식이요법, 재활, 검사 및 방사선 치료, 치과치료, 급식, 세탁, 오락 등이 있다.

일반요양시설은 전문요양시설에 비해 입소자의 건강상태가 비교적 양호하여 지속적 관찰은 필요하되 정기적인 전문치료 서비스가 제공되지 않아도 되는 노인들이 대상이다. 이 시설의 경우 입소자 대부분이 보행이 가능하므로 일상생활 수행보조, 리크레이션, 사회적 지지 프로그램 등 서비스를 제공받게 된다.

시설 소유현황을 보면, 영리(66.1%), 비영리(26.7%), 그리고 공공소유(7.2%)로 영리단체가 가장 많으며 대표적인 체인업체로 비벌리 엔터프라이즈사를 들 수 있는데 미국 전역에 걸쳐, 1,600여개의 노인요양시설, 병원, 휴양단지 등을 설립 · 운영하고 있다. 가장 큰 특징은 보통 병원의 구조와 유사하나 주간휴게실, 독서실, 공동식당, 오락 및 작업실, 재활치료실 등의 공용공간에 비교적 넓은 면적이 할애된다는 점으로, 의료적인 효율을 해치지 않는 범위 내에서 최대한 가정적인 분위기가 나는 시설이 우수한 시설로 간주되고 있다.

대상자들이 가정에서 사용하던 가구, 장식품 등은 공간에 제약이 없는 한 반입이 허용되고 있다.

너싱홈은 개설형태에 따라 단독형(individual home), 병설형(infirmary), 복지타운형(welfare town) 등으로 나눌 수 있다. '단독형'은 주로 개인이 운영주체가 되어 설립하는 경우로, 민간사업자가 각 지역에 개설하여 분점형식으로 운영하거나 이미 개설 운영중인 단독형 너싱홈들이 제휴를 맺어 시설협의회를 구성하여 운영한다. '병설형'은 전문의료기관이 운영주체가 되어 병원에 부설된 형태로 운영하는 것으로, 하버드대 의대 부설 해부류 노인복지센터(Hebrew Rehabilitation Center for Aged) 등이 그 예이다. 이 시설은 노인주택과 연구소도 함께 개설 운영하고 있는데, 노인주택에서는 쇼핑센터, 문화시설 등도 갖추고 통합복지서비스를 제공하고 있다. 따라서 이 시설은 오히려 복지타운형에 가깝다고 할 수 있다. '복지타운형'은 요양 및 재활이 필요한 대상자들에게 노인주택, 요양시설, 제가복지서비스센터, 생활지원센터 등을 동일지역 내에 설립하여 운영하는 형태이다.

3) 일본

일본의 「노인복지법」은 1963년 7월 11일(법률 제133호)에 제정되었다. 그러나 그 이전에 고령자복지에 관한법으로 1874년 '휼구규칙(恤救規則)'이 반세기정도 존재하였었다. 이후 동법이 '구호법(1929년)'으로 개정되면서 고독하고 외로운 노인에 대한 구제규정을 두었고, 제2차 세계대전 후, 경제, 사회, 문화 등 모든 면에서 재정비를 위하여 (구)생활보호법(1946년 법률 제17호)이 제정되었다. 이후 일본헌법 제25조의 인권 및 생존권의 이념을 구형하기 위하여 「생활보호법」(1950년 5월 4일 법률 제144호)이 제정되었다.

이러한 제도적 여건의 마련은 21세기를 준비하는 과정에서, 1993년 12월 '고령자보건복지대책' 위원회를 설치하여 1994년 3월 28일 Gold Plan의 대폭적인 개선으로 '신 Gold Plan'을 제안하면서, '21세기 복지비전'을 발표하였다. 이후, 2000년 4월 「개호보험법」을 시행하면서 2004년에는 연금개혁의 시행 등 초고령사회를 맞이함에 따른 다양한 대책을 마련하였다.

일본은 1990년 중반기에 접어들면서 고령후기 노인들에 대한 간병간호와 관련된 문제는 더욱 심각한 사회문제로 등장하였으나, 국가재정의 투입만으로는 문제를 효과적으로 대처해 나갈 수 없다는 인식 하에 그 비용을 국민 모두가 공평하게 부담하자는 뜻에서 1997년 「간병보험법」을 제정하기에 이르렀다. 이 법은 노인의 간병간호에 소요되는 비용의 22.5% 내외만 국가와 지방자치단체가 부담하고 나머지는 국민들의 보험료로 충당하도록 제도화 하였다.

「노인보건법」 또는 「간병보험법」 등의 제정으로 인하여 일본 노인들은 시설에 입소하지 않고 재가에서 자신이 필요로 하는 서비스를 받을 수 있는 다양한 제도가 마련되었다. 즉, 재가노인지원센터, 방문간호스테이션, 주간보호센터, 고령자종합상담센터, 복지기기대여 서비스 프로그램, 독거노인에 대한 식사배달서비스 등이 바로 그런 것 들이다.

일본이 재가노인지원센터를 설치하기 시작한 것은 1990년부터이며, 재가노인지원센터에서는 일상생활을 자력으로 지탱해 나갈 수 없는 허약한 노인이 거주하는 가정에 홈헬퍼를 파견하여 신체적인 수발과 가사일을 도와주는 업무를 수행한다. 그리고 방문간호스테이션은 「노인보건법」에 규정되어 있는 시설로서 1992년부터 설치되기 시작했다. 방문간호스테이션은 재가에서 생활하는 와상노인들을 대상으로 간호사, 보조간호사, 물리치료사, 작업치료사 등을 파견하여 노인들에게 필요로 하는 서비스를 제공하는 업무를 수행한다.

일본의 노인시설은 거주시설로 65세 이상의 노인이 신체적, 정신적 또는 경제적, 사회적 환경적인 이유로 집에서의 생활이 곤란한 노인을 입소시키는 양호노인홈, 치료를 위한 의료시설로서 노인병원과 가정복귀 요양기능을 위한 노인보건시설 및 가정간호가 곤란한 65세 이상의 노인을 입소시키는 특별 양호노인홈이 있다.

3 노인시설의 종류

1) 노인시설의 분류

우리나라 노인복지시설은 주로 부양가족이 없는 무의탁 노인을 위한 무료양로시설에만 국한되어 왔으나 1993년 「노인복지법」의 개정으로 유료복지시설의 운영을 사회복지법인 및 비영리법인과 단체뿐 아니라 민간기업과 개인에게도 허가함에 따라 노인복지시설로 구체화 되며 그 관심 또한 고조되었다.

노인시설 즉 노인복지시설은 그 분류 기준에 따라 다양한 종류로 구분할 수 있다. 2017년 개정된 「노인복지법」 제31조에 의하면 노인복지시설의 종류는 기존의 4가지에서 크게 7가지인 노인주거복지시설, 노인의료복지시설, 노인여가복지시설, 재가노인복지시설, 노인보호 전문기관, 노인일자리 지원기관과 학대피해노인 전용쉼터로 분류하고 있다(표 1-1).

또한 서비스 제공 장소에 따라 시설복지와 재가복지로 구분한다. 시설복지는 다시 입소노인의 건강상태에 따라 노인주거복지시설과 노인의료복지시설로 구분되고, 입소노인의 소득수준 또는 입소비용 부담수준에 따라 무료시설, 실비시설, 유료시설로 분류된다.

[표 1-1] 2020 노인복지시설 현황(보건복지부 2019.12.31. 기준) (노인복지법 제31조)

<table>
<tr><th>종류</th><th>시설</th><th>설치목적</th><th>입소(이용) 대상자</th><th>설치</th></tr>
<tr><td rowspan="3">노인주거
복지시설</td><td>양로시설</td><td>노인을 입소시켜 급식과 그 밖에 일상생활에 필요한 편의를 제공</td><td rowspan="2">o 다음 각 호의 어느 하나에 해당하는자로서 일상생활에 지장이 없는 자
가.「국민기초생활보장법」 제2조에 따른 수급권자(이하 '기초수급권자'라 한다)로서 65세 이상의 자
나. 부양의무자로부터 적절한 부양을 받지 못하는 65세 이상의 자
다. 본인 및 본인과 생계를 같이 하고 있는 부양의무자의 월소득을 합산한 금액을 가구원 수로 나누어 얻은 1인당 월평균 소득액이 통계청장이 통계법 제17조제3항에 따라 고시하는 전년도의 도시근로자가구 월평균 소득을 전년도의 평균 가구원수로 나누어 얻은 1인당 월평균 소득액 이하인 자(이하 '실비보호대상자'라 한다)로서 65세 이상의 자
라. 입소자로부터 입소비용의 전부를 수납하여 운영하는 양로시설 또는 노인공동생활가정의 경우는 60세 이상의 자</td><td rowspan="2">시장·군수·구청장에 신고</td></tr>
<tr><td>노인공동
생활가정</td><td>노인들에게 가정과 같은 주거여건과 급식, 그 밖에 일상생활에 필요한 편의를 제공</td></tr>
<tr><td>노인
복지주택</td><td>노인에게 주거시설을 분양 또는 임대하여 주거의 편의 · 생활지도 · 상담 및 안전관리 등 일상생활에 필요한 편의를 제공</td><td>단독취사 등 독립된 주거생활을 하는데 지장이 없는 60세 이상의 자</td><td>〃</td></tr>
<tr><td rowspan="2">노인의료
복지시설</td><td>노인요양
시설</td><td>치매 · 중풍 등 노인성 질환 등으로 심신에 상당한 장애가 발생하여 도움을 필요로 하는 노인을 입소시켜 급식 · 요양과 그 밖에 일상생활에 필요한 편의를 제공</td><td rowspan="2">o 노인성질환 등으로 다음 각 호의 어느 하나에 해당하는 자
가.「노인장기요양보호법」 제15조에 따른 장기요양급여수급자
나. 기초수급권자로서 65세 이상의 자
다. 부양의무자로부터 적절한 부양을 받지 못하는 65세 이상의 자
라. 입소자로부터 입소비용의 전부를 수납하여 운영하는 노인요양시설 또는 노인요양공동생활가정의 경우는 60세 이상의 자</td><td rowspan="2">〃</td></tr>
<tr><td>노인요양
공동생활
가정</td><td>치매 · 중풍 등 노인성 질환 등으로 심신에 상당한 장애가 발생하여 도움을 필요로 하는 노인에게 가정과 같은 주거여건과 급식 · 요양, 그 밖에 일상생활에 필요한 편의를 제공</td></tr>
<tr><td rowspan="3">노인여가
복지시설</td><td>노인 복지회관</td><td>노인의 교양취미생활 및 사회참여활동 등에 대한 각종 정보와 서비스를 제공하고 건강증진 및 질병예방과 소득보장 · 재가복지, 그 밖에 노인의 복지증진에 필요한 서비스를 제공</td><td>60세 이상의 자</td><td>시장·군수·구청장에 신고</td></tr>
<tr><td>경로당</td><td>지역노인들이 자율적으로 친목도모 · 취미활동 · 공동작업장 운영 및 각종 정보교환과 기타 여가활동을 할 수 있도록 하는 장소를 제공</td><td>65세 이상의 자</td><td>〃</td></tr>
<tr><td>노인교실</td><td>노인들에 대하여 사회활동 참여욕구를 충족시키기 위하여 건전한 취미생활 · 노인건강유지 · 소득보장 기타 일상생활과 관련한 학습프로그램을 제공</td><td>60세 이상의 자</td><td>〃</td></tr>
</table>

재가노인 복지시설	방문요양 서비스	가정에서 일상생활을 영위하고 있는 노인으로서 신체적 · 정신적 장애로 어려움을 겪고 있는 노인에게 필요한 각종 편의를 제공하여 지역사회안에서 건전하고 안정된 노후를 영위하도록 하는 서비스	o 장기요양수급자나 심신이 허약하거나 장애가 있는 65세 이상의 자(이용자로부터 이용비용의 전부를 수납받아 운영하는 시설의 경우에는 60세 이상의 자로 한다)로서 다음 각 호에 해당하는 자 가. 방문요양서비스 : 가정에서 보호가 필요한 자 나. 주 · 야간보호서비스 : 주간 또는 야간 동안의 보호가 필요한 자 다. 단기보호서비스 : 단기간의 보호가 필요한 자 라. 방문목욕서비스 : 가정에서의 목욕이 필요한 자 마. 방문간호서비스 : 가정에서 간호가 필요한 자 바. 복지용구지원서비스 : 복지용구가 필요한 사람 사. 재가노인지원서비스 : 가목부터 바목까지의 서비스 이외의 서비스로서 상담 · 교육 및 각종 서비스가 필요한 자	〃
	주 · 야간 보호 서비스	부득이한 사유로 가족의 보호를 받을 수 없는 심신이 허약한 노인과 장애노인을 주간 또는 야간 동안 보호시설에 입소시켜 필요한 각종 편의를 제공하여 이들의 생활안정과 심신기능의 유지 · 향상을 도모하고, 그 가족의 신체적 · 정신적 부담을 덜어주기 위한 서비스		
	단기보호 서비스	부득이한 사유로 가족의 보호를 받을 수 없어 일시적으로 보호가 필요한 심신이 허약한 노인과 장애노인을 보호시설에 단기간 입소시켜 보호함으로써 노인 및 노인가정의 복지증진을 도모하기 위한 서비스		
	방문목욕 서비스	목욕장비를 갖추고 재가노인을 방문하여 목욕을 제공하는 서비스		
	방문간호 서비스	간호사 등이 의사, 한의사 또는 치과의사의 지시서(이하 '방문간호 지시서'라 한다)에 따라 수급자의 가정 등을 방문하여 간호, 진료의 보조, 요양에 관한 상담 또는 구강위생 등을 제공하는 서비스		
	재가노인 지원서비스	그 밖에 재가노인에게 제공하는 서비스로서 상담 · 교육 및 각종 서비스		
	복지용구 지원서비스	수급자의 일상생활 · 신체활동 지원 및 인지기능의 유지 · 향상에 필요한 용구를 제공하는 서비스		
노인보호 전문기관	노인보호 전문기관	시 · 도지사가 노인보호전문기관을 지정 · 운영, 노인학대 신고, 상담, 보호, 예방 및 홍보, 24시간 신고 · 상담용 긴급전화(1577-1389) 운영	노인학대행위자에 대한 상담 및 교육, 학대받은 노인의 발견 · 상담 · 보호 등 노인학대 예방 및 방지를 위한 홍보	시·도지사 지정
노인일자리 지원기관	노인일자리 지원기관	지역사회 등에서 노인일자리의 개발 · 지원, 창업 · 육성 및 노인에 의한 재화의 생산 · 판매 등을 직접 담당하는 노인일자리전담기관 운영	60세 이상	시도 및 시군구 신고
학대 피해노인 전용쉼터	학대 피해노인 전용쉼터	노인학대로 피해를 입은 노인을 일정기간 보호하고 심신치유 프로그램 제공	학대피해노인이 입소를 희망하는 경우 지역노인보호전문기관의장의 입소요청에 학대피해노인이 동의하는 경우	시·도지사 지정

출처 : 보건복지부 "2020 노인복지시설현황"

2) 노인주거복지시설

노인주거복지시설은 제3부 제3장의 노인 복지정책에서 다루어진 내용으로 구체적인 내용은 다음과 같다.

노인주거복지시설은 양로시설, 노인공동생활가정, 노인복지주택으로 구분이 되며, 시, 군,구청장에 신고를 하면 설치를 할 수 있다. 이중 양로시설과 노인공동 생활가정에 입소할 수 있는 대상자는 다음과 같고 입소비용도 국가 및 지방자치단체에서 전액부담하거나 일부 입소자 본인 부담으로 비용지불이 된다(표 1-2).

[표 1-2] 노인주거복지시설 입소대상자(법제처 찾기쉬운 생활법령정보 2021)

입소대상자	입소비용
1. 「국민기초생활 보장법」 제7조제1항제1호에 따른 생계급여 수급자 또는 「국민기초생활 보장법」 제7조제1항제3호에 따른 의료급여 수급자로서 65세 이상의 사람	국가 및 지방자치단체 전액 부담
2. 부양의무자로부터 적절한 부양을 받지 못하는 65세 이상의 사람	국가 및 지방자치단체 전액 부담
3. 본인 및 본인과 생계를 같이 하고 있는 부양의무자의 월소득을 합산한 금액을 가구원 수로 나누어 얻은 1인당 월평균 소득액이 통계청장이 「통계법」 제17조제3항에 따라 고시하는 전년도(본인 등에 대한 소득조사일이 속하는 해의 전년도를 말함)의 도시근로자가구 월평균 소득을 전년도의 평균 가구원수로 나누어 얻은 1인당 월평균 소득액 이하인 자로서 65세 이상의 사람	입소자 본인 일부 부담
4. 입소자로부터 입소비용의 전부를 수납하여 운영하는 양로시설 또는 노인공동생활가정의 경우는 60세 이상의 사람	입소자 본인 전부 부담

※ 입소대상자의 배우자는 65세 미만인 배우자(위 4.의 경우에는 60세 미만인 배우자)는 해당 입소대상자와 함께 양로시설 · 노인공동생활가정에 입소할 수 있다(「노인복지법 시행규칙」 제14조제2항).
※ 입소대상자의 60세 미만인 배우자 및 위 2.에 따른 입소대상자가 부양을 책임지고 있는 19세 미만의 자녀 · 손자녀는 해당 입소대상자와 함께 노인복지주택에 입소할 수 있다(「노인복지법 시행규칙」 제14조제3항).
출처 : 법제처 → 찾기쉬운 생활법령정보

노인복지주택은 단독취사 등 독립된 주거생활을 하는 데 지장이 없는 만60세 이상의 사람을 대상으로 하며 입소비용은 입소자 본인이 전부 부담한다.

양로시설, 노인공동생활가정, 노인복지주택의 설치 목적 중 양로시설은 노인을 입소시켜 급식과 그 밖에 일상생활에 필요한 편의를 제공함을 목적으로 하는 시설을 말하며, 노인공동생활가정은 노인들에게 가정과 같은 주거여건과 급식, 그 밖에 일상생활에 필요한 편의를 제공함을 목적으로 하는 시설을 말한다. 노인복지주택은 노인에게 주거시설을 임대하여 주거의 편의 · 생활지도 · 상담 및 안전관리 등 일상생활에 필요한 편의를 제공함을 목적으로 하는 시설을 말한다.

노인주거복지시설의 입소대상 · 입소절차 · 입소비용 및 임대 등에 관하여 필요한 사항은 보건복지부령으로 정하고 있으며, 노인복지주택의 설치 · 관리 및 공급 등에 관하여서는 노인복지법에 규정된 사항을 제외하고는 「주택법」 및 「공동주택관리법」의 관련규정을 준용한다.

3) 노인의료복지시설

노인의료복지시설은 노인성질환 등 심신의 상당한 장애로 요양이 필요한 65세 이상의 노인이 입소하여 급식 · 요양 그 밖의 일상생활에 필요한 편의를 제공받는 시설을 말하며 시, 군, 구청장에 신고를 하면 설치를 할 수 있다.

노인의료복지시설에는 노인요양시설과 노인요양공동생활가정이 포함된다. 이중 노인요양시설은 치매 · 중풍 등 노인성질환 등으로 심신에 상당한 장애가 발생하여 도움을 필요로 하는 노인을 입소시켜 급식 · 요양과 그 밖에 일상생활에 필요한 편의를 제공함을 목적으로 하는 시설을 말하며, 노인요양공동생활가정은 치매 · 중풍 등 노인성질환 등으로 심신에 상당한 장애가 발생하여 도움을 필요로 하는 노인에게 가정과 같은 주거여건과 급식 · 요양, 그 밖에 일상생활에 필요한 편의를 제공함을 목적으로 하는 시설을 말한다.

입소절차는 [표 1-3]의 2. 또는 3.에 해당하는 사람이 노인의료복지시설에 들어가려는 경우에는 「노인복지법 시행규칙」 제19조제2항에 의거하여 입소신청서, 건강진단서 1부, 입소신청사유서 및 관련 증빙자료 각 1부가 필요하며 「국민기초생활 보장법」 제7조제1항제1호에 따른 생계급여 수급자 또는 「국민기초생활 보장법」 제7조제1항제3호에 따른 의료급여 수급자의 경우에는 제외한다.

[표 1-3]의 1. 또는 4.에 해당하는 사람이 노인의료복지시설에 들어가려는 경우에는 「노인복지법 시행규칙」 제19조제5항에 의거하여 당사자간의 계약(분양계약은 제외함)에 따른다.

[표 1-3] 노인의료복지시설 입소대상자

입소대상자	입소비용
1. 「노인장기요양보험법」 제15조에 따른 수급자	노인장기요양보험법령이 정하는 바에 따름
2. 「국민기초생활 보장법」 제7조제1항제1호에 따른 생계급여 수급자 또는 「국민기초생활 보장법」 제7조제1항제3호에 따른 의료급여 수급자로서 65세 이상의 사람	국가 및 지방자치단체 전액 부담
3. 부양의무자로부터 적절한 부양을 받지 못하는 65세 이상의 사람	국가 및 지방자치단체 전액 부담
4. 입소자로부터 입소비용의 전부를 수납하여 운영하는 노인요양시설 또는 노인요양공동생활가정의 경우는 60세 이상의 사람	입소자 본인 전액 부담

출처 : 법제처 → 찾기쉬운 생활법령정보

입소여부 결정사항으로는 신청인의 신청을 받은 특별자치시장 · 특별자치도지사 · 시장 · 군수 · 구청장이 신청일부터 10일 이내에 입소대상자의 건강상태와 부양의무자의 부양능력 등을 심사하여 입소여부와 입소시설을 결정한 후에 이를 통지한다. 노인의료복지시설에 들어가려는 사람은 「노인복지법 시행규칙」 제19조제8항에 의거하여 국 · 공립병원,

보건소 또는 건강진단기관이 발행한 건강진단서를 해당 시설의 장에게 제출하여야 한다.

4) 노인여가복지시설

노인여가복지시설은 65세 또는 60세 이상의 노인들이 여가를 즐기고 친목도모 · 취미생활 등을 할 수 있는 시설을 말한다. 설치는 시장, 군수, 구청장에게 신고를 통해 할 수 있다.

노인여가복지시설에는 노인복지관, 경로당, 노인교실 등이 포함된다. 노인복지관 및 노인교실의 입소대상은 60세 이상이며, 경로당은 65세 이상을 입소대상으로 규정하고 있으나 「노인복지법 시행규칙」 제24조제2항에 의거하여 노인복지관 및 노인교실 이용대상자의 배우자는 60세 미만인 때에도 이용대상자와 함께 이용할 수 있다. 노인여가복지시설의 이용은 시설별 운영규정이 정하는 바에 따라 이용비용을 지불하도록 하고 있다.

노인여가복지시설 중 노인복지관은 노인의 교양 · 취미생활 및 사회참여활동 등에 대한 각종 정보와 서비스를 제공하고, 건강증진 및 질병예방과 소득보장 · 재가복지, 그 밖에 노인의 복지증진에 필요한 서비스를 제공함을 목적으로 하는 시설이며, 경로당은 지역노인들이 자율적으로 친목도모 · 취미활동 · 공동작업장 운영 및 각종 정보교환과 기타 여가활동을 할 수 있도록 하는 장소를 제공함을 목적으로 하는 시설이고, 노인교실은 노인들에 대하여 사회활동 참여욕구를 충족시키기 위해 건전한 취미생활 · 노인건강유지 · 소득보장, 그 밖에 일상생활과 관련한 학습프로그램을 제공함을 목적으로 하는 시설이다.

5) 재가노인복지시설

재가노인복지시설은 방문요양서비스, 주 · 야간보호서비스, 단기보호서비스, 방문목욕서비스, 재가노인지원서비스, 방문간호서비스 중 하나 이상의 서비스를 제공하는 시설을 말한다.

재가노인복지시설의 이용대상은 장기요양급여수급자, 심신이 허약하거나 장애가 있는 65세 이상의 자(이용자로부터 이용비용의 전부를 수납 받아 운영하는 시설의 경우에는 60세 이상의 자)로서, 방문요양서비스는 1일 중 일정시간 동안 가정에서의 보호가 필요한 자이고 주 · 야간보호서비스는 주간 또는 야간 동안의 보호가 필요한 자이며, 단기보호서비스는 월 1일 이상 15일 이하 단기간의 보호가 필요한 자이고, 방문목욕서비스는 가정에서의 목욕이 필요한 자이며, 방문간호서비스는 간호, 진료의 보조, 구강위생 등이 필요한 자가 이용할 수 있으며, 재가노인지원서비스는 방문요양서비스부터 방문간호서비스까지의 서비스 이외의 서비스로서 상담 · 교육 및 각종 지원 서비스가 필요한 자가 대상이다.

구체적인 내용은 다음과 같다(표 1-4).

[표 1-4] 재가노인복지시설 종류

방문요양서비스	가정에서 일상생활을 영위하고 있는 노인으로서 신체적 · 정신적 장애로 어려움을 겪고 있는 노인에게 필요한 각종 서비스 제공
주 · 야간보호서비스	부득이한 사유로 가족의 보호를 받을 수 없는 심신이 허약한 노인과 장애노인을 주간 또는 야간동안 시설에서 보호
단기보호서비스	부득이한 사유로 가족의 보호를 받을 수 없어 일시적으로 보호가 필요한 심신이 허약한 노인과 장애노인을 시설에 단기간 입소시켜 보호
방문목욕서비스	목욕장비를 갖추고 재가노인을 방문하여 목욕을 제공하는 서비스
재가노인지원서비스	재가노인에게 노인생활 및 신상에 관한 상담 제공, 재가노인 및 가족 등 보호자 교육, 각종 편의 등을 제공하는 서비스 ※ 방문요약서비스, 주 · 야간보호서비스, 단기보호서비스, 방문목욕서비스, 방문간호서비스 이외의 서비스 제공
방문간호서비스	수급자의 가정 등을 방문하여 간호, 진료의 보조, 요양에 관한 상담 또는 구강위생 등을 제공하는 서비스

출처 : 법제처 → 찾기쉬운 생활법령정보

이용절차는 제3부 제4장 노인장기요양보험제도의 내용을 참고하도록 한다.

6) 노인보호전문기관

노인보호전문기관은 신체적, 정신적, 경제적으로 학대받고 있는 노인을 보호하기 위하여 일시보호, 법률지원, 전문상담 서비스를 제공하는 기관을 말한다. 지원대상은 학대피해노인 및 가족, 학대행위자이며, 구체적인 지원내용은 노인학대 신고 · 접수 및 학대받는 노인에게 일시보호, 법률지원, 전문상담 등의 서비스를 제공하고, 노인학대 예방 홍보와 교육 실시를 통한 노인인식 개선 및 권익보호를 지원한다.

노인보호전문기관은 중앙노인보호전문기관과 지역노인보호전문기관으로 구분이 되며 보건복지부장관 및 시 · 도지사는 노인학대예방사업을 목적으로 하는 비영리법인을 지정하여 중앙노인보호전문기관과 지역노인보호전문기관의 운영을 위탁할 수 있다.

중앙노인보호전문기관은 지역 간의 연계체계를 구축하고 노인학대를 예방하기 위해 다음의 업무를 담당하고, 지역노인보호전문기관은 학대받는 노인의 발견 · 보호 · 치료 등을 신속히 처리하고 노인학대를 예방하기 위해 다음의 업무를 담당한다.

전국의 노인전문기관 현황은 다음과 같다(표 1-5).

[표 1-5] 전국 노인전문기관 현황(2020.7월 기준)

구분	홈페이지 주소	전화번호
중앙	www.noinboho.or.kr	02)3667-1389
서울남부	www.seoul1389.or.kr	02)3472-1389
서울북부	www.sn1389.or.kr	02)921-1389
서울서부	www.sw1389.or.kr	02)3157-6389
부산동부	www.bs1389.or.kr	051)468-8850
부산서부	1389.bulgukto.or.kr	051)867-9119
대구남부	www.dg1389.or.kr	053)472-1389
대구북부	www.dgn1389.or.kr	053)357-1389
인천	www.ic1389.or.kr	032)426-8792~4
인천서부	innoin1389.or.kr	032)569-0533
광주	www.gjw..or.kr/kj1389	062)655-4155~7
대전	www.dj1389.or.kr	042)472-1389
울산	www.us1389.or.kr	052)265-1389, 1380
경기도	www.gepa.co.kr	031)268-1389
경기동부	www.kg1389.or.kr	031)736-1389
경기북부	www.gnnoin.or.kr	031)821-1461
경기서부	www.ggw1389.or.kr	032)683-1389
강원도	www.1389.or.kr	033)253-1389
강원동부	www.gd1389.or.kr	033)655-1389
강원남부	www.gwn1389.or.kr	033)744-1389
충북	www.cb1389.or.kr	043)259-8120~2
충북북부	www.cbb1389.or.kr	043)846-1380~2
충남	www.cn1389.or.kr	041)534-1389
충남남부	www.cnn1389.or.kr	041)734-1389 041)734-1398
전북	www.jb1389.or.kr	063)273-1389
전북서부	www.jbw1389.or.kr	063)443-1389
전남동부	www.jn1389.or.kr	061)753-1389
전남서부	www.j1389.or.kr	061)281-2391
경북	www.noin1389.or.kr	054)248-1389
경북서북부	www.gbnw1389.or.kr	054)655-1389
경북서남부	www.gbwn1389.or.kr	054)436-1390
경남	www.gn1389.or.kr	055)222-1389
경남서부	www.gnw1389.or.kr	055)754-1389
제주	www.jejunoin.org	064)757-3400
제주서귀포시	www.sgpnoin.org	064)763-1999

출처 : 보건복지부 위탁 중앙노인보호전문기관(noinboho.or.kr)

7) 노인일자리지원기관

노인일자리지원기관은 노인의 능력과 적성에 맞는 일자리 지원사업을 전문적 · 체계적으로 수행하기 위한 전담기관을 말한다.

노인일자리지원기관에는 노인인력개발기관, 노인일자리지원기관, 노인취업알선기관 등이 있다. 노인인력개발기관은 노인일자리개발 · 보급사업, 조사사업, 교육 · 홍보 및 협력사업, 프로그램인증 · 평가사업 등을 지원하고 있고 노인일자리지원기관은 지역사회 등에서 노인일자리의 개발 · 지원, 창업 · 육성 및 노인에 의한 재화의 생산 · 판매 등을 직접 담당하고 있으며, 노인취업알선기관은 노인에게 취업 상담 및 정보를 제공하거나 노인 일자리를 알선하는 업무를 담당하고 있다.

8) 학대피해노인 전용쉼터

학대피해노인 전용쉼터는 학대로 인하여 피해를 입은 노인을 위하여 일정기간 보호하고 심신 치유 프로그램을 제공하기 위하여 설치 · 운영할 수 있다. 학대피해노인 전용쉼터(이하 "쉼터"라 함)는 학대피해노인을 위해 다음과 같은 서비스를 제공하고 있다(출처 : 「노인복지법」 제39조의19제2항 및 「노인복지법 시행규칙」 제29조의21).

먼저 학대피해노인의 보호와 숙식제공 등의 쉼터생활을 지원하고, 학대피해노인의 심리적 안정을 위한 전문심리상담 등 치유프로그램 제공하고 있으며, 학대피해노인에게 학대로 인한 신체적, 정신적 치료를 위한 기본적인 의료비 지원과 함께 학대 재발 방지와 원가정 회복을 위하여 노인학대행위자 등에게 전문상담서비스 제공 및 상담 및 서비스제공에 따른 기록과 그 보관을 하고 있다, 또한 노인학대로 인해 피해를 입은 노인의 건강검진도 지원하는 업무와 그 밖에 쉼터에 입소하거나 쉼터를 이용하는 학대피해노인을 위하여 보건복지부령으로 정하는 사항의 업무를 진행하고 있다.

4 노인시설 종류에 따른 시설요건 및 설비기준

1) 노인주거복지시설

(1) 시설의 규모

노인주거복지시설은 다음의 구분에 따른 인원이 입소할 수 있는 시설을 갖추어야 한다.

① **양로시설** : 입소정원 10명 이상
(입소정원 1명당 연면적 15.9㎡ 이상의 공간을 확보하여야 한다)

② **노인공동생활가정** : 입소정원 5명 이상 9명 이하
(입소정원 1명당 연면적 15.9㎡ 이상의 공간을 확보하여야 한다)

③ **노인복지주택** : 30세대 이상

(2) 시설의 구조 및 설비

① 시설의 구조 및 설비는 일조 · 채광 · 환기 등 입소자의 보건위생과 재해방지 등을 충분히 고려하여야 한다.

② 복도 · 화장실 · 침실 등 입소자가 통상 이용하는 설비는 휠체어 등의 이동이 가능한 공간을 확보하여야 하며 문턱제거, 손잡이 시설 부착, 바닥 미끄럼 방지 등 노인의 활동에 편리한 구조를 갖추어야 한다.

③ 「화재예방, 소방시설 설치 · 유지 및 안전관리에 관한 법률」이 정하는 바에 따라 소화용 기구를 비치하고 비상구를 설치하여야 한다. 다만, 입소자 10명 미만인 시설의 경우에는 소화용 기구를 갖추는 등 시설실정에 맞게 비상재해에 대비하여야 한다.

④ 입소자가 건강한 생활을 영위하는데 도움이 되는 도서관, 스포츠 · 레크리에이션 시설 등 적정한 문화 · 체육부대시설을 설치하도록 하되, 지역사회와 시설간의 상호교류 촉진을 통한 사회와의 유대감 증진을 위하여 입소자가 이용하는데 지장을 주지 아니하는 범위에서 외부에 개방하여 운영할 수 있다.

(3) 재가노인복지시설의 병설 · 운영

시설의 장은 시설의 개방성을 높여 지역사회와의 교류를 증진하고 입소자가 외부사회와의 단절감을 느끼지 아니하도록 하기 위하여 재가노인복지시설을 병설 · 운영할 수 있다.

(4) 시설 설치에 관한 특례

① 시설 설치자는 시설을 설치할 토지 및 건물의 소유권 또는 사용권을 확보하여야 하며, 시설 설치목적 외의 목적에 의한 저당권을 해당 토지 및 건물에 설정하여서는 아니 된다. 다만, 시설(노인복지주택은 임대의 경우에만 해당한다)의 설치목적에 의한 저당권을 설정하는 경우에도 저당권의 피담보채권액과 입소보증금의 합이 건설

원가의 80% 이하이어야 한다.

② 타인 소유의 토지 또는 건물을 사용하여 입소자로부터 입소비용의 전부를 수납하여 운영하는 시설을 설치하려는 경우에는 다음 각 호의 요건을 갖추어야 한다.

㉠ 임대차계약 · 지상권설정계약 등 사용계약의 양 당사자는 법인일 것

㉡ 토지 또는 건물에 대한 등기 등 법적 대항요건을 갖출 것

㉢ 사용계약서에 다음의 내용이 포함되어 있을 것

ⓐ 토지 또는 건물의 사용목적이 시설의 설치 · 운영을 위한 것이라는 취지의 내용

ⓑ 계약기간의 연장을 위한 자동갱신조항

ⓒ 무단 양도(매매, 증여, 그 밖의 권리의 변동을 수반하는 일체의 행위를 포함한다) 및 전대의 금지조항

㉣ 장기간에 걸친 임차료 등의 인상방법(무상으로 사용하는 경우는 제외한다)

㉤ 토지 또는 건물에 대한 사용권자의 우선 취득권에 관한 내용

③ 양로시설 · 노인공동생활가정 또는 임대형 노인복지주택을 설치하려는 자는 입소자에 대한 보증금 반환채무의 이행을 보장하기 위하여 입소계약 체결 후 보증금 수납일부터 10일 이내에 다음 각 호의 요건에 적합한 인 · 허가보증보험에 가입하여야 한다. 다만, 시설 개원이후 입소자별로 전세권 또는 근저당권 설정 등의 조치를 한 경우에는 각각 인 · 허가보증보험에 가입하지 아니할 수 있다.

(5) 구체적인 시설기준은 다음과 같다(표 1-6).

[표 1-6] 노인주거복지시설 기준

시설별 \ 구분		침실	사무실	요양보호사 및 자원봉사자실	의료 및 간호사실	체력단련실 및 프로그램실	식당 및 조리실	비상재해대비시설	화장실	세면장 및 샤워실(목욕실)	세탁장 및 세탁물 건조장
양로시설	입소자 30명 이상	○	○	○	○	○	○	○	○	○	○
	입소자 30명 미만 10명 이상	○	○		○	○	○	○	○	○	
노인 공동생활 가정		○	○			–	○	○	○	○	
노인복지주택		침실 1, 관리실 1(사무실 · 숙직실 포함), 식당 및 조리실 1, 체력단련실 및 프로그램실 1, 의료 및 간호사실 1, 식료품점 또는 매점 1, 비상재해대비시설 1, 경보장치 1									

출처 : 노인복지법 시행규칙 [별표2] (제17조제1항 관련)

(6) 노인주거복지 설비기준은 다음과 같다(표 1-7).

[표 1-7] 노인주거복지 설비기준

양로시설	노인공동생활가정	노인복지주택
가. 침실 (1) 독신용·합숙용·동거용 침실을 둘 수 있다. (2) 남녀공용인 시설의 경우에는 합숙용 침실을 남실 및 여실로 각각 구분하여야 한다. (3) 입소자 1명당 침실면적은 5.0㎡ 이상이어야 한다. (4) 합숙용침실 1실의 정원은 4명 이하이어야 한다. (5) 합숙용침실에는 입소자의 생활용품을 각자 별도로 보관할 수 있는 보관시설을 설치하여야 한다. (6) 채광·조명 및 방습설비를 갖추어야 한다. **나. 식당 및 조리실** : 조리실 바닥재는 내수 소재이고, 조리실은 세척 및 배수에 편리한 구조여야 한다. **다. 세면장 및 샤워실(목욕실)** (1) 바닥은 미끄럽지 아니하여야 한다. (2) 욕조를 설치하는 경우에는 욕조에 노인의 전신이 잠기지 아니하는 깊이로 하고 욕조의 출입이 자유롭도록 최소한 1개 이상의 보조봉과 수직의 손잡이 기둥을 설치하여야 한다. (3) 급탕을 자동온도조절장치로 하는 경우에는 물의 최고 온도는 섭씨 40도 이상이 되지 아니하도록 하여야 한다. **라. 프로그램실** : 자유로이 이용할 수 있는 적당한 문화시설과 오락기구를 갖추어 두어야 한다. **마. 체력단련실** : 입소 노인들이 기본적인 체력을 유지할 수 있는데 필요한 적절한 운동기구를 갖추어야 한다. **바. 의료 및 간호사실** : 진료 및 간호에 필요한 상용의약품·위생재료 또는 의료기구를 갖추어야 한다. **사. 경사로** : 침실이 2층 이상인 경우 경사로를 설치하여야 한다. 다만, 「승강기시설 안전관리법」에 따른 승객용 엘리베이터를 설치한 경우에는 경사로를 설치하지 아니할 수 있다.	**가. 침실** (1) 독신용·동거용·합숙용 침실을 둘 수 있다. (2) 남녀공용인 시설의 경우에는 합숙용 침실을 남실 및 여실로 각각 구분하여야 한다. (3) 입소자 1명당 침실면적은 5.0㎡ 이상이어야 한다. (4) 합숙용침실 1실의 정원은 4명 이하이어야 한다. (5) 합숙용침실에는 입소자의 생활용품을 각자 별도로 보관할 수 있는 보관시설을 설치하여야 한다. (6) 채광·조명 및 방습설비를 갖추어야 한다. **나. 식당 및 조리실** : 조리실 바닥재는 내수 소재이고, 조리실은 세척 및 배수에 편리한 구조여야 한다. **다. 세면장 및 샤워실(목욕실)** (1) 바닥은 미끄럽지 아니하여야 한다. (2) 욕조를 설치하는 경우에는 욕조에 노인의 전신이 잠기지 아니하는 깊이로 하고 욕조의 출입이 자유롭도록 최소한 1개 이상의 보조봉과 수직의 손잡이 기둥을 설치하여야 한다. (3) 급탕을 자동온도조절장치로 하는 경우에는 물의 최고 온도는 섭씨 40도 이상이 되지 아니하도록 하여야 한다. **라. 경사로** : 침실이 2층 이상인 경우 경사로를 설치하여야 한다. 다만, 「승강기시설 안전관리법」에 따른 승객용 엘리베이터를 설치한 경우에는 경사로를 설치하지 아니할 수 있다. **마. 그 밖의 시설** (1) 복도·화장실 그 밖의 필요한 곳에 야간 상용등을 설치하여야 한다. (2) 계단의 경사는 완만하여야 하며, 난간을 설치하여야 한다. (3) 바닥은 부드럽고 미끄럽지 아니한 바닥재를 사용하여야 한다.	**가. 침실** (1) 독신용·동거용 침실의 면적은 20㎡ 이상이어야 한다. (2) 취사할 수 있는 설비를 갖추어야 한다. (3) 목욕실, 화장실 등 입소자의 생활편의를 위한 설비를 갖추어야 한다. (4) 채광·조명 및 방습설비를 갖추어야 한다. **나. 프로그램실** : 자유로이 이용할 수 있는 적당한 문화시설과 오락기구를 갖추어 두어야 한다. **다. 체력단련실** : 입소 노인들이 기본적인 체력을 유지할 수 있는데 필요한 적절한 운동기구를 갖추어야 한다. **라. 의료 및 간호사실** : 진료 및 간호에 필요한 상용의약품·위생재료 또는 의료기구를 갖추어야 한다. **마. 경보장치** : 타인의 도움이 필요할 때 경보가 울릴 수 있도록 거실, 화장실, 욕실, 복도 등 필요한 곳에 설치하여야 한다. **바. 경사로** : 침실이 2층 이상인 경우 경사로를 설치하여야 한다. 다만, 「승강기시설 안전관리법」에 따른 승객용 엘리베이터를 설치한 경우에는 경사로를 설치하지 아니할 수 있다.

아. 그 밖의 시설 (1) 복도 · 화장실 그 밖의 필요한 곳에 야간 상용등을 설치하여야 한다. (2) 계단의 경사는 완만하여야 하며, 난간을 설치하여야 한다. (3) 바닥은 부드럽고 미끄럽지 아니한 바닥재를 사용하여야 한다.		

출처 : 노인복지법 시행규칙 [별표2] (제17조제1항 관련)

2) 노인의료복지시설

(1) 시설의 규모

노인의료복지시설은 다음의 구분에 따른 인원이 입소할 수 있는 시설을 갖춰야 한다. 이 경우 입소정원 1명당 연면적 산정 시 「주차장법」에 따른 설치기준을 초과하는 주차장의 면적은 제외하며, 그 밖에 연면적의 산정에 필요한 세부 사항은 보건복지부장관이 정한다.

① **노인요양시설** : 입소정원 10명 이상(입소정원 1명당 연면적 23.6㎡ 이상의 공간을 확보해야 한다). 다만, 노인요양시설 안에 치매전담실을 두는 경우에는 치매전담실 1실당 정원을 16명 이하로 한다.

② **노인요양공동생활가정** : 입소정원 5명 이상 9명 이하(입소정원 1명당 연면적 20.5㎡ 이상의 공간을 확보해야 한다)

(2) 시설의 구조 및 설비

① 시설의 구조 및 설비는 일조 · 채광 · 환기 등 입소자의 보건위생과 재해방지 등을 충분히 고려해야 한다.

② 복도 · 화장실 · 침실 등 입소자가 통상 이용하는 설비는 휠체어 등이 이동 가능한 공간을 확보해야 하며 문턱제거, 손잡이시설 부착, 바닥 미끄럼 방지 등 노인의 활동에 편리한 구조를 갖춰야 한다.

③ 「화재예방, 소방시설 설치 · 유지 및 안전관리에 관한 법률」이 정하는 바에 따라 소화용 기구를 비치하고 비상구를 설치해야 한다. 다만, 입소자가 10명 미만인 시설의 경우에는 소화용 기구를 갖추는 등 시설의 실정에 맞게 비상재해에 대비해야 한다.

④ 입소자가 건강한 생활을 영위하는데 도움이 되는 도서관, 스포츠 · 레크리에이션 시설 등 적정한 문화 · 체육부대시설을 설치하되, 지역사회와 시설간의 상호교류 촉진을 통한 사회와의 유대감 증진을 위하여 입소자가 이용하는데 지장을 주지 않는 범

위에서 외부에 개방하여 운영할 수 있다.

(3) 재가노인복지시설의 병설 · 운영

시설의 장은 시설의 개방성을 높여 지역사회와의 교류를 증진하고 입소자가 외부사회와의 단절감을 느끼지 않도록 재가노인복지시설을 병설 · 운영할 수 있다.

(4) 시설 설치에 관한 특례

① 시설 설치자는 시설을 설치할 토지 및 건물의 소유권을 확보해야 하고, 시설 설치목적 외의 목적에 따른 저당권, 그 밖에 시설로서의 이용을 제한할 우려가 있는 권리를 해당 토지 및 건물에 설정해서는 안 된다. 이 경우 시설의 설치목적에 따른 저당권을 설정하는 경우에는 저당권의 피담보채권액과 입소보증금의 합이 건설원가의 80퍼센트 이하여야 한다.

② 입소자로부터 입소비용의 전부를 수납하여 운영하는 노인요양시설을 설치하는 경우, 보건복지부장관이 지정하여 고시하는 지역에 입소자 30명 미만의 노인요양시설을 설치하는 경우 및 국가 또는 지방자치단체가 노인요양시설을 설치하는 경우에는 다음 ㉠부터 ㉣까지의 규정에 따른 요건을 모두 갖춘 경우에만 타인 소유의 토지 및 건물을 사용하여 설치할 수 있고, 노인요양공동생활가정을 설치하는 경우에는 다음 ㉠, ㉢ 및 ㉣의 규정에 따른 요건을 모두 갖춘 경우에만 타인 소유의 토지 및 건물을 사용하여 설치할 수 있다.

㉠ 사용하려는 토지 및 건물에 선순위 권리자 및 그 밖에 시설로서의 이용을 제한할 우려가 있는 권리가 설정되어 있지 않을 것

㉡ 임대차계약 · 지상권설정계약 등 사용계약의 양 당사자가 법인일 것

㉢ 토지 또는 건물에 대한 등기 등 법적 대항요건을 갖출 것

㉣ 사용계약서에 다음의 내용이 포함되어 있을 것

ⓐ 토지 또는 건물의 사용목적이 시설의 설치 · 운영을 위한 것이라는 취지의 내용

ⓑ 계약기간의 연장을 위한 자동갱신조항

ⓒ 무단 양도(매매 · 증여 그 밖에 권리의 변동을 수반하는 일체의 행위를 포함한다) 및 전대의 금지조항

ⓓ 장기간에 걸친 임차료 등의 인상방법(무상으로 사용하는 경우는 제외한다)

ⓔ 토지 또는 건물에 대한 사용권자의 우선 취득권에 관한 내용

③ 시설을 설치하려는 자는 입소자에 대한 보증금 반환채무의 이행을 보장하기 위하여 입소계약 체결 후 보증금 수납일부터 10일 이내에 다음 각 호의 요건에 적합한 인·허가보증보험에 가입해야 한다. 다만, 시설 개원이후 입소자별로 전세권 또는 근저당권 설정 등의 조치를 한 경우에는 인·허가보증보험에 가입하지 않을 수 있다.

㉠ **보증내용** : 입소자의 입소보증금 반환채무 이행보증

㉡ **보증가입금액** : 입소보증금 합계의 50퍼센트 이상

㉢ **보증가입기간** : 보증금 납부일부터 퇴소 시까지

㉣ **보증가입관계** : 시장·군수·구청장을 피보험자로 함

㉤ **보험금 수령방법** : 시장·군수·구청장의 확인 하에 입소자가 보험금을 직접 수령함

(5) 구체적인 시설기준은 다음과 같다(표 1-8).

[표 1-8] 노인의료복지시설 시설기준

<table>
<tr><th colspan="2">구분
시설별</th><th>침실</th><th>사무실</th><th>요양보호사실</th><th>자원봉사자실</th><th>의료 및 간호사실</th><th>물리(작업) 치료실</th><th>프로그램실</th><th>식당 및 조리실</th><th>비상재해 대비시설</th><th>화장실</th><th>세면장 및 목욕실</th><th>세탁장 및 세탁물 건조장</th></tr>
<tr><td rowspan="2">노인 요양 시설</td><td>입소자 30명 이상</td><td>○</td><td>○</td><td>○</td><td>○</td><td>○</td><td>○</td><td>○</td><td>○</td><td>○</td><td>○</td><td>○</td><td>○</td></tr>
<tr><td>입소자 30명 미만 10명 이상</td><td>○</td><td colspan="3">○</td><td>○</td><td>○</td><td>○</td><td>○</td><td>○</td><td>○</td><td colspan="2">○</td></tr>
<tr><td colspan="2">노인 요양공동 생활 가정</td><td>○</td><td colspan="4">○</td><td colspan="2">○</td><td>○</td><td>○</td><td colspan="3">○</td></tr>
</table>

* 비고

1. 세탁물을 전량 위탁하여 처리하는 경우에는 세탁장 및 세탁물 건조장을 두지 않을 수 있다.
2. 의료기관의 일부를 시설로 신고하는 경우에는 물리(작업)치료실, 조리실, 세탁장 및 세탁물 건조장을 공동으로 사용할 수 있다. 다만, 공동으로 사용하려는 물리(작업)치료실이 시설의 침실과 다른 층에 있는 경우에는 입소자의 이동이 가능하도록 경사로 또는 엘리베이터를 설치해야 한다.
3. 노인요양시설 안에 두는 치매전담실은 다음의 요건을 갖춰야 한다.
   가. 정원 1명당 면적이 1.65㎡ 이상인 공동거실을 갖출 것
   나. 치매전담실 입구에 출입문을 두어 공간을 구분하되, 화재 등 비상시에 열 수 있도록 할 것
   다. 공동으로 사용할 수 있는 화장실과 간이욕실(세면대를 포함한다. 이하 같다)을 갖출 것. 다만, 침실마다 화장실과 간이욕실이 있는 경우에는 그렇지 않다.
4. 치매전담형 노인요양공동생활가정은 다음의 요건을 갖춰야 한다.
   가. 1층에 설치할 것. 다만, 엘리베이터가 설치된 경우에는 2층 이상에도 설치할 수 있다.
   나. 정원 1명당 면적이 1.65㎡ 이상인 공동거실을 갖출 것

출처 : 노인복지법 시행규칙 [별표4] (제22조제1항 관련)

(3) 구체적인 설비기준은 다음과 같다.

① 침실

㉠ 독신용 · 합숙용 · 동거용 침실을 둘 수 있다.

㉡ 남녀공용인 시설의 경우에는 합숙용 침실을 남실 및 여실로 각각 구분해야 한다.

㉢ 입소자 1명당 침실면적은 6.6㎡ 이상이어야 한다. 다만, 치매전담실의 경우에는 다음의 구분에 따른다.

ⓐ 가형 : 1인실 9.9㎡ 이상, 2인실 16.5㎡ 이상, 3인실 23.1㎡ 이상, 4인실 29.7㎡ 이상

ⓑ 나형 : 1인실 9.9㎡ 이상, 다인실 1명당 6.6㎡ 이상

㉣ 합숙용 침실 1실의 정원은 4명 이하여야 한다.

㉤ 합숙용 침실에는 입소자의 생활용품을 각자 별도로 보관할 수 있는 보관시설을 설치해야 한다.

㉥ 적당한 난방 및 통풍장치를 갖춰야 한다.

㉦ 채광 · 조명 및 방습설비를 갖춰야 한다.

㉧ 노인질환의 종류 및 정도에 따른 특별침실을 입소정원의 5퍼센트 이내의 범위에서 두어야 한다.

㉨ 침실바닥 면적의 7분의 1 이상의 면적을 창으로 하여 직접 바깥 공기에 접하도록 하고, 열고 닫을 수 있도록 한다.

㉩ 노인들이 자유롭게 침대에 오르내릴 수 있어야 한다.

㉪ 안전설비를 갖춰야 한다.

㉫ 공동주택에 설치되는 노인요양공동생활가정의 침실은 1층에 두어야 한다.

② 식당 및 조리실

조리실 바닥재는 내수 소재이고, 조리실은 세척 및 배수에 편리한 구조여야 한다.

③ 세면장 및 목욕실

㉠ 바닥재는 미끄럽지 않은 소재여야 한다.

㉡ 욕조를 설치하는 경우에는 욕조에 노인의 전신이 잠기지 않는 깊이로 하고, 욕조 출입이 편리하도록 최소한 1개 이상의 보조봉과 수직의 손잡이 기둥을 설치해야 한다.

㉢ 급탕을 자동 온도조절 장치로 하는 경우에는 물의 최고 온도는 섭씨 40도 이상이

되지 않도록 해야 한다.

④ 프로그램실

자유롭게 이용할 수 있는 적당한 문화시설과 오락기구를 갖춰야 한다.

⑤ 물리(작업)치료실

기능회복 또는 기능감퇴를 방지하기 위한 훈련 등에 지장이 없는 면적과 필요한 시설 및 장비를 갖춰야 한다.

⑥ 의료 및 간호사실

진료 및 간호에 필요한 상용의약품 · 위생재료 또는 의료기구를 갖춰야 한다.

⑦ 그 밖의 시설

㉠ 복도, 화장실, 그 밖의 필요한 곳에 야간 상용등을 설치해야 한다.

㉡ 계단의 경사는 완만해야 하며, 치매노인의 낙상을 방지하기 위하여 계단의 출입구에 출입문을 설치하고, 그 출입문에 잠금장치를 갖추되, 화재 등 비상시에 자동으로 열릴 수 있도록 해야 한다.

㉢ 바닥재는 부드럽고 미끄럽지 않은 소재여야 한다.

㉣ 주방 등 화재 위험이 있는 곳에는 치매노인이 임의로 출입할 수 없도록 잠금장치를 설치해야 한다.

㉤ 배회환자의 실종 등을 예방할 수 있도록 외부 출입구에 잠금장치를 갖추되, 화재 등 비상시에 자동으로 열릴 수 있도록 해야 한다.

㉥ 경사로 : 침실이 2층 이상에 있는 경우 경사로를 설치해야 한다. 다만, 「승강기 안전관리법 시행규칙」에 따른 승객용 엘리베이터를 설치한 경우에는 경사로를 설치하지 않을 수 있다.

3) 노인여가복지시설

(1) 시설의 규모

노인여가복지시설은 다음의 구분에 따른 면적 이상이거나 또는 인원이 이용할 수 있는 시설을 갖추어야 한다.

① **노인복지관** : 연면적 5백 제곱미터 이상

② **경로당** : 이용정원 20명 이상(섬 또는 읍 · 면지역의 경우에는 10명 이상)

③ **노인교실** : 이용정원 50명 이상

(2) 노인여가복지시설의 구체적인 기준은 다음과 같다(표 1-9).

[표 1-9] 노인여가복지시설 시설기준

구분 시설별	사무실	식당 및 조리실	상담실 또는 면회실	집회실 또는 강당	프로그램실	화장실	물리치료실	비상 재해 대비 시설	거실 또는 휴게실	전기 시설	강의실	휴게실	객실	공동 목욕장	기타 부대 시설
노인복지관	1	1	1	1	1	1	1	1							
경로당						1			1	1					
노인 교실	1					1					1	1			

* 비고

1. 노인복지관 : 오락실에 인터넷 등을 통하여 전자정보의 접근이 가능한 컴퓨터를 설치할 수 있다.
2. 노인교실 : 사무실 및 휴게실은 사업에 지장이 없는 범위에서 강의실과 겸용할 수 있다.

출처 : 노인복지법 시행규칙 [별표7] (제26조 제1항 관련)

(3) 노인여가복지시설 설비기준은 다음과 같다(표 1-10).

[표 1-10] 노인여가복지시설 설비기준

시설의 종류 구분	노인복지관	경로당	노인교실
설비기준	가. 식당 및 조리실 : 조리실 바닥재는 내수소재이고, 조리실은 세척 및 배수에 편리한 구조여야 한다. 나. 프로그램실 : 자유로이 이용할 수 있는 적당한 문화시설과 오락기구를 비치해야 한다. 다. 물리치료실 : 기능회복 또는 기능감퇴를 방지하기 위한 훈련 등에 지장이 없는 면적과 필요한 시설을 갖추어야 한다.	가. 거실 또는 휴게실 : 20제곱미터 이상이어야 한다.	가. 강의실 : 33제곱미터 이상이어야 한다.

출처 : 노인복지법 시행규칙 [별표7] (제26조 제1항 관련)

4) 재가노인복지시설

(1) 시설의 규모

① 재가노인복지시설 중 방문요양, 방문목욕 및 방문간호를 제공하는 시설은 시설전용면적 16.5제곱미터 이상(연면적 기준)이어야 한다.

② 재가노인복지시설 중 주 · 야간보호, 단기보호를 제공하는 시설은 시설 연면적 90제곱미터 이상(이용정원이 6명 이상인 경우에는 1명당 6.6제곱미터 이상의 생활실 또는 침실 공간을 추가로 확보하여야 함). 다만, 주 · 야간보호시설 안에 치매전담실을 두는 경우에는 치매전담실 1실당 이용정원을 25명 이하로 하여야 한다.

③ 재가노인복지시설 중 재가노인지원서비스는 시설전용면적 33제곱미터 이상(연면적 기준)이어야 한다.

④ 재가노인복지시설 중 복지용구를 제공하거나 대여하는 시설은 복지용구 진열 · 체험 공간 23.1제곱미터 이상 및 복지용구 세정 · 소독 · 수선 공간 56.2제곱미터 이상이어야 한다.

(2) 시설 및 설비기준

① 재가노인복지시설 중 방문요양, 방문목욕 및 방문간호를 제공하는 시설

㉠ 다음 기준에 해당하는 시설 · 설비를 갖추어야 한다(표 1-11).

[표 1-11] 방문요양, 방문목욕 및 방문간호를 제공하는 시설기준

구분	사무실	통신설비, 집기 등 사업에 필요한 설비 및 비품	이동용 욕조 또는 이동목욕차량	혈압계, 온도계 등 방문간호에 필요한 비품
방문요양	○	○	-	-
방문목욕	○	○	○	-
방문간호	○	○	-	○

출처 : 노인복지법 시행규칙 [별표9] (제29조 제1항 관련)

㉡ '이동목욕차량'이란 욕조, 급탕기, 물탱크, 호스릴 등을 갖춘 차량으로서 자동차등록증 상 차량용도에 '이동목욕용'으로 표시되어 있거나 이동목욕용으로 구조변경한 내용을 기재 · 등록한 차량을 말한다.

② 의료기관(의사가 배치된 「지역보건법」에 따른 보건소, 보건의료원 또는 보건지소와 「농어촌 등 보건의료를 위한 특별조치법」에 따른 보건진료소를 포함한다. 이하 이 표에서 같다)을 개설 · 운영하는 자가 방문간호를 제공하는 경우에는 시설 · 설비 및 비품 등을 해당 의료기관과 공동으로 사용할 수 있다.

③ 재가노인복지시설 중 주 · 야간보호, 단기보호를 제공하는 시설

㉠ 시설의 입지조건

보건 · 위생 · 안전 · 환경 및 교통편의 등을 충분히 고려하여 이용자가 쉽게 접근하고 편리하게 이용할 수 있는 쾌적한 환경의 부지를 선정하여야 한다.

㉡ 주 · 야간보호, 단기보호를 제공하는 시설의 기준은 다음과 같다(표 1-12).

[표 1-12] 주 · 야간보호, 단기보호를 제공하는 시설의 기준

<table>
<tr><th colspan="2">구분</th><th>생활실</th><th>침실</th><th>사무실</th><th>의료 및 간호사실</th><th>프로그램실</th><th>물리(작업)치료실</th><th>식당 및 조리실</th><th>화장실</th><th>세면장 및 목욕실</th><th>세탁장 및 건조장</th></tr>
<tr><td rowspan="2">주 · 야간 보호</td><td>이용자 10명 이상</td><td>○</td><td></td><td colspan="2">○</td><td colspan="2">○</td><td>○</td><td>○</td><td colspan="2">○</td></tr>
<tr><td>이용자 10명 미만</td><td>○</td><td></td><td colspan="2">○</td><td colspan="2">○</td><td>○</td><td colspan="3">○</td></tr>
<tr><td rowspan="2">단기 보호</td><td>이용자 10명 이상</td><td></td><td>○</td><td colspan="2">○</td><td colspan="2">○</td><td>○</td><td>○</td><td colspan="2">○</td></tr>
<tr><td>이용자 10명 미만</td><td></td><td>○</td><td colspan="2">○</td><td colspan="2">○</td><td>○</td><td colspan="3">○</td></tr>
</table>

비고

1. 주 · 야간보호 이용자가 10명 이상인 경우, 사무실과 의료 및 간호사실은 공간을 함께 사용할 수 있으나 각각의 시설에 대한 기능은 모두 갖추고 있어야 한다.
   (가) 사무실과 의료 및 간호사실은 공간을 함께 사용할 수 있으나, 각각의 시설에 대한 기능은 모두 갖추고 있어야 한다.
   (나) 프로그램실과 물리(작업)치료실은 공간을 함께 사용할 수 있으나, 각각의 시설에 대한 기능은 모두 갖추고 있어야 한다.
2. 주 · 야간보호시설 내 치매전담실에는 프로그램실을 두어야 한다.
3. 주 · 야간보호시설 내 치매전담실 입구에는 출입문을 두어 공간을 구분하되, 화재 등 비상시에 열 수 있도록 하여야 한다.

출처 : 노인복지법 시행규칙 [별표9] (제29조 제1항 관련)

(3) 설비기준

① 시설의 규모 · 구조 및 설비는 이용자가 쾌적한 일상생활을 하는데 적합하여야 하며, 일조 · 채광 · 환기 등 이용자의 보건위생과 재해방지 등을 충분히 고려하여야 한다.

② 복도 · 화장실 · 생활실 · 침실 등 이용자가 통상 이용하는 시설은 휠체어 등의 이동이 가능한 공간을 확보하여야 하며, 문턱을 제거하고, 손잡이 설비를 부착하며, 바닥의 미끄럼을 방지하는 등 이용자의 활동에 편리한 구조를 갖추어야 한다.

③ 「화재예방, 소방시설 설치 · 유지 및 안전관리에 관한 법률」이 정하는 바에 따라 소화용 기구를 비치하고 비상구를 설치하여야 한다.

④ 급 · 배수 설비

㉠ 급수설비는 상수도에 의한다. 다만, 상수도에 의할 수 없는 경우에는 「먹는물관리법」 제5조에 따른 먹는물의 수질기준에 적합한 지하수 등을 공급할 수 있는 설비를 갖추어야 한다.

㉡ 시설에서 사용되는 먹는물의 경우에는 「수도법」 또는 「먹는물관리법」에 따라 수질검사를 받아야 한다.

㉢ 빗물 · 오수 등의 배수에 지장이 없도록 배수설비를 갖추어야 한다.

㉣ **건물 내 경사로** : 침실이 2층 이상인 경우 건물 내에 경사로를 설치하여야 한다. 다만, 「승강기시설 안전관리법」에 따른 승객용 엘리베이터를 설치한 경우에는 경사로를 설치하지 아니할 수 있다.

⑤ 그 밖의 설비

㉠ 복도 · 화장실, 그 밖의 필요한 곳에 야간 상용등을 설치하여야 한다.

㉡ 계단의 경사는 완만하여야 하며, 이용자의 낙상을 방지하기 위하여 계단의 출입구에 출입문을 설치하고, 그 출입문에 잠금장치를 갖추되, 화재 등 비상시에 자동으로 열릴 수 있도록 하여야 한다.

㉢ 바닥은 부드럽고 미끄럽지 아니한 바닥재를 사용하여야 한다.

㉣ 주방 등 화재위험이 있는 곳에는 치매노인이 임의로 출입할 수 없도록 잠금장치를 설치하여야 한다.

㉤ 배회이용자의 실종 등을 예방할 수 있도록 외부 출입구에 잠금장치를 갖추되, 화재 등 비상시에 자동으로 열릴 수 있도록 하여야 한다.

⑤ 생활실

㉠ 이용자가 자유롭게 활동할 수 있는 공간과 안전설비를 갖춘 생활실을 두어야 한다.

㉡ 적당한 난방 및 통풍장치, 채광 · 조명 및 방습설비를 갖추어야 한다.

⑥ **침실**

㉠ 독신용 · 동거용 · 합숙용 침실을 둘 수 있다.

㉡ 남녀공용인 시설의 경우에는 합숙용 침실을 남실 및 여실로 각각 구분하여야 한다.

㉢ 이용자 1명당 침실 면적은 6.6제곱미터 이상이어야 한다.

㉣ 합숙용 침실 1실의 정원은 4명 이하이어야 한다.

㉤ 합숙용 침실에는 이용자의 생활용품을 각자 별도로 보관할 수 있는 보관설비를 설치하여야 한다.

㉥ 침실 바닥 면적의 7분의 1 이상의 면적을 창으로 하여 직접 바깥 공기에 접하도록 하며, 개폐가 가능하여야 한다.

㉦ 침대를 사용하는 경우에는 이용자들이 자유롭게 오르내릴 수 있어야 한다.

㉧ 이용자가 자유롭게 활동할 수 있는 공간과 안전설비를 갖춘 침실을 두어야 한다.

㉨ 적당한 난방 및 통풍장치, 채광 · 조명 및 방습설비를 갖추어야 한다.

⑦ **사무실** : 사무를 위한 적당한 집기 · 비품 및 탈의 공간을 갖추어야 한다.

⑧ **의료 및 간호사실** : 진료 및 간호에 필요한 상용의약품 · 위생재료 또는 의료기구를 갖추어야 한다.

⑨ **프로그램실** : 자유로이 이용할 수 있는 적당한 문화설비와 오락기구를 갖추어두어야 한다.

⑩ **물리(작업)치료실** : 기능회복 또는 기능감퇴를 방지하기 위한 훈련 등에 지장이 없는 면적과 필요한 설비 및 장비를 갖추어야 한다.

⑪ **식당 및 조리실**

㉠ 조리실 바닥재는 내수 소재이고, 조리실은 세척 및 배수에 편리한 구조여야 한다.

㉡ 채광 및 환기가 잘 되도록 하고, 창문에는 방충망을 설치하여야 한다.

㉢ 식기를 소독하고 위생적으로 취사 및 조리를 할 수 있는 설비를 갖추어야 한다.

㉣ 급식제공을 외부기관에 위탁하는 경우에는 조리실을 두지 않을 수 있다.

⑫ **세면장 및 목욕실**

㉠ 바닥은 미끄럽지 아니하여야 한다.

㉡ 욕탕샤워기 및 세면설비와 깨끗한 물을 사용할 수 있는 설비를 갖추어야 한다.

㉢ 욕조를 설치하는 경우에는 욕조에 이용자의 전신이 잠기지 아니하는 깊이로 하고 욕조 출입이 자유롭도록 최소한 1개 이상의 보조봉과 수직의 손잡이 기둥을 설치하여야 한다.

㉣ 급탕을 자동온도조절 장치로 하는 경우에는 물의 최고온도는 섭씨 40도 이상이 되지 아니하도록 하여야 한다.

⑬ **세탁장 및 건조장** : 세탁 및 세탁물을 건조할 수 있는 설비를 갖추어야 한다. 다만, 세탁물을 전량 위탁 처리하는 경우에는 두지 아니할 수 있다.

⑭ **재가노인지원서비스** : 사무실, 상담실, 교육실, 자원봉사자실을 갖추어야 한다.

⑮ **복지용구를 제공하거나 대여하는 시설** : 다음의 시설 및 설비를 모두 갖추어야 한다. 다만, ㉢ 및 ㉣은 다른 사업자와 같이 사용할 수 있다.

㉠ 사무실. 이 경우 복지용구 외의 재가급여를 제공하는 데 필요한 사무실과 같이 사용할 수 없다.

㉡ 복지용구 진열 · 체험 공간

㉢ 복지용구 세정에 필요한 수도 · 배수시설 및 소독 · 수선에 필요한 용구를 갖춘 공간

㉣ 복지용구 보관 · 관리 · 대여 공간

5) 노인보호전문기관

노인보호전문기관의 시설기준은 다음과 같다.

(1) 시설기준

① **사무실**

긴급전화의 설치 · 운영 및 업무에 필요한 공간과 설비를 갖추어야 한다.

② 상담, 교육 등 프로그램 운영실은 상담받는 사람의 신분, 사생활과 상담 내용 등이

노출되지 않도록 칸막이를 설치하고, 효과적인 상담, 교육 등 프로그램 운영을 위한 장비(녹음기, 카메라 등)를 갖추어야 하며, 그 밖에 상담, 교육 등 프로그램 운영에 적합한 구조와 설비를 갖추도록 한다.

③ 노인보호전문기관을 다른 노인복지시설에 병설하여 운영하는 경우에는 업무에 지장이 없는 범위에서 공통되는 시설은 중복하여 갖추지 않을 수 있다.

6) 노인일자리지원기관

(1) 시설기준

① 시설의 종류

㉠ 사무실, 상담실 또는 교육실 : 1실 이상

㉡ 노인일자리 사업장(식료품 또는 공산품 등의 제조 · 판매나 서비스의 제공 등 해당 노인일자리 사업 활동에 필요한 공간을 말한다) : 1개 이상

(2) 시설의 규모는 연면적이 100㎡ 이상이어야 한다.

7) 학대피해 전용쉼터

(1) 시설의 규모

① 입소정원(5명 이상 9명 이하)이 입소할 수 있는 시설을 갖추어야 하며, 입소정원 1명당 연면적 15.9㎡ 이상의 공간을 확보하여야 한다.

② 응급대상자 및 초기 입소자의 생활지원을 위하여 1인실을 1실 이상 설치할 것을 권장한다.

(2) 시설의 구조 및 설비

① 시설의 구조 및 설비는 일조 · 채광 · 환기 등 입소자의 보건위생과 재해방지 등을 충분히 고려하여야 한다.

② 「화재예방, 소방시설 설치 · 유지 및 안전관리에 관한 법률」에 따라 소화설비를 비치하는 등 시설의 실정에 맞게 비상재해에 대비하여야 한다.

(3) 시설의 설치에 관한 특례

시설 설치자는 시설을 설치할 토지 및 건물의 소유권 또는 사용권을 확보하여야 하며, 시설의 설치 목적 외의 목적에 의한 저당권을 해당 토지 및 건물에 설정하여서는 아니 된다.

(4) 시설기준

① 침실, 사무실, 요양보호사 · 자원봉사자실, 상담 · 교육실, 식당 · 조리실, 비상재해대비시설, 화장실 · 목욕실(샤워실), 세탁장 · 세탁물 건조장을 각각 갖추어야 한다. 다만, 세탁물을 전량 위탁하여 처리하는 경우에는 세탁장 및 세탁물 건조장을 두지 않을 수 있다.

② 사무실, 요양보호사 · 자원봉사자실, 상담 · 교육실은 1개의 시설로 통합하여 운영할 수 있다.

(5) 설비기준

① 침실

㉠ 독신용 · 동거용 · 합숙용 침실을 둘 수 있다. 다만, 합숙용 침실은 남실 및 여실로 각각 구분하여야 한다.

㉡ 입소자 1명당 침실 면적은 5.0㎡ 이상으로 한다.

㉢ 합숙용 침실 1실의 정원은 3명 이하로 한다.

㉣ 입소자의 생활용품을 개별로 보관할 수 있는 보관시설을 설치하여야 한다.

㉤ 채광 · 조명 및 방습설비를 갖추어야 한다.

② 상담 · 교육실

㉠ 프로그램이 원활히 진행될 수 있도록 충분한 공간을 확보하여야 한다.

㉡ 시설을 상담실로 이용하는 경우에는 상담받는 사람과 상담 내용 등이 노출되지 않도록 칸막이를 설치하고 방음이 되도록 하여야 한다.

③ 식당 및 조리실 : 조리실 바닥재는 내수 소재이고, 조리실은 세척 및 배수에 편리한 구조여야 한다.

④ 화장실 및 목욕실(샤워실)

㉠ 바닥은 미끄럽지 않아야 한다.

㉡ 욕조를 설치하는 경우에는 욕조에 노인의 전신이 잠기지 않는 깊이로 하고, 욕조에의 출입이 자유롭도록 최소 1개 이상의 보조봉과 수직의 손잡이 기둥을 각각 설치하여야 한다.

㉢ 자동온도조절장치를 이용하여 급탕을 하는 경우, 물의 최고 온도는 섭씨 40도 이상이 되지 않도록 하여야 한다.

⑤ 그 밖의 시설

㉠ 복도 · 화장실 및 그 밖의 필요한 곳에 야간 상용등을 설치하여야 한다.

㉡ 계단의 경사는 완만하여야 하며, 난간을 설치하여야 한다.

㉢ 바닥은 부드러우면서도 미끄럽지 않은 바닥재를 사용하여야 한다.

5 노인시설 종류에 따른 운영 및 인력기준

1) 노인주거복지시설

(1) 노인주거복지시설 운영기준

노인주거복지시설의 운영기준은 다음과 같다.

① 건강관리(노인복지주택의 경우는 제외한다)

㉠ 노인주거복지시설에는 입소자 건강관리를 위한 책임자를 두고 의사(한의사를 포함), 간호사, 그 밖의 자격이 있는 자가 그 임무를 수행하여야 한다.

㉡ 전담의사(한의사를 포함)를 두지 아니한 시설은 계약의사(시간제 계약에 의한 의사 또는 한의사를 포함)를 두거나 의료기관과 협약을 체결하여 의료연계체계를 구축하여야 한다.

㉢ 계약의사를 두거나 의료기관과 협약을 체결한 경우 해당 계약의사 또는 의료기관의 의사는 매월 시설을 방문하여 입소자의 건강상태를 확인하고 건강상태가 악화된 입소자에 대하여 적절한 조치를 하여야 한다. 이 경우 시설의 입소정원에 따른 방문횟수 등 세부적인 사항은 보건복지부장관이 정한다.

㉣ 입소자 및 직원에 대해서는 연 1회 이상의 결핵 검진을 포함한 건강진단을 하여야 하며, 건강진단 결과 건강이 좋지 않은 사람에 대해서는 그 치료를 위하여 필요한 조치를 하여야 한다.

㉤ 직원을 신규로 채용할 때에는 건강진단서를 확인하여야 하며, 이 경우 건강진단은 신규 채용 전 1년 이내에 받은 것이어야 한다.

㉥ 입소자에 대하여 그 건강상태에 따라 적절한 훈련과 휴식을 하도록 하여야 한다.

㉦ 시설의 환경을 항상 청결하게 하고 그 위생관리에 유의하여야 한다.

② 급식위생관리

㉠ 시설의 장은 입소자가 필요한 영양을 섭취할 수 있도록 영양사가 작성한 식단에 따라 급식을 행하여야 한다. 다만, 영양사가 없는 시설의 경우에는 소재지를 관할하는 보건소장 또는 다른 시설 등의 영양사의 지도를 받아 식단을 작성하고 이에 따라 급식하여야 한다.

㉡ 전염성질환, 고름형성 상처 등이 있는 사람은 입소자의 식사를 조리해서는 안 된다.

㉢ 시설에서 사용되는 먹는물의 경우에는 「수도법」 및 「먹는물관리법」이 정하는 바에 따라 수질검사를 받아야 한다.

㉣ 입소자의 식사를 조리하는 자는 항상 청결을 유지하여야 한다.

③ 운영규정

㉠ 시설의 장은 조직, 인사, 급여, 회계, 물품, 그 밖에 시설의 운영에 관하여 필요한 규정(이하 이 표에서 "운영규정"이라 한다)을 작성하여 시장 · 군수 · 구청장에게 제출하여야 한다.

㉡ 양로시설 · 노인공동생활가정 및 노인복지주택의 운영규정에는 다음의 사항이 포함되어야 한다. 다만, ⓕ와 ⓖ 항목은 입소자로부터 입소비용의 전부를 받아 운영하는 양로시설 및 노인복지주택에 한하여 적용한다.

ⓐ 입소정원 및 모집방법 등에 관한 사항

ⓑ 입소계약에 관한 사항(계약기간, 계약목적, 입소보증금, 월 이용료, 그 밖의 비용부담액, 신원인수인의 권리 · 의무, 계약의 해제, 입소보증금의 반환 등에 관한 사항을 포함한다)

ⓒ 입소보증금, 이용료 등 비용에 대한 변경방법 및 절차 등에 관한 사항(노인복지주택의 경우에는 비용 변경 시 입소자의 의견수렴 과정에 관한 사항을 포함한다)

ⓓ 서비스의 내용과 그 비용의 부담에 관한 사항

ⓔ 특별한 보호를 필요로 하는 경우에는 그 서비스기준과 비용에 관한 사항

ⓕ 의료를 필요로 하는 경우에는 그 구체적인 처리절차

ⓖ 시설물 사용상의 주의사항 등에 관한 사항

ⓗ 서비스 제공자의 배상책임, 면책범위에 관한 사항

ⓘ 운영규정의 개정방법 및 절차 등에 관한 사항

ⓙ 운영위원회 또는 운영간담회의 설치 · 운영에 관한 사항

ⓚ 입소예정자 또는 입소자가 사망 또는 보건복지부장관이 정하는 중대한 질병으로 인하여 계약을 해지하는 경우 위약금의 감면에 관한 사항

ⓛ 시설 설치자의 입소보증금 반환보증과 관련된 내용의 설명, 그 사실의 계약서에의 기재 및 서명 등에 관한 사항

㉢ 시설의 장은 운영규정에서 정한 바에 따라 해당 시설을 운영하여야 한다.

㉣ 모든 종사자는 시설의 장과 근로계약이 체결된 자이어야 한다.

㉤ 보증금의 수납 및 반환

ⓐ 양로시설 및 노인공동생활가정을 설치한 자가 보증금을 수납하는 때에는 월 입소비용의 1년분 이내에서 이를 수납하여야 한다. 다만, 입소자로부터 입소비용의 전부를 수납하여 운영하는 시설의 경우는 제외한다.

ⓑ 노인주거복지시설(분양형 노인복지주택은 제외)을 설치한 자는 입소자가 퇴소하는 때에는 지체 없이 수납한 보증금을 입소자 또는 입소자를 대신하여 입소계약을 체결한 배우자 또는 부양의무자에게 반환하여야 한다.

㉥ 회계

ⓐ 시설의 설치 · 운영에 관한 회계는 법인회계 또는 다른 사업에 관한 회계와 분리하여 처리해야 한다.

ⓑ 국가 또는 지방자치단체로부터의 보조금품 기타 시설이 수수한 기부금품은 이를 별도의 계정으로 회계처리해야 한다.

㉦ 장부 등의 비치

시설에는 해당되는 장부 및 서류를 비치하여야 한다.

㉧ 시설(노인복지주택은 제외한다)에서의 기거자

ⓐ 시설의 장은 입소자의 침실 또는 침실이 있는 건물마다 요양보호사, 그 밖의 직원 중 1명을 입소자와 함께 기거하도록 조치하여야 한다.

ⓑ 시설 안에서는 입소자 외에 시설의 장 및 직원과 그 가족이 아닌 자는 거주하지 못한다.

㉨ 사업의 실시

ⓐ 시설의 장은 입소자에 대하여 적극적으로 필요한 생활지도를 하여야 한다.

ⓑ 시설의 장은 입소자의 연령, 성별, 성격, 생활력, 심신의 건강상태 등을 고려하여 수시로 입소자와 면담하거나 관찰, 지도하고 특이사항을 기록, 유지하여 보호의 정도에 따라 다른 노인복지시설로의 이송 등 필요한 조치를 하여야 한다.

ⓒ 시설의 장이 생활지도 등을 함에 있어서는 입소자의 의사를 최대한 존중하여야 한다.

ⓓ 시설의 장은 노인교실 등의 기관과 제휴하여 입소자가 교양교육 등을 받도록 함으로써 건전하고 활력있는 생활을 할 수 있도록 노력하여야 한다.

ⓔ 시설의 장은 시설종류별로 각 시설의 특성을 고려하여 다음의 기준에 따른 사업을 실시하여야 한다.

㉩ 시설별 사업내용은 다음과 같다(표 1-13).

[표 1-13] 노인주거복지시설 시설별 사업내용

시설별	사업내용
양로시설 · 노인공동생활가정	(가) 입소자의 생활의욕 증진 등을 도모하기 위하여 입소자의 신체적 · 정신적 상태에 따라 그 기능을 회복하게 하거나 기능의 감퇴를 방지하기 위한 훈련에 참가할 기회를 제공하여야 한다. (나) 교양 · 오락설비 등을 구비하고 적절한 레크리에이션을 실시하여야 한다.

노인복지주택	(가) 입주자의 거주에 불편함이 없도록 생활편의를 위한 체육시설, 여가 및 오락시설 등 부대시설 및 각종 복리시설을 설치하여 직접 또는 위탁하여 운영하여야 한다. (나) 사회복지사는 순회서비스를 제공하는 등 항상 입주자의 안전을 위하여 세심한 배려를 하여야 하며 다음의 서비스를 제공하여야 한다. ① 생활지도 · 상담 ② 문안 ③ 긴급사태시 대처 ④ 의료기관 등 관계기관과의 연락 ⑤ 일상생활상 필요한 원조 (다) 필요한 경우 재가노인복지시설의 방문요양과 주야간보호서비스 등을 활용할 수 있도록 노인보건 및 복지에 관련된 사업기관과의 연계를 도모하여야 한다.

출처 : 노인복지법 시행규칙 [별표3] (제17조 제2항 관련)

㉪ 운영위원회

「사회복지사업법」 제36조 및 같은 법 시행규칙 제24조에 따라 운영위원회를 설치 · 운영하여야 한다. 다만, 입소자로부터 입소비용 전부를 수납하여 운영하는 노인주거복지시설은 시설의 장, 직원, 가족대표, 입소자대표 및 법 제51조에 따른 노인복지명예지도원으로 구성된 운영간담회를 설치 · 운영할 수 있고, 시설의 장은 입소자의 상황, 서비스 제공 상황 등 시설의 운영과 관리비 등의 내용을 정기적으로 운영간담회에 보고하여야 한다.

(2) 노인주거복지시설 인력기준

노인주거복지시설의 인력기준은 다음과 같다.

① 직원의 자격기준(표 1-14)

[표 1-14] 직원의 자격기준

직종별	자격기준
시설의 장(노인복지주택은 제외한다)	「사회복지사업법」에 따른 사회복지사 자격증 소지자 또는 「의료법」 제2조에 따른 의료인
사회복지사	「사회복지사업법」에 따른 사회복지사 자격증 소지자
요양보호사	법에 따른 요양보호사 자격증 소지자

출처 : 노인복지법 시행규칙 [별표2] (제17조 제1항 관련)

② 직원의 배치기준(표 1-15)

[표 1-15] 직원의 배치기준

시설별 \ 직종별		시설 의장	사무 국장	사회 복지사	의사 (한의사를 포함한다) 또는 계약의사	간호사 또는 간호 조무사	요양 보호사	사무원	영양사	조리원	위생원	관리인
양로시설	입소자 30명 이상	1명	1명	1명	1명 이상	입소자 50명당 1명	입소자 12.5명당 1명	1명(입소자 100명 이상인 경우로 한정함)	1명 (1회 급식 인원이 50명 이상인 경우로 한정함)	2명 (입소자 100명 초과할 때마다 1명 추가)	입소자 50명당 1명	
	입소자 30명 미만 10명 이상	1명	1명			1명	입소자 12.5명당 1명			1명	1명	
노인공동생활가정		1명		입소자 4.5명당 사회복지사, 간호사, 간호조무사, 요양보호사 또는 조리원 1명 이상								
노인복지주택		1명		1명								1명

- 위생원 및 요양보호사 : 세탁물을 전량 위탁처리하는 경우에는 위생원을 두지 아니할 수 있으며, 입소자로부터 입소비용의 전부를 수납하여 운영하는 양로시설의 요양보호사 배치기준은 입소자 20명당 1명으로 한다.

비고: (1) 사회복지사는 입소자에게 건강유지, 여가선용 등 노인복지 제공계획을 수립하고, 복지증진에 관하여 상담 · 지도한다.

(2) 의료기관과 협약을 체결하여 의료연계체계를 구축한 경우에는 의사(한의사를 포함한다) 또는 계약의사를 두지 않을 수 있다.

(3) 요양보호사는 요양서비스가 필요한 노인에게 신체활동지원 서비스와 그 밖의 일상생활지원 서비스를 제공한다.

(4) 영양사 및 조리원이 소속되어 있는 업체에 급식을 위탁하는 경우에는 영양사 및 조리원을 두지 않을 수 있다.

(5) 세탁물을 전량 위탁처리하는 경우에는 위생원을 두지 아니할 수 있으며, 입소자로부터 입소비용의 전부를 수납하여 운영하는 양로시설의 요양보호사 배치기준은 입소자 20명당 1명으로 한다.

(6) 모든 종사자는 시설의 장과 근로계약을 체결한 사람이어야 한다.

출처 : 노인복지법 시행규칙 [별표2] (제17조 제1항 관련)

2) 노인의료복지시설

(1) 노인의료복지시설의 운영기준

노인의료복지시설의 운영기준은 다음과 같다.

① 건강관리

㉠ 노인의료복지시설에는 입소자 건강관리를 위한 책임자를 두고 의사(한의사를 포함

한다) · 간호사 기타 자격이 있는 자가 그 임무를 수행하여야 한다.

㉡ 전담의사(한의사를 포함한다)를 두지 아니한 시설은 가급적 신경과, 정신과 또는 한방신경정신과 등 노인의 질환과 관련한 전문의로서의 계약의사(시간제 계약에 의한 의사, 한의사 또는 치과의사를 포함한다)를 두거나 의료기관과 협약을 체결하여 의료연계체계를 구축하여야 한다.

㉢ 계약의사를 두거나 의료기관과 협약을 체결한 경우 해당 계약의사 또는 의료기관의 의사는 매월 시설을 방문하여 입소자의 건강상태를 확인하고 건강상태가 악화된 입소자에 대하여 적절한 조치를 하여야 한다. 이 경우 시설의 입소정원에 따른 방문횟수 등 세부적인 사항은 보건복지부장관이 정한다.

㉣ 입소자 및 직원에 대해서는 연 1회 이상의 결핵 검진을 포함한 건강진단(이하 이 호에서 "건강진단"이라 한다)을 하여야 하고, 매월 입소자의 구강건강 상태를 확인하여야 하며, 그 결과 건강이 좋지 않은 사람에 대해서는 그 치료를 위하여 필요한 조치를 하여야 한다.

㉤ 직원을 신규로 채용할 때에는 건강진단서를 확인하여야 하며, 이 경우 건강진단은 신규 채용 전 1년 이내에 받은 것이어야 한다.

㉥ 입소자에 대하여 그 건강상태에 따라 적절한 훈련과 휴식을 하도록 하여야 한다.

㉦ 시설의 환경을 항상 청결하게 하고 그 위생관리에 유의하여야 한다.

② 급식위생관리

㉠ 시설의 장은 입소자가 필요한 영양을 섭취할 수 있도록 영양사가 작성한 식단에 따라 급식을 행하여야 한다. 다만, 영양사가 없는 시설의 경우에는 소재지를 관할하는 보건소장 또는 다른 시설 등의 영양사의 지도를 받아 식단을 작성하고 이에 따라 급식하여야 한다.

㉡ 전염성질환, 고름형성 상처 등이 있는 사람은 입소자의 식사를 조리해서는 안 된다.

㉢ 시설에서 사용되는 먹는물의 경우에는 「수도법 및 먹는물관리법」이 정하는 바에 따라 수질검사를 받아야 한다.

㉣ 입소자의 식사를 조리하는 자는 항상 청결을 유지하여야 한다.

③ 운영규정

㉠ 시설의 장은 조직 · 인사 · 급여 · 회계 · 물품 기타 시설의 운영에 관하여 필요한 규

정(이하 이 표에서 “운영규정”이라 한다)을 작성하여 시장 · 군수 · 구청장에게 제출하여야 한다.

ⓛ 시설의 운영규정에는 다음 각 호의 사항이 포함되어야 한다.

ⓐ 입소정원 및 모집방법 등에 관한 사항

ⓑ 입소계약에 관한 사항(계약기간, 계약목적, 입소보증금, 월이용료 기타 비용부담액, 신원인수인의 권리 · 의무, 계약의 해제, 입소보증금의 반환 등에 관한 사항을 포함한다)

ⓒ 입소보증금 · 이용료 등 비용에 대한 변경방법 및 절차 등에 관한 사항

ⓓ 서비스의 내용과 그 비용의 부담에 관한 사항

ⓔ 특별한 보호를 필요로 하는 경우에는 그 서비스기준과 비용에 관한 사항

ⓕ 의료를 필요로 하는 경우에는 그 구체적인 처리절차

ⓖ 시설물 사용상의 주의사항 등에 관한 사항

ⓗ 서비스 제공자의 배상책임 · 면책범위에 관한 사항

ⓘ 운영규정의 개정방법 및 절차 등에 관한 사항

ⓙ 운영위원회의 설치 · 운영에 관한 사항

ⓒ 시설의 장은 운영규정에서 정한 바에 따라 당해 시설을 운영하여야 한다.

ⓡ 보증금의 수납 및 반환

ⓐ 시설을 설치한 자가 보증금을 수납하는 때에는 월 입소비용 중 이용자 본인이 부담하여야 할 금액의 1년분 이내에서 이를 수납하여야 한다(다만, 입소자로부터 입소비용의 전부를 수납하여 운영하는 시설의 경우는 제외한다).

ⓑ 노인의료복지시설을 설치한 자는 입소자가 퇴소하는 때에는 수납한 보증금을 지체없이 입소자 또는 입소자를 대신하여 입소계약을 체결한 배우자 또는 부양의무자에게 반환하여야 한다.

ⓜ 회계

ⓐ 시설의 설치 · 운영에 관한 회계는 법인회계 또는 다른 사업에 관한 회계와 분리하여 처리해야 한다.

ⓑ 국가 또는 지방자치단체로부터의 보조금품 기타 시설이 수수한 기부금품은 이를 별도의 계정으로 회계처리해야 한다.

ㅂ 장부 등의 비치

시설에는 해당되는 장부 및 서류를 비치하여야 한다.

ㅅ 시설(노인복지주택은 제외한다)에서의 기거자

ⓐ 시설의 장은 입소자의 침실 또는 침실이 있는 건물마다 요양보호사, 그 밖의 직원 중 1명을 입소자와 함께 기거하도록 조치하여야 한다.

ⓑ 시설 안에서는 입소자 외에 시설의 장 및 직원과 그 가족이 아닌 자는 거주하지 못한다.

ⓞ 사업의 실시

ⓐ 시설의 장은 입소자의 요양 및 재활을 도울 수 있는 다양한 프로그램을 운영하여야 한다.

ⓑ 시설의 장은 입소자에 대하여 적극적으로 필요한 생활지도를 하여야 한다.

ⓒ 시설의 장은 입소자의 연령 · 성별 · 성격 · 생활력 · 심신의 건강상태 등을 고려하여 수시로 입소자와 면담하거나 관찰 · 지도하고 특이사항을 기록 · 유지하여 보호의 정도에 따라 다른 노인복지시설로의 이송 등 필요한 조치를 하여야 한다.

ⓓ 시설의 장이 생활지도 등을 함에 있어서는 입소자의 의사를 최대한 존중하여야 한다.

ⓔ 시설의 장은 시설의 종사자(사무원 · 조리원 · 위생원 · 영양사 · 관리인을 제외한다)가 치매 및 중풍환자의 간병요령 등 치매환자 보호에 필요한 교육을 받을 수 있도록 조치하여야 한다.

ⓕ 시설의 장은 다음의 기준에 따른 사업을 실시하여야 한다(표 1-16).

ㅈ 노인요양시설 내 치매전담실, 치매전담형 노인요양공동생활가정에서는 프로그램관리자의 지도 하에 치매노인의 기능 유지, 악화 방지를 위한 맞춤형 프로그램을 실시하여야 한다.

[표 1-16] 노인의료복지시설 운영기준

사업기준
(가) 입소자의 생활의욕증진 등을 도모하기 위하여 입소자의 신체적 · 정신적 상태에 따라 그 기능을 회복하게 하거나 기능의 감퇴를 방지하기 위한 훈련에 참가할 기회를 제공하여야 한다. (나) 교양 · 오락설비 등을 구비하고 적절한 레크리에이션을 실시하여야 한다. (다) 입소자에 대한 상시보호를 할 수 있도록 이에 적합한 직원의 근무체제를 갖추되, 특히 오후 10시부터 다음날 오전 6시까지의 야간시간대에는 입소자 보호 및 안전 유지를 위하여 별표 4 제6호에 따른 간호사, 간호조무사 또는 요양보호사 중 1명 이상의 인력을 배치하여야 한다. 시설의 규모 및 근무방식 등에 따른 세부적인 배치기준은 보건복지부장관이 정한다. (라) 입소자의 건강상태에 유의하여야 하며 건강의 유지를 위하여 필요한 조치를 하여야 한다. (마) 입원치료를 필요로 하는 입소자를 위하여 진료기관을 정하는 등 인근 지역의 의료기관과 긴밀한 협조체계를 갖추어야 한다. (바) 거동이 불가능한 와상노인의 욕창예방과 치료를 위하여 적절한 보호조치를 하여야 한다. (사) 치매노인은 치매의 정도에 따라 분리하여 보호하여야 한다.

출처 : 노인복지법 시행규칙 [별표4] (제22조 제1항 관련)

㉫ 운영위원회

「사회복지사업법」 제36조 및 같은 법 시행규칙 제24조에 따라 운영위원회를 설치 · 운영하여야 한다.

(2) 노인의료복지시설 직원 자격기준

노인의료복지시설 직원 자격기준은 다음과 같다(표 1-17).

[표 1-17] 노인의료복지시설 직원 자격기준

직종별	자격기준
시설의 장	「사회복지사업」에 따른 사회복지사 자격증 소지자 또는 「의료법」 제2조에 따른 의료인
사회복지사	「사회복지사업」에 따른 사회복지사 자격증 소지자
물리치료사 또는 작업치료사	「의료기사 등에 관한 법률」에 따른 물리치료사 또는 작업치료사 면허 소지자
요양보호사	법에 따른 요양보호사 자격증 소지자

출처 : 노인복지법 시행규칙 [별표4] (제22조 제1항 관련)

(3) 노인의료복지시설 직원 배치기준

노인의료복지시설 직원 배치기준은 다음과 같다(표 1-18).

[표 1-18] 노인의료복지시설 직원 배치기준

시설별 \ 직종별		시설 의장	사무 국장	사회 복지사	의사 또는 계약 의사	간호사 또는 간호 조무사	물리치료사 또는 작업치료사	요양 보호사	사무원	영양사	조리원	위생원	관리인
노인 요양 시설	입소자 30명 이상	1명	1명 (입소자 50명 이상인 경우로 한정함)	1명 (입소자 100명 초과할 때마다 1명 추가)	1명 이상	입소자 25명당 1명	1명 (입소자 100명 초과할 때마다 1명 추가)	입소자 2.5명당 1명 (치매전담실은 2명당 1명)	1명 (입소자 50명 이상인 경우로 한정함)	1명 (1회 급식 인원이 50명 이상인 경우로 한정함)	입소자 25명당 1명	1명 (입소자 100명 초과할 때마다 1명 추가)	1명 (입소자 50명 이상인 경우로 한정함)
	입소자 30명 미만 10명 이상	1명	1명		1명	1명		입소자 2.5명당 1명 (치매전담실은 2명당 1명)			1명		
노인요양 공동생활가정		1명				1명		입소자 3명당 1명 (치매전담형은 2.5명당 1명)					

출처 : 노인복지법 시행규칙 [별표4] (제22조 제1항 관련)

3) 노인여가복지시설

(1) 노인여가복지시설의 운영기준

노인여가복지시설의 운영기준은 다음과 같다.

① 건강관리

㉠ 직원에 대해서는 연 1회 이상의 결핵 검진을 포함한 건강진단(이하 이 호에서 "건강진단"이라 한다)을 하여야 하며, 건강진단 결과 건강이 좋지 않은 사람에 대해서는 그 치료를 위하여 필요한 조치를 하여야 한다.

㉡ 직원을 신규로 채용할 때에는 건강진단서를 확인하여야 하며, 이 경우 건강진단은 신규 채용 전 1년 이내에 받은 것이어야 한다.

② 급식위생관리(노인복지관의 경우에 한정한다)

㉠ 시설의 장은 이용자가 필요한 영양을 섭취할 수 있도록 영양사가 작성한 식단에 따라 급식을 행해야 한다. 다만, 영양사가 없는 시설의 경우에는 소재지를 관할하는

보건소장의 지도를 받아 식단을 작성하고 이에 따라 급식을 해야 한다.

㉡ 전염성질환, 고름형성 상처 등이 있는 사람은 이용자의 식사를 조리해서는 안 된다.

㉢ 시설에서 사용되는 먹는물의 경우에는 「수도법」 및 「먹는물관리법」이 정하는 바에 따라 수질검사를 받아야 한다.

㉣ 이용자의 식사를 조리하는 자는 항상 청결을 유지해야 한다.

③ 운영규정

㉠ 노인여가복지시설의 장은 그 시설의 운영방법, 이용자의 준수사항 그 밖에 시설의 운영에 필요한 규정(이하 이 표에서 "운영규정"이라 한다)을 작성하여 시장 · 군수 · 구청장에게 제출해야 한다.

㉡ 노인복지관 및 노인교실의 운영규정에는 아래의 사항이 포함되어야 한다.

ⓐ 이용정원 등에 관한 사항

ⓑ 이용계약에 관한 사항(계약기간, 이용료 및 그 밖에 비용부담액 등에 관한 사항을 포함한다)

ⓒ 이용료 등 비용에 대한 변경방법 및 절차 등에 관한 사항

ⓓ 서비스의 내용과 그 비용의 부담에 관한 사항

ⓔ 시설물 사용상의 주의사항 등에 관한 사항

ⓕ 서비스 제공자의 배상책임 · 면책범위에 관한 사항

ⓖ 운영규정의 개정방법 및 절차 등에 관한 사항

㉢ 회계

ⓐ 시설의 설치 · 운영에 관한 회계는 법인회계 또는 다른 사업에 관한 회계와 분리하여 처리해야 한다.

ⓑ 시설이 국가 또는 지방자치단체로부터 받은 보조금품 그 밖의 기부금품은 이를 별도의 계정으로 회계처리해야 한다.

㉣ 장부 등의 비치

㉤ 사업의 실시

시설의 장은 시설종별로 각 시설의 특성을 고려하여 다음의 기준에 따른 사업을 실

시해야 한다.

④ 노인여가복지시설 시설별 운영기준

노인여가복지시설 시설별 운영기준은 다음과 같다(표 1-19).

[표 1-19] 노인여가복지시설 시설별 운영기준

시설별	시설별 운영기준
노인복지관	가. 노인의 복지증진을 위하여 종합적인 노인복지센터로서의 기능을 수행할 수 있도록 필요한 사업을 선정 · 수행해야 한다. 나. 다음의 사업을 기본사업으로 수행하되 이용대상 노인의 실정과 지역 여건 등을 고려하여 사업의 종류를 가감하거나 별도의 사업을 개발 · 추진할 수 있다.
노인복지관	1) 상담 · 지도 노인의 생활 · 주택 · 신상 등에 관한 생활상담 및 노인의 질병예방 · 치료에 관한 건강상담 및 지도 2) 취업상담 및 알선 노인에 대한 취업알선 및 취업자의 사후관리 3) 기능회복훈련의 실시 노인의 기능회복 또는 기능의 감퇴를 방지하기 위한 훈련을 실시하되, 물리치료장비는 관할 보건소에 종사하는 의사 또는 계약의사의 지도를 받아 사용해야 한다. 4) 교양강좌 등의 실시 노인의 교양향상을 위한 프로그램의 제공 및 레크리에이션 활동 등의 지도 다. 거동불편 노인의 생활편의를 위한 서비스 등의 제공을 위하여 재가노인복지시설을 병설 · 운영하도록 노력해야 한다. 라. 지역 특성에 따라 야간이용이 가능한 체제를 갖추도록 노력해야 한다.
경로당	이용노인들이 건전한 사회봉사활동이나 취미활동 등을 할 수 있도록 해야 한다.
노인교실	주 1회 이상 교육을 실시해야 한다.

출처 : 노인복지법 시행규칙 [별표7] (제26조 제1항 관련)

(2) 노인여가복지시설 직원의 자격기준

노인여가복지시설 직원의 자격기준은 다음과 같다(표 1-20).

[표 1-20] 노인여가복지시설 직원의 자격기준

직종별	자격기준
노인복지관 시설장	「사회복지사업」에 따른 사회복지사 2급 이상의 자격증 소지자

출처 : 노인복지법 시행규칙 [별표7] (제26조 제1항 관련)

(3) 노인여가복지시설 직원의 배치기준

노인여가복지시설 직원의 배치기준 다음과 같다(표 1-21).

[표 1-21] 노인여가복지시설 직원의 배치기준

직종별 / 시설별	시설의 장	사회복지사	강사 (외부강사 포함)	물리치료사	사무원	조리원	관리인
노인복지관	1명	2명 이상		1명	1명	1명	1명
노인교실	1명		1명				

출처 : 노인복지법 시행규칙 [별표7] (제26조 제1항 관련)

4) 재가노인복지시설

(1) 재가노인복지시설의 운영기준

재가노인복지시설의 운영기준은 다음과 같다.

① 건강관리

㉠ 직원에 대해서는 연 1회 이상의 결핵 검진을 포함한 건강진단(이하 이 호에서 "건강진단"이라 한다)을 하여야 하며, 건강진단 결과 건강이 좋지 않은 사람에 대해서는 그 치료를 위하여 필요한 조치를 하여야 한다.

㉡ 직원을 신규로 채용할 때에는 건강진단서를 확인하여야 하며, 이 경우 건강진단은 신규 채용 전 1년 이내에 받은 것이어야 한다.

② 급식위생관리(급식을 제공하는 경우에만 해당한다)

㉠ 시설의 장은 입소자가 필요한 영양을 섭취할 수 있도록 영양사가 작성한 식단에 따라 급식을 행하여야 한다. 다만, 영양사가 없는 시설의 경우에는 소재지를 관할하는 보건소장 또는 다른 시설 등의 영양사의 지도를 받아 식단을 작성하고 이에 따라 급식하여야 한다.

㉡ 전염성질환, 고름형성 상처 등이 있는 사람은 입소자의 식사를 조리해서는 안 된다.

㉢ 시설에서 사용되는 먹는물의 경우에는 「수도법」 및 「먹는물관리법」이 정하는 바에 따라 수질검사를 받아야 한다.

㉣ 입소자의 식사를 조리하는 자는 항상 청결을 유지하여야 한다.

③ 운영규정

㉠ 시설의 장은 조직, 인사, 급여, 회계, 물품, 그 밖에 시설의 운영에 관하여 필요한 규정(이하 이 표에서 “운영규정”이라 한다)을 작성하여 시장 · 군수 · 구청장에게 제출하여야 한다.

㉡ 다음 각 호의 사항이 포함되어야 한다.

ⓐ 이용정원(주 · 야간보호서비스 및 단기보호서비스의 경우에만 해당한다) 및 모집방법 등에 관한 사항

ⓑ 이용계약에 관한 사항(계약기간, 계약목적, 월이용료 및 그 밖의 비용부담액, 신원인수인의 권리 · 의무, 계약의 해제 등에 관한 사항을 포함한다)

ⓒ 이용료 등 비용에 대한 변경방법 및 절차 등에 관한 사항

ⓓ 서비스의 내용과 그 비용의 부담에 관한 사항

ⓔ 특별한 보호를 필요로 하는 경우에는 그 서비스기준과 비용에 관한 사항

ⓕ 의료를 필요로 하는 경우에는 그 구체적인 처리절차

ⓖ 시설물 사용상의 주의사항 등에 관한 사항

ⓗ 서비스 제공자의 배상책임, 면책범위에 관한 사항

ⓘ 운영규정의 개정방법 및 절차 등에 관한 사항

ⓙ 운영위원회의 설치 및 운영에 관한 사항

ⓚ 그 밖에 운영에 필요한 중요한 사항

㉢ 시설의 장은 운영규정에서 정한 바에 따라 해당 시설을 운영하여야 한다.

㉣ 회계

ⓐ 시설의 설치 · 운영에 관한 회계는 법인회계 또는 다른 사업에 관한 회계와 분리하여 처리해야 한다.

ⓑ 국가 또는 지방자치단체로부터의 보조금품, 그 밖에 시설이 수수한 기부금품은 이를 별도의 계정으로 회계처리해야 한다.

㉤ 장부 등의 비치

시설에는 관련 장부 및 서류를 비치하여야 한다.

ⓐ 시설의 연혁에 관한 기록부

ⓑ 재산목록과 재산의 소유권 또는 사용권을 증명할 수 있는 서류

ⓒ 시설운영일지

ⓓ 예산서 및 결산서

ⓔ 금전 및 물품의 출납부와 증빙서류

ⓕ 정관(법인의 경우만 해당한다) 등 제반 규정

ⓖ 이용자 명부

ⓗ 입소자 관리카드(입소계약 체결일, 입소보증금, 이용료, 그 밖의 비용부담 관계 등에 관한 내용을 포함한다)

㉥ 사업의 실시

ⓐ 이용기간 : 단기보호서비스는 1개월에 15일 이내 이용할 수 있다. 다만, 시장 · 군수 · 구청장은 중증질환이 있는 노인, 연고가 없는 노인, 취학 · 생계곤란 등의 사유로 인하여 부양능력이 없는 부양의무자로부터 부양을 받지 못하는 피부양 노인에 대하여는 1개월에 15일을 초과하여 이용일수를 연장할 수 있다.

ⓑ 시설의 장은 각 서비스별 특성을 고려하여 다음의 기준에 따른 사업을 실시하여야 한다(표 1-22).

[표 1-22] 재가노인복지시설 유형별 사업내용

구분	사업내용
방문요양 서비스	가. 신체활동지원서비스 : 세면도움, 구강관리, 머리감기기, 몸 청결, 몸 단장, 옷 갈아입히기, 목욕도움, 식사도움, 체위변경, 이동도움, 신체기능의 유지증진, 배설도움, 화장실 이용하기 등 나. 가사활동지원서비스 : 취사, 청소 및 주변정돈, 세탁 등 다. 개인활동지원서비스 : 외출시 동행, 일상업무 대행 등 라. 정서지원서비스 : 말벗, 격려 및 위로, 생활상담, 의사소통도움 등
방문목욕 서비스	목욕준비, 입욕 시 이동보조, 몸 씻기, 머리말리기, 옷 갈아입히기, 목욕 후 주변정리 등
주 · 야간 보호 서비스	가. 생활지도 및 일상동작훈련 등 심신의 기능회복을 위한 서비스 나. 급식 및 목욕서비스 등 다. 노인가족에 대한 교육 및 상담 라. 주 · 야간보호시설 내 치매전담실의 경우에는 프로그램관리자의 지도 하에 치매노인의 기능 유지, 악화 방지를 위한 맞춤형 프로그램 실시
단기보호 서비스	가. 신체활동지원, 기능회복 훈련 등 그 밖에 일상생활에 필요한 편의를 제공하는 서비스 나. 그 밖에 노인요양시설 또는 노인요양공동생활가정의 사업에 준하는 서비스

재가노인 지원서비스	일상생활 지원, 노인생활 및 신상에 관한 상담, 재가노인 및 보호자의 교육, 무의탁노인 후원을 위한 결연 및 연계지원, 여가활동 지원, 주거환경개선 지원, 긴급지원, 시군구의 위탁을 받은 사업, 그 밖에 지역의 재가노인복지사업
방문간호 서비스	가. 의사, 한의사 또는 치과의사의 방문간호 지시서에 따른 간호, 진료의 보조, 또는 구강위생 나. 다음의 예방관리적 간호행위 1) 기본관리 : 건강상태 확인, 활력징후(혈압 · 체온 · 맥박 · 호흡) 및 혈당 측정, 인지력(시간 · 장소 · 사람 등에 관한 인지능력) 평가 등 2) 교육 및 상담 : 통증 · 식이 · 감염 · 구강 · 투약관리에 관한 교육 및 상담 등 3) 신체훈련 : 관절 오그라듦[구축(拘縮)] 예방 및 근력 강화, 이동장애 개선, 낙상 예방, 운동기능 향상 훈련 등 4) 의료연계 및 검사 : 의료기관에의 진료 의뢰, 장기요양기관 연계, 사전 기초검사 등

출처 : 노인복지법 시행규칙 [별표10] (제29조 제2항 관련)

㉦ 운영위원회

「사회복지사업법」 제36조 및 같은 법 시행규칙 제24조에 따른 운영위원회를 설치 · 운영하여야 한다.

(2) 재가노인복지시설 직원의 자격기준

재가노인복지시설 직원의 자격기준은 다음과 같다(표 1-23).

[표 1-23] 재가노인복지시설 직원의 자격기준

직종별	자격기준
시설장	가. 방문요양, 주 · 야간보호, 단기보호 및 방문 목욕서비스 : 「사회복지사업법」에 따른 사회복지사, 「의료법」 제2조에 따른 의료인, 노인복지시설 또는 「노인장기요양보험법」에 따른 장기요양기관(이하 "장기요양기관"이라 한다)에서 「의료기사 등에 관한 법률」에 따른 물리치료사 또는 작업치료사로 1년 이상 근무한 사람, 노인복지시설 또는 장기요양기관에서 요양보호사(종전의 규정에 따라 요양보호사 2급 자격증을 취득한 사람은 제외한다)로 5년 이상 근무하고 보건복지부장관이 정하여 고시하는 소정의 교육을 이수한 사람, 노인복지시설 또는 장기요양기관에서 간호조무사로 5년 이상 근무하고 보건복지부장관이 정하여 고시하는 소정의 교육을 이수한 사람 나. 재가노인지원서비스 : 「사회복지사업법」에 따른 사회복지사 자격증 소지자 또는 「의료법」 제2조에 따른 의료인의 자격을 취득한 자 다. 방문간호서비스 : 간호업무경력이 2년 이상인 간호사로서 해당 시설에 상근하는 자(보건진료소를 제외한 의료기관이 방문간호를 하는 경우에는 의사, 한의사 또는 치과의사 중에서 해당 시설에 상근하는 자를 시설장으로 한다)
물리치료사, 작업치료사 또는 치과위생사	「의료기사 등에 관한 법률」에 따른 물리치료사, 작업치료사 또는 치과위생사
요양보호사	법에 따른 요양보호사 자격증 소지자

출처 : 노인복지법 시행규칙 [별표9] (제29조 제1항 관련)

(3) 재가노인복지시설 직원의 배치기준

재가노인복지시설 직원의 배치기준은 다음과 같다(표 1-24).

[표 1-24] 재가노인복지시설 직원의 배치기준

<table>
<tr><th colspan="2">구분</th><th>시설장</th><th>사회
복지사</th><th>간호사
또는
간호조무사</th><th>물리치료사
또는
작업치료사</th><th>치과
위생사</th><th>요양
보호사</th><th>사무원</th><th>조리원</th><th>보조원
(운전사)</th></tr>
<tr><td colspan="2">방문요양</td><td>1명</td><td>1명
(수급자 15
명 이상)</td><td></td><td></td><td></td><td>15명 이상
(농어촌지역의 경
우에는 5명 이상)</td><td></td><td></td><td></td></tr>
<tr><td colspan="2">방문목욕</td><td>1명</td><td></td><td></td><td></td><td></td><td>2명 이상</td><td></td><td></td><td></td></tr>
<tr><td rowspan="2">주·
야간
보호</td><td>이용자
10명 이상</td><td>1명</td><td>1명
이상</td><td colspan="2">1명 이상</td><td></td><td rowspan="2">이용자 7명당 1
명 이상
(치매전담실의
경우에는 4명당
1명 이상)</td><td>1명(이용
자 25명
이상)</td><td>1명</td><td>1명</td></tr>
<tr><td>이용자
10명 미만</td><td>1명</td><td></td><td colspan="2">1명 이상</td><td></td><td></td><td>1명</td><td></td></tr>
<tr><td rowspan="2">단기
보호</td><td>이용자
10명 이상</td><td>1명</td><td>1명
이상</td><td>이용자
30명당 1명</td><td>1명(이용자
30명 이상)</td><td></td><td rowspan="2">이용자 4명당 1
명 이상</td><td></td><td>1명</td><td></td></tr>
<tr><td>이용자
10명 미만</td><td>1명</td><td></td><td>1명</td><td></td><td></td><td></td><td>1명</td><td></td></tr>
<tr><td colspan="2">재가노인지원</td><td>1명</td><td>1명</td><td></td><td></td><td></td><td></td><td>1명</td><td></td><td></td></tr>
<tr><td colspan="2">방문간호</td><td>1명</td><td></td><td>1명 이상</td><td></td><td>1명 이상
(구강위생을
제공하는 경
우로 한정함)</td><td></td><td></td><td></td><td></td></tr>
</table>

비고

1. "농어촌지역"이란 「지방자치법」에 따른 시·군의 읍·면 전지역 또는 동 중 「국토의 계획 및 이용에 관한 법률」에 지정된 주거지역·상업지역 및 공업지역을 제외한 지역을 말한다.
2. 시설장은 이용자별 재가노인복지 제공계획 수립 및 복지증진에 관한 상담·지도, 직원에 대한 교육 및 관리 등의 업무를 수행한다.
3. 사회복지사는 이용자의 건강유지, 여가선용 등 노인의 복지서비스제공계획을 수립하고 복지증진에 관하여 상담 및 지도 등의 업무를 수행한다.
4. 요양보호사는 이용자에게 신체활동 지원, 가사활동 지원 등의 업무를 수행한다. 다만, 방문요양, 방문목욕, 주·야간보호 및 단기보호서비스 중 장기요양급여수급자에 대한 신체활동 지원서비스는 요양보호사 1급만이 제공할 수 있다.
5. 주·야간보호시설 내 치매전담실의 경우에는 보건복지부장관이 정하여 고시하는 자격을 갖춘 프로그램관리자를 두어야 한다.
6. 주·야간보호시설 내 치매전담실의 경우, 해당 시설의 장, 요양보호사 및 프로그램관리자는 보건복지부장관이 정하여 고시하는 치매전문교육을 이수하여야 한다.
7. 다음의 (가) 또는 (나)에 해당하는 경우에는 조리원을 두지 않을 수 있다.
   (가) 영양사 및 조리원이 소속되어 있는 업체에 급식을 위탁하는 경우
   (나) 주·야간보호서비스 또는 단기보호서비스를 제공하는 시설을 병설하여 운영하는 사회복지시설에 급식을 위탁하는 경우. 다만, 해당 사회복지시설은 관련 법령에 따른 인력 및 시설기준을 충족하는 범위에서 급식을 할 수 있다.
8. 도표 설명의 예: 주·야간보호서비스 이용자가 10명 이상인 경우에는 간호사, 간호조무사, 물리치료사 또는 작업치료사 중 1명 이상을 배치하여야 한다.

출처 : 노인복지법 시행규칙 [별표9] (제29조 제1항 관련)

(4) 재가노인복지시설 기타 운영기준

① 기타 운영기준

㉠ 시설장은 상근(1일 8시간, 월 20일 이상 근무하는 것을 말한다)하는 자로 두어야 한다. 다만, 복지용구를 제공하거나 대여하는 시설에 두는 시설장은 제외한다.

㉡ 주·야간보호서비스 및 단기보호서비스를 제공하는 경우 사회복지사, 간호사, 간호조무사, 물리치료사, 작업치료사 또는 요양보호사 1급은 다른 업무와 겸직할 수 없다.

㉢ 단독주택 및 공동주택에서 이용자 10명 미만의 주·야간보호 서비스를 제공하는 경우에는 시설장이 간호사, 간호조무사, 물리치료사, 작업치료사 또는 요양보호사 1급 자격이 있으면 주·야간보호에 근무하는 간호사, 간호조무사, 물리치료사, 작업치료사 또는 요양보호사 1급과 각각 겸직할 수 있다. 이 경우 상시적으로 근무하는 종사자는 시설장을 포함하여 2인 이상(조리원은 제외한다)으로 한다.

㉣ 모든 종사자는 시설의 설치·운영자와 근로계약이 체결된 사람이어야 한다.

㉤ 방문간호서비스를 제공하는 의료기관에서 구강위생만을 제공하는 경우에는 간호사 또는 간호조무사를 두지 않을 수 있다.

㉥ 방문간호서비스를 제공할 수 있는 간호사 또는 간호조무사는 간호업무경력이 2년 이상인 간호사, 간호보조업무경력이 3년 이상인 간호조무사로서 「노인장기요양보험법 시행규칙」 제11조의2에 따라 보건복지부장관이 지정한 교육기관에서 소정의 교육을 이수한 자 및 치과위생사로 한다.

㉦ 의료기관을 개설·운영하고 있는 자가 방문간호서비스를 제공하기 위한 재가노인복지시설을 개설하는 경우에는 해당 의료기관에 소속된 간호사, 간호조무사 또는 치과위생사 중에서 ㉥의 기준을 충족하는 자가 겸직할 수 있다.

㉧ 복지용구를 제공하거나 대여하는 시설에 시설장 또는 관리책임자 1명을 둔다.

㉨ 복지용구를 제공하거나 대여하는 시설의 시설장 또는 관리책임자와 방문요양, 방문목욕 및 방문간호를 제공하는 시설의 시설장 또는 관리책임자는 서로 겸직할 수 없다.

② 하나의 재가노인복지시설에서 여러 가지 재가노인복지서비스(복지용구지원서비스는 제외한다)를 함께 제공하는 경우의 특례

시설 및 설비기준에 관한 특례(재가노인지원서비스 제외): 재가노인복지서비스를 제공

하는 시설이 하나 이상의 다른 재가노인복지서비스를 함께 제공하는 경우 사업에 지장이 없는 범위에서 생활실, 침실 외의 시설은 병용할 수 있다.

③ 인력기준에 관한 특례

㉠ 재가노인복지시설의 시설장이 하나 이상의 다른 재가노인복지서비스를 함께 제공하는 경우 사업에 지장이 없는 범위에서 그 다른 서비스의 시설장을 겸직하여 운영할 수 있다. 다만, 의료기관(보건진료소를 제외한다)이 아닌 재가노인복지시설 또는 보건진료소가 방문간호를 제공하는 경우에는 2년 이상의 간호업무경력이 있는 간호사로서 해당 시설에 상근하는 자를 시설장으로 한다.

㉡ 방문요양서비스와 방문목욕서비스를 제공하는 시설의 요양보호사 1급은 상호 겸직하여 운영할 수 있다.

㉢ 주 · 야간보호서비스 또는 단기보호서비스를 제공하는 시설이 방문요양서비스를 함께 제공하는 경우에는 방문요양의 요양보호사는 10명 이상(농어촌지역의 경우: 5명 이상)으로 할 수 있고, 방문요양의 요양보호사를 공동으로 활용할 수 있다.

㉣ 주 · 야간보호서비스와 단기보호서비스를 함께 제공하는 경우에는 사회복지사, 간호사, 간호조무사, 물리치료사 또는 작업치료사는 상호 겸직하도록 하여 운영할 수 있다. 다만, 이 경우 사회복지사는 이용자 50명당 1명, 간호사 또는 간호조무사는 이용자 30명당 1명, 물리치료사 또는 작업치료사는 이용자 30명 이상일 경우 1명을 배치하여야 한다.

㉤ 주 · 야간보호서비스와 단기보호서비스를 함께 제공하는 경우에는 제4호가목에 해당하는 요양보호사 및 조리원을 각각 두되, 요양보호사 및 조리원을 주 · 야간보호서비스와 단기보호서비스 상호간에 공동으로 활용할 수 있다.

㉥ 주 · 야간보호서비스와 단기보호서비스를 함께 제공하는 경우 각 서비스 이용자 수의 합이 25명 미만인 때에는 조리원을 겸직하도록 하여 운영할 수 있다.

④ 재가노인복지서비스(복지용구지원서비스는 제외한다)를 제공하는 시설을 사회복지시설에 병설하는 경우의 특례

㉠ 시설 및 설비기준에 관한 특례

ⓐ 방문요양, 방문목욕 또는 방문간호를 제공하는 시설을 사회복지시설에 병설하여 운영하는 경우 사업에 지장이 없는 범위에서 상호 중복되는 시설 · 설비를 공동으

로 사용할 수 있다. 다만, 의료기관(보건진료소를 제외한다)이 아닌 재가노인복지시설 또는 보건진료소가 방문간호를 제공하는 경우에는 2년 이상의 간호업무경력이 있는 간호사로서 해당 시설에 상근하는 자를 시설장으로 한다.

ⓑ 주 · 야간보호 또는 단기보호를 제공하는 시설을 사회복지시설에 병설하여 운영하는 경우에는 생활실, 침실 외의 시설은 사업에 지장이 없는 범위에서 병용할 수 있다. 다만, 이 경우 시설의 연면적은 공동으로 사용하는 시설의 면적을 포함하여 각각 90제곱미터 이상이 되어야 한다.

㉡ 인력기준에 관한 특례

ⓐ 재가노인복지서비스(재가노인지원서비스 제외)를 제공하는 시설을 사회복지시설에 병설하여 운영하는 경우 사회복지시설의 장은 사업에 지장이 없는 범위에서 재가노인복지서비스 제공시설의 장을 겸직하여 운영할 수 있다. 다만, 의료기관(보건진료소를 제외한다)이 아닌 재가노인복지시설 또는 보건진료소가 방문간호를 제공하는 경우에는 2년 이상의 간호업무경력이 있는 간호사로서 해당 시설에 상근하는 자를 시설장으로 한다.

ⓑ 주 · 야간보호서비스 또는 단기보호서비스를 제공하는 시설을 사회복지시설에 병설하여 운영하는 경우에는 간호사, 간호조무사, 물리치료사 또는 작업치료사를 겸직하도록 할 수 있다.

ⓒ 주 · 야간보호서비스 또는 단기보호서비스를 제공하는 시설을 사회복지시설에 병설하여 운영하는 경우에는 제4호가목에 해당하는 조리원을 두되, 해당 조리원과 사회복지시설의 조리원을 공동으로 활용할 수 있다.

ⓓ 주 · 야간보호서비스 또는 단기보호서비스를 제공하는 시설을 사회복지시설에 병설하여 운영하는 경우 각 시설 이용자 수의 합이 25명 미만인 때에는 조리원을 겸직하도록 하여 운영할 수 있다.

5) 노인보호전문기관

(1) 노인보호전문기관의 시설기준

노인보호전문기관의 시설기준은 다음과 같다.

① 운영기준

㉠ 조직, 인사, 급여, 그 밖에 운영에 필요한 규정을 두고 이에 따라 운영할 것

㉡ 다음의 기록 및 서류를 갖추어 둘 것

ⓐ 기관의 연혁 및 운영에 관한 기록

ⓑ 노인보호전문기관의 장과 상담원의 인사에 관한 기록

ⓒ 재산 목록과 그 소유권 또는 사용권에 관하여 확인할 수 있는 서류

ⓓ 최근 5년 동안의 노인학대에 관한 조사 및 상담에 관한 기록

㉢ 지역노인보호전문기관의 경우에는 다음의 사항을 지킬 것

ⓐ 학대받은 노인의 부양의무자 및 가족을 대상으로 정기적으로 가정 상담 등의 프로그램을 실시할 것

ⓑ 노인학대행위자, 법 제39조의6제2항에 따른 신고의무자, 지역주민 등을 대상으로 노인학대의 예방을 위한 교육을 실시할 것

ⓒ 학대받은 노인에게 필요한 지역사회의 보건복지서비스가 제공될 수 있도록 연계하거나 관련 정보를 제공할 것

(2) 노인보호전문기관의 인력기준

① 인력기준

㉠ 배치기준

ⓐ 노인보호전문기관의 장 : 1명

ⓑ 상담원 : 상근하는 사람으로 6명 이상

㉡ 자격기준

ⓐ 노인보호전문기관의 장 : 다음의 어느 하나에 해당하는 사람

i) 「사회복지사업법」에 따른 사회복지사

ii) 7급 이상 공무원 또는 고위공무원단에 속하는 일반직공무원으로서 국가 또는 지방자치단체에서 사회복지사업에 관한 행정업무에 5년 이상 종사한 경력이 있는 사람

iii)「의료법」에 따른 의료인

iv)「정신건강증진 및 정신질환자 복지서비스 지원에 관한 법률」에 따른 정신건강전문요원

ⓑ 상담원 : 직원 자격기준에 해당하는 사람으로서 보건복지부장관이 정하는 노인학대 예방교육을 수료한 사람

6) 노인일자리지원기관

(1) 노인일자리지원기관의 인력기준

노인일자리지원기관의 인력기준은 다음과 같다.

① 인력기준

㉠ **인력배치** : 노인일자리지원기관의 장 1명과 상근하는 직원 4명 이상을 둘 것

㉡ **노인일자리지원기관의 장의 자격** : 노인일자리지원기관의 장은 다음의 어느 하나에 해당하는 사람일 것

ⓐ「사회복지사업법」에 따른 사회복지사 2급 이상의 자격증 소지자

ⓑ「사회복지사업법」에 따른 사회복지사업에 5년 이상 종사한 경력이 있는 사람

ⓒ 중앙행정기관 및 지방자치단체나 중앙행정기관 및 지방자치단체로부터 관련 업무를 위탁받은 기관 · 단체가 취업을 지원하기 위하여 시행하는 일자리 사업에서 5년 이상 종사한 경력이 있는 사람

7) 학대피해 전용쉼터

(1) 학대피해 전용쉼터의 운영기준 및 인력기준

학대피해 전용쉼터의 운영기준 및 인력기준은 다음과 같다.

① 건강관리

㉠ 쉼터의 장은 학대피해노인이 입소하는 경우에는 반드시 건강진단을 실시하고, 건강진단 결과 치료가 필요한 경우에는 그 치료를 위하여 필요한 조치를 하여야 한다.

㉡ 쉼터의 직원은 매년 정기적으로 결핵검사를 포함한 건강진단 결과를 쉼터의 장에게

제출하고, 건강진단 결과 치료가 필요한 경우에는 그 치료를 위하여 필요한 조치를 하여야 한다.

㉢ 쉼터의 장은 입소자 및 직원이 감염성 질환에 감염되지 않도록 쉼터의 청결 및 위생관리에 충분한 주의를 기울여야 한다.

② 급식위생

㉠ 입소자가 필요한 영양을 섭취할 수 있도록 관할 보건소장의 지도를 받아 급식 식단을 작성하고, 이에 따라 급식을 제공하여야 한다.

㉡ 감염병, 고름형성 상처 등을 가진 직원은 입소자의 식사를 조리해서는 안 된다.

㉢ 입소자의 식사를 조리하는 직원은 항상 청결을 유지해야 한다.

㉣ 쉼터의 장은 조리실 및 식사공간의 청결을 유지하여 입소자, 이용자 및 직원이 부적절한 급식으로 인하여 식중독 등의 질환에 감염되지 않도록 충분한 주의를 기울여야 한다.

③ 관리규정

조직, 인사, 급여, 회계, 물품 및 그 밖의 시설 관리에 필요한 규정을 제정 · 시행하여야 한다.

④ 장부 등의 비치

쉼터에는 관련된 장부 및 서류를 비치하여야 한다.

㉠ 쉼터의 연혁에 관한 기록부

㉡ 재산목록과 그 소유권 또는 사용권 증명서

㉢ 쉼터의 운영일지

㉣ 쉼터의 장 및 직원의 인사카드(이력서 및 사진을 포함한다)

㉤ 예산서 및 결산서

㉥ 총계정 원장 및 수입 · 지출 보조부

㉦ 금전 및 물품의 출납부와 그 증명서류

㉧ 보고서철 및 관계 행정기관 · 지역노인보호전문기관과의 연락 문서철

㉨ 최근 5년 동안 쉼터에 입소 또는 쉼터를 이용한 학대피해노인의 명단 및 상담일지 등 관계서류

ⓩ 최근 5년 동안 쉼터에서 전문상담을 받은 노인학대행위자의 명단, 전문상담 일지 등 관련 서류

⑤ 쉼터의 야간근무자

쉼터의 장은 입소자의 침실이 있는 건물마다 「사회복지사업법」 제11조에 따른 사회복지사, 「정신건강증진 및 정신질환자 복지서비스 지원에 관한 법률」 제17조에 따른 정신건강전문요원, 법 제39조의2에 따른 요양보호사, 그 밖의 필요한 직원 중 1명 이상이 야간에 근무하도록 한다.

제2장

창업 및 간호창업의 이해

학습목표

1. 창업에 대해 설명할 수 있다.
2. 간호창업에 대해 설명할 수 있다.

1 창업에 대한 이해

1) 창업의 필요성

창업은 사전적 의미로는 나라를 처음으로 세우거나 사업을 처음으로 이루어 시작하는 것 등의 활동으로 정의된다. 즉 창업이란 '사업을 처음으로 이루어 시작하는 과정'으로 정의할 수 있다.

오늘날 '창업'은 지속가능한 사회와 국가를 만들어가는 가장 중요한 동력의 하나로 인정받고 있으며 전 세계 거의 모든 나라들이 경제 및 사회정책에서 청년창업가 육성 등 다양한 창업활성화를 위한 제도를 마련하고자 노력하고 있다. 우리나라도 1960년대부터 산업화의 기반 마련을 시작으로 지속적으로 고용 창출의 기회를 통해 창업의 중요성을 강조하고 있다. 우리나라는 국내·외 의료 환경 변화와 더불어 초고령화 사회를 대비하여 만성질환 예방, 건강수명 연장과 관련된 보건의료 분야에서도 다양한 창업의 기회가 창출되고 있다.

2) 창업의 목적

창업은 개인적으로는 독립을 성취하도록 하며 직업인과 다르게 부를 축적하고자 하는데 그 목적이 있으며, 자신만이 생산할 수 있는 제품을 생산하고자 하는 목적이 있다.

즉, 국가 · 사회적 목적으로는 일자리 창출, 자원의 활용, 생활공간의 창조, 국제수지에 영향을 주고자 하는 목적을 가지게 되며, 사업적 목적으로는 합리적인 가격으로 소비자가 만족할 수 있는 서비스를 제공하는 것과 함께 기업의 연속성을 유지하기 위한 이익창출 및 기업과 관련된 이해관계자 간의 사회적 조정을 포함하며, 이를 통한 조직의 성장을 목적으로 한다.

3) 창업의 요소

창업의 요소는 창업자, 창업 아이템, 시장 및 자본이 필요하다.

(1) 창업자

창업이란 사람에 의해 이루어지며 사람이 수행하게 된다. 창업자의 기업가 정신과 의지, 능력과 자질, 사업에 임하는 태도, 구성원의 협력관계 등에 따라 창업의 성패가 좌우되기 때문에 가장 중요한 요소는 창업자인 사람이다.

① 창업자

사업을 계획하고 실행을 주도하며 실질적으로 책임을 지는 사람으로서 창업자의 능력에 따라 창업기업의 성공과 실패가 좌우된다. 창업자는 기업의 창업, 아이디어의 확보, 사업성의 분석, 사업계획의 수립, 계획의 실행을 주도하고 책임진다. 창업자는 이러한 기능을 수행하기 위해 기업설립에 필요한 유형 또는 무형의 자원을 동원하고 이를 결합하여 기업이라는 시스템을 만들고, 설립된 기업의 기능이 발휘되도록 관리하는 역할을 해야 한다.

② 기업가

아이디어를 통하여 사업목표를 설정하고 자본, 노동력, 설비 등을 확보하여 기업을 창업하고 기업을 지배하는 최고책임자를 말한다.

③ 동업자

창업자와 함께 금전과 현물 또는 기술을 투자하여 사업부문별 역할을 수행하고 그 과실을 분배하여 얻는 자로서 창업자 다음으로 중요한 구성원이 된다.

(2) 창업 아이템

창업 아이템이란 무슨 사업을 할 것인지에 대한 아이디어를 의미한다. 즉 우수한 기술이나 사업아이디어로서 우수한 제품이나 서비스로 생산되어질 수 있어야 하며, 가격이나 품질면에서 경쟁력을 갖추고, 소비자가 기대하는 것 이상의 가치를 제공하는 품목을 선정하는 것이 중요하므로 창업에서 사업 아이템을 선정하는 것은 매우 중요하다.

창업 아이템을 선정하기 위해서는 경쟁요인을 분석해야 한다. 산업구조를 분석하고 경쟁력이 무엇인지를 찾아야 한다. 경쟁력의 요인에는 기존 기업 간의 경쟁과 잠재적으로는 국내 진출기업의 위협, 공급자의 교섭력, 대체품의 위협, 구매자의 교섭력 등이 해당된다.

경쟁력의 요인 분석 외에도 제약 분석이 있는데 지원 분석과 규제에 대한 분석이 있을 수 있다. 지원은 물적 · 인적 · 환경적 지원이 있고, 규제는 품목의 원활한 생산과 유통 등 제품 경영에 대한 활동의 규제 등이 있다.

업종의 성격에 따라 다소 차이가 있지만 창업준비 상태의 확인에는 최소한 수개월에서 수년이 걸릴 수 있으며, 이러한 기간 중에는 단순히 준비 상태를 점검하는 것뿐만 아니라 창업할 경우 자신의 약점이 될 수 있는 부분을 보완하고 자신의 장점을 개발 및 강화하는 자세가 필요하다.

(3) 시장

창업의 요소의 하나로 시장을 들 수 있다. 시장이란 대상제품이나 서비스를 구매하려는 고객과 고객과 관련된 요인을 의미한다. 고객이란 창업자가 제공하는 제품이나 서비스에 대하여 대가를 지급하고 구입하려는 고객 집단, 제품이나 서비스의 가격을 결정하며 수요를 간접적으로 조절하는 집단, 제공하는 제품이나 서비스의 가격 및 품질은 고객이 느끼는 가치수준을 평가하는 집단 등을 말한다.

창업자는 시장에서 기존의 사업자와 경쟁해야 하며, 기존 시장에 새로운 제품이나 아이디어를 통하여 새로운 시장을 개척할 수 있어야 한다. 시장에 제품이나 서비스를 판매하기 위해서는 고객의 욕구를 정확히 파악하여 그에 맞는 제품이나 서비스를 개발하고 필요한 시기에 적절한 가격으로 제공해야 한다. 이때 기술의 우수성을 믿고 시장개척을 하기 보다는 시장가능성을 보고 제품서비스를 개발하는 것이 중요하다.

(4) 자본

창업의 기본 요소 중 하나로 자본을 들 수 있는데 이는 계획사업의 수행에 필요한 자금을 의미한다. 창업의 가능성과 시기에 결정적인 영향을 주게 된다.

2 간호창업에 대한 이해

1) 간호창업의 필요성

간호창업은 전문가의 인력중심인 소규모의 서비스 직종이 대부분으로, 정책과 사회적 흐름에 따라 다양한 소비자의 요구를 반영하는 새로운 서비스의 창출이 지속적으로 이루어져야 하는 분야라고 할 수 있다. 고령사회로의 진입, 만성 유병률 증가, 재가 환자의 증가, 급성기 관리에서 예방관리 중심으로 의료 패러다임이 변화하면서 보건의료 체계속에서 더욱 전문가 집단인 간호창업의 필요성이 더욱 강조되고 있다. 이러한 변화 속에서 간호사가 지역사회를 기반으로 보건의료서비스 관련 창업을 하는 것은 간호창업가 개인의 목표 달성 뿐 아니라 의료자원의 효율적 배분과 국민의 건강권 수호라는 관점에서도 이해할 수 있겠다.

간호사의 창업을 위한 전략으로는 노인장기요양보험제도 내 방문간호와 연계한 원격 의료와 원격 간호의 시범사업이 가시화되고 있어 포스트 코로나 시대의 보건의료패러다임의 변화속에서 간호 분야의 새로운 역할 변화 및 전문성 확장이 요구되고 있는 바, 간호에 대한 사회적 기대에 부응하기 위해서는 간호사 스스로 새로운 조직을 설립하고 성장시키며 자원을 조직화하는 창업역량을 갖추도록 하는 전략이 필요하겠다.

간호창업과 관련된 선행연구에서는 기업가 정신이 높을수록 창업역량이 높다는 결과가 있었으며, 간호창업의 활성화를 위해서는 기업가 정신의 함양이 요구된다고 하였다. 이에, 간호창업에서의 기업가 정신에 대해 다음에서 제시하였다.

2) 간호창업에서의 기업가 정신(Entrepreneurship)

창업자들은 기업가 훈련과정, 네트워크 형성, 사회적 자본획득, 프랜차이즈, 사내 기업가 정신, 국제 기업가 정신, 기업가 윤리 등의 다양한 주제에 대한 지식과 경험을 갖추어야 한다. 특히 보건의료분야의 의료상품과 비즈니스, 서비스 모델의 주기가 점점 짧아지기 때문에 기존 간호창업 부문에서의 지속가능성을 찾기란 힘든 일이다. 또한 창업자가 생각하는 것처럼 성장을 지속적으로 유지하는 기업을 운영하는 것은 쉽지 않은 일로 창업가는 끊임없는 혁신과 새로운 상품개발, 위험을 감수하는 진취적 역량을 갖추어야 한다.

창업의 성공요인 중 하나인 기업가 정신은 무에서 유를 창조하는 능력과 진보적인 사고체계, 혁신적인 행위가 중요하며, 일찍이 스스로 창업하는 기업가와 일반적인 대기업에 소속된 경영자의 차이로 분류되고 있다. 즉 창업가는 보다 자신의 능력에 대하여 확신하고 있으며, 변화를 위한 기회를 포착하는 동시에 놀랄만한 투자를 감행하는 사람이어야 한다.

간호창업을 위해서 간호사는 기업이 새로운 사업성공의 확신이 없을지라도 과감한 활동을 통해 새로운 사업기회를 포착하는 능력을 가져야 하며 기업의 실제 경영환경에서 위험을 동반할 수 있는 사업의 위험을 감수해야 한다.

간호창업분야의 위험성은 소규모 자기자본을 통한 창업이 대부분이며 상품의 제공과 가치에 따라 수입이 창출되는 것이 아닌 국가통제를 통해 정해진 수익에 의존해야 함으로 재무적 위험을 감수해야 한다. 또한 간호사 및 간호관련 직종의 인적자원이 곧 사업의 성공을 좌우하기 때문에 인적자원의 관리가 중요하다.

간호창업분야에서의 가장 취약한 경영전략으로 지적되는 것은 혁신성에 대한 개념도입, 제품의 창출과 디자인, 시장조사, 판촉 활동 등의 적극적인 추진 활동이나, 공정에 대한 혁신방법 도입, 혁신적인 관리방법의 도입을 하려는 활동으로 지적되고 있다.

간호창업가는 새로운 아이디어, 신제품, 실험, 창조적 과정을 수행하며 기존의 틀에서 벗어나야 하며 이러한 새로운 도전이 새로운 기회를 가지게 된다.

또한 간호창업가가 가져야 할 역량인 기업가 정신은 창업가의 의지나 심리적인 정신 상태를 말하는 것이 아니라 창업가에게 필요한 능력이라고 정의하며 충분한 자질을 키울 수 있는 교육과정과 경험이 중요하다고 할 수 있다.

간호사는 기업이 새로운 사업성공의 확신이 없을지라도 과감한 활동을 통해 새로운 사업기회를 포착하는 능력을 가져야 하며 기업의 실제 경영환경에서 위험을 동반할 수 있는 사업의 위험을 감수해야 한다.

제3장

노인시설 경영을 위한 마케팅

학습목표

1. 노인시설 경영을 위한 마케팅을 설명할 수 있다.
2. 노인시설 경영을 위한 간호서비스 마케팅을 설명할 수 있다.

1 노인시설 경영을 위한 마케팅

1) 마케팅에 대한 이해

마케팅은 '시장에서 벌이는 모든 활동'을 말한다. 마케팅의 본질은 '고객에게 가치를 전달하는 것'으로, 기업이 소비자와 자신의 목표를 충족시키기 위한 교환이 일어날 수 있도록 상품, 서비스 및 아이디어의 설계, 가격 결정, 촉진 그리고 유통을 계획하고 실행하는 일련의 프로세스라 할 수 있다. 마케팅은 특히 '교환관계 과정'이라는 점에 초점을 둘 필요가 있으며, 기업이 제품이나 서비스를 생산하여 소비자에게 제공하면, 소비자는 자신의 니즈를 충족시키기 위해 일정한 대가를 지불하고 그 제품이나 서비스를 구매하게 되며 이 과정에서 기업은 다시 소비자가 지불한 대가를 가지고 새로운 제품이나 서비스를 생산하게 된다.

현대 경영학의 아버지라고 불리는 '피터 드러커'는 현대 마케팅과 그 잠재력에 대한 기초를 제시하였는데 "비즈니스가 무엇인지 알기 원하다면 비즈니스의 목적에서 출발해야 한다. 오직 하나의 타당한 비즈니스 목적에 대한 정의가 있다. 고객을 창출하는 것이다. 고객이 비즈니스가 무엇인가를 결정한다. 오직 고객만이 재화와 서비스에 대가를 지불하려는 의도를 통해 경제 자원을 부와 물건에 대한 무언가로 전환한다. 즉 비즈니스에서 무엇을 생산하는가는 특별히 비즈니스의 미래와 성공에 가장 중요한 것이 아니다. 고객이 생각해서 사게 될 것 그리고 가치 있다고 여기는 것이 결정적으로 중요하다"고 하였다. 즉 고객을 창출하는 것이 비즈니스의 목적이라고 하였고, 비즈니스에서는 마케팅과 혁신의 기능이 중요함을 제시하였다.

2) 마케팅의 구성요소

마케팅은 소비자의 니즈, 기업의 생존과 성장, 교환, 시장의 4 요소로 구성된다. 이 중 소비자의 니즈로는 소비자의 기본적인 '만족'이 '결핍'될 때, 이를 해결하려는 욕구를 갖게 되는것을 의미한다.

3) 마케팅 믹스

마케팅 믹스란 표적시장에서 소비자들의 요구를 충족시키면서 마케팅 목표를 효율적으로 달성하기 위해 마케팅 관리자가 사용하는 통제 가능한 마케팅 수단을 의미한다.

즉, 마케팅 믹스의 개념은 1953년 AMA에서 Neil Borden이 '시장에서 어떤 반응을 얻는데 유용한 차원의 혼합' 이라고 하였다(Wasterschoot & Bulte, 1992).

마케팅 믹스의 전통적인 요인은 제품(product), 가격(price), 촉진(promotion), 유통경로(place)를 최적으로 조합하여 마케팅 활동을 수행하는 것을 의미한다.

4) 마케팅 전략

전통적 마케팅에서는 경제적 효율 가치를 중시하는 반면 현대적 마케팅에서는 생활 및 문화가치를 중시한다. 또한 전통적 마케팅에서는 수익극대화 촉진전략에 중점을 두었다면, 현대적 마케팅에서는 소비자의 주권이 중시된 촉진전략을 강조하고, 전통적 마케팅에서는 전사적 · 통합적 마케팅을 펼쳐 왔다면 현대적 마케팅에서는 사회 지향적 마케팅을 중시하고 있다.

창업을 위한 마케팅 전략을 위해서는 창업마케팅의 정의부터 이해할 필요가 있다. 창업마케팅이란 창업기업이 시장에 신제품이나 새로운 서비스를 성공적으로 출시하고 관리하는 행동을 말한다. 창업마케팅에서는 특히 시장을 제대로 분석하고 확보하는 것이 중요시된다. 일반적인 마케팅은 거래 촉진과 시장 통제를 기본 전제로 하지만 창업마케팅은 가치창조와 혁신을 통한 지속가능한 경쟁 우위를 기본 전제로 하기 때문이다. 더욱이 창업마케팅은 보다 진취적인 접근법을 활용하고, 역동적 혁신으로 고객을 선도하려는 측면이 강하며, 일반 마케팅이 마케팅 활동에서의 위험을 최소화하려는 반면, 창업마케팅은 소비자가 어떠한 선택을 할 지 알 수 없게 된다.

대부분의 기업은 고객만족보다는 시장 점유율이나 매출에 관심을 갖고 있으나, 시장 점유율은 후향적 평가 기준인 반면, 고객만족은 미래지향적 평가 척도이기에 더욱 중요하고 하겠다.

즉 고객만족이 떨어지면 자동적으로 시장 점유율도 동반 하락하기 때문에 고객만족 경영을 성공적으로 실천한다면 장기적으로 더 많은 이익이 따라오게 된다.

창업기업은 마케팅을 실현하기 위해 개별 고객의 필요와 욕구, 가치 모두를 파악하여 충족시키는 것이 가장 합리적이지만, 이를 위해서는 엄청난 노력과 수고를 필요로 한다. 그러나 단일 제품이나 서비스로 전체 시장을 공략한다면, 규모의 경제를 실현할 수는 있으나 시장의 다양성에서 한계와 불만이 발생할 수 있다. 이러한 문제점을 해결하기 위해 나온 개념이 '시장 세분화'이다. 시장 세분화는 전체 시장을 어떤 기준이나 변수를 이용하여 동질적인 작은 시장으로 구분하는 과정을 의미하며, 이는 주어진 자원 내에서 기업이 우선적으로 공략해야 하는 시장을 선정하는데 도움을 준다. 즉 일반적으로 시장을 세분화하는데 있어 고려되는 요소는 3C(company, customer, competition)이고 이들 요소를 분석하는 것을 3C 분석이라 한다.

제품에 대한 차별성을 심는 전체 마케팅 과정은 STP(segmentation, targeting, positioning)분석이라고 한다. STP분석 다음 단계로 마케팅 믹스전략을 수립할 수 있다.

STP는 세분화(segmentation), 목표시장 선정(target), 그리고 포지셔닝(positioning)의 각 단계별 활동의 줄임말로 전체 시장을 일정한 기준에 따라 나누고(segmentation), 기업과 제품에 적합한 시장을 선정하여(targeting), 소비자의 마음속에 어떠한 위치를 선점하여(positioning) 설정된 이들에게 다가가는 과정을 의미한다.

2 노인시설 경영을 위한 간호서비스 마케팅

1) 간호서비스 마케팅에 대한 이해

의료서비스는 과학 발달과 함께 급속한 성장이 이루어지고 의료기관 경쟁도 날로 심화되고 있다. 의료기관에서 긍정적인 경영성과를 위해 고객만족과 우호적인 관계는 필수적인 요소가 되었다. 현재 의료서비스 패러다임은 직원중심에서 고객중심으로 변화하였고 고객들은 전문성이 강한 의료서비스 특징에도 불구하고 다양한 정보 원천을 통해 의료서비스 정보를 수집하고 있다.

보건의료분야에 마케팅 개념이 도입된 것은 1969년 Kotler와 Levy가 마케팅 개념을 기업에만 국한하지 않고 비영리조직에도 적용할 필요가 있음을 제시하면서 부터이다.

미국에서는 1960년대부터 간호서비스 마케팅에 관한 연구가 시작되었으나 우리나라에서는 아직 미흡한 실정이지만, 병원서비스에 대한 마케팅이 도입되면서 간호서비스에 대한 인식도 달라지고 있다.

2) 간호서비스 마케팅의 필요성

최근 세계 각국의 보건의료 분야에서 주된 관심은 어떻게 하면 많은 국민들에게 저렴한 비용으로 질 높은 의료와 간호서비스를 제공할 것이냐의 문제이다. 이처럼 경제적인 요인이 주요 관심사가 됨에 따라서 간호 관리자들도 경영 마인드를 갖고 실무에 임하지 않으면 안되는 시대적 상황에 처하게 되었다.

병원 경영에서 중요한 역할을 수행하는 간호 관리자들로서는 때로 환자들에 대한 care나 comfort, concern 보다도 예산, 생산성, 위기관리 등에 많은 관심을 가져야 하는 부담을 갖게 되는 상황도 발생하게 되었다. 그러나 이러한 시대적 요구 및 변화에 비해서 간호 관리자들의 준비는 상대적으로 부족한 실정이다. 그러므로 최근의 보건 환경과 같이 경쟁적이고 자원 억제적인 환경에서는 조직의 생존과 발전을 꾀하기 위해서 효과적인 마케팅의 필요성이 더욱 요구된다.

마케팅의 주요 개념은 그동안 간호사들이 익히 활용해 왔던 것임을 알 수 있다. 대상자들 개개인의 요구를 사정하고 이에 맞는 개별화된 서비스를 제공하는 것이 간호전문직의 기본적인 가치이므로 그동안 간호사들은 그것이 마케팅 개념에 부합하는 활동이라고 생각해오지 않았지만 실제로 많은 간호사들은 그 동안 간호실무 · 교육 · 행정 분야에서 마케팅 원칙을 적용해오고 있었다. 기본적으로 대상자를 중시하고 대상자의 요구에 근거한 '교환'이 원활하게 일어나도록 노력하는 제반 활동이 마케팅의 핵심적 활동이기 때문에 간호 대상자들의 요구에 부응하는 서비스를 개발하고 대상자 중심의 간호를 제공해온 간호사들의 활동은 충분히 마케팅 이념에 부응한다고 할 수 있다.

제4장

노인시설 경영의 실무관리

학습목표

1. 노인시설 경영을 위한 인적자원관리를 설명할 수 있다.
2. 노인시설 경영을 위한 환경관리를 설명할 수 있다.
3. 노인시설 경영을 위한 안전관리 및 질관리를 설명할 수 있다.
4. 노인시설 경영을 위한 주거환경과 치유환경을 설명할 수 있다.

1 인적자원관리

1) 인적자원관리의 중요성

인적자원관리(Human Resource Management, HRM)는 인사 행정(personnel administration) 이라고도 하며, 조직구성원의 욕구 및 관리자의 기대 그리고 사회의 욕구 모두에 부합되는 방향에서 구성원의 성장과 발전을 도모하면서 조직의 목적을 효과적이고 효율적으로 달성할 수 있도록 구성원의 행동, 태도, 성과에 영향을 미치는 관리 제도를 말한다. 그러므로 경영의 관점에서 인적자원관리는 매우 중요한 요소이다.

2) 인적자원의 모집과 선발

(1) 인적자원의 모집

① 모집의 중요성

모집은 조직이 필요로 하는 인적자원을 조직으로 끌어들이는 과정을 의미하며 조직의 목표달성에 기여할 수 있는 인력의 원천을 개발하고 이들 인력으로 하여금 조직에 관심을 갖고 조직에서 일할 기회를 찾도록 만드는 과정이다. 그러므로 모집은 조직의 인적자원 확보에 있어서 우선적으로 인사관리 기능으로서 조직의 이미지와 관련된 조직 전반에 관한 일반적인 정보제공으로부터 시작하여 구체적인 모집 광고와 지원서의 접수에 이르기까지 여러 가지 활동으로 구성되어 있다. 모집은 다음과 같은 측면에서 그 중요성이 강조되고 있다.

첫째, 조직은 내부 인적자원의 자연적인 변동(퇴직, 사고, 이직 등)과 조직의 확장과 새로운 기술의 도입 등 조직의 변화와 더불어 인력규모와 구성이 항상 변한다는 점이다.

둘째, 외부의 인력시장 구조도 항상 변한다. 즉 조직은 필요한 인적자원을 적기에 확보하기 위해 외부 인력시장의 동향을 분석하고 기술인력과 관리인력 관련 기관과 긴밀한 접촉을 유지하는 모집 활동이 특히 중요하다.

셋째, 조직이 필요로 하는 인적자원은 즉시 공급되지는 않는다. 그러므로 조직의 모집 활동은 조직의 장기적인 인력수요 예측, 선발 방침, 조직의 전반적인 이미지 형성과 홍보활동 등과 긴밀한 관계를 유지하면서 종합적으로 계획, 추진되어야 한다.

② 모집 방법

모집 방법은 선발 인원 수, 모집 지역, 선발 시기, 선발 직종, 선발 방법 등을 고려하여 가장 적절하고 효과적인 방법을 선택해야 한다. 노인시설 경영자는 모든 직원들에게 공평한 기회와 공정한 대우를 해야 하며 같은 기준을 사용하여 평가해야 한다. 모집 방법은 크게 내부 모집과 외부 모집으로 나눌 수 있다.

내부 모집은 직무공시제도(job bidding system), 기술목록(skill inventory), 배치전환, 내부승진, 회보, 회람 및 게시판 등을 활용하는 방법으로 내부인력의 사기와 동기유발을 통해 비용도 절약할 수 있다. 그러나 반면에 직원간 파벌이 조성될 수 있으며 모집 범위의 제한으로 유능한 인재모집에 장애가 될 수 있다.

외부 모집이란 교육기관, 공공직업보도기관, 전문기관, 매체를 통한 광고, 기업설명회, 직원추천 및 자발적 응모 등을 통해 이루어지며 최근에는 인터넷 등을 통해 이루어지기도 한다. 외부에서 인적자원을 모집하는 것은 조직에 새로운 정보, 지식을 도입할 수 있으며 인력개발 비용도 절약할 수 있어 유능한 직원의 확보가 가능한 장점이 있는 반면에 부적격자 채용의 위험성, 내부 인력의 사기 저하, 신규 채용자의 적응기간 소용 등의 단점도 수반된다.

이상을 고려하여 노인시설의 인적자원 모집 과정에서 내부와 외부의 인력 자원 모집 방법이 적절히 활용됨으로써 유능한 인적자원을 확보하여 조직의 발전을 기대할 수 있을 것이다.

(2) 인적자원의 선발

① 선발의 중요성

모집을 통해서 지원서가 접수되면 선발과정이 시작된다. 선발은 조직의 여건에 비추어 응모자 중 가장 적합한 자격을 갖추었다고 생각되는 사람을 선택하는 과정이다.

일반적으로 선발과정에서 많이 활용하는 접근 방법은 직무명세서 중심 접근법과 경력 중심 접근법이다.

직무명세서 중심 접근법은 선발과정에서 주로 충원해야 할 직무의 직무명세서를 기준으로 그 직무를 가장 만족스럽게 수행할 수 있는 적격자를 선택하는 것이다.

이 접근 방법은 선발과정에서 대상 직무를 중심으로 지능이나 자질보다는 실제적인 기술을, 잠재능력보다는 실제 경험을, 장기적인 개발성보다는 현재의 실적 가능성을 강조한다. 반면에 경력 중심 접근 방법은 직무 명세서의 자격조건뿐만 아니라 지원자의 전체적인 능력을 예측하여 적격자를 선택하는 것이다. 이 접근법은 실제적인 기술보다는 지능이나 자질을, 경험보다는 잠재능력을, 단기적인 성과보다는 장기적인 개발 가능성을 강조하게 되는 특징이 있다.

② 선발과정

선발은 조직에 가장 적합한 지원자를 선택하는 과정으로서 합리적인 결정에 필요한 모든 정보를 수집 분석하는 여러 도구와 절차로 구성되어 있다. 일련의 선발과정은 다음과 같다(그림 4-1)

㉠ 제1단계

제1단계는 예비조사로 응모서류와 면접으로 진행이 된다. 응모서류(지원서)는 선발과정에서 가장 보편적으로 사용되는 도구로서 학력, 경력, 가족 등 기본적인 인적사항을 포함하며 목적은 공식적으로 지원자가 어떤 직위를 원하는가 밝히고 면접수행을 위한 기본적인 정보를 제공받고 또한 선발 후에 조직의 인사정보의 일부가 된다.

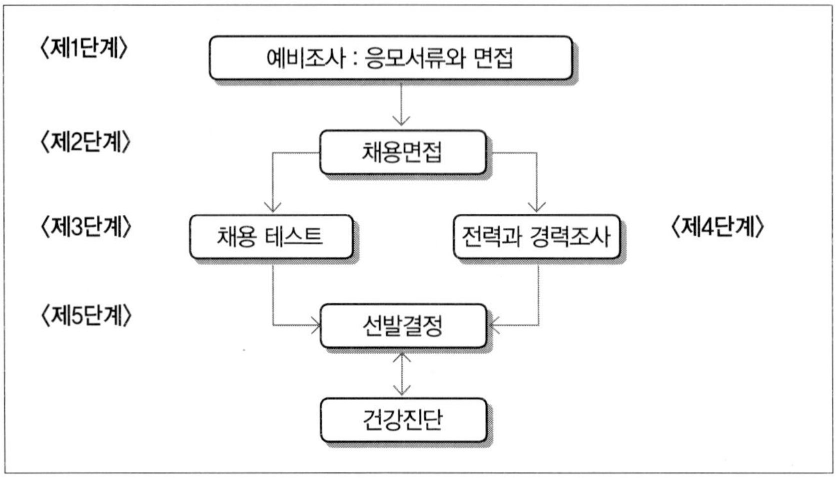

[그림 4-1] 선발과정

출처 : J.M. Ivancevich, Human Resource Management, Richard D. Irwin, 1995

㉡ 제2단계

제2단계는 채용면접으로, 면접도 선발과정에서 매우 중요한 부분을 차지하며 지원서와 같이 지원자에 대한 정보 자료를 얻는 것이 기본 목적이다. 그러나 면접은 지원서보다 더욱 자세하고 정확한 정보를 수집할 수 있는 기회를 줄 뿐만 아니라 지원자의 동기와 성격, 용모 등 지원서에 나타나지 않은 정보자료를 얻을 수 있고 조직에 관한 정보를 지원자에게 제공할 수 있다는 점에서 다목적인 성격을 지니고 있다.

면접방법은 다양하다. 그러나 면접방법은 일반적으로 구조의 정도에 따라 간접 면접, 심층 면접, 정형화된 면접 등 세 가지 유형으로 분류할 수 있다.

면접방법 중 간접 면접을 실시할 때는 경영자는 지원자의 의견에 영향을 끼치는 질문들은 배제해야 한다. 이 방법은 질문을 통해 정보를 얻기 위해서 지원자에게 최대한의 자유를 허락하며 경영자는 지원자의 태도, 가치, 지원자가 표현하는 것에 특히 관심을 두는 것이다. 이러한 접근방법은 지원자에 관한 정보의 양을 최대한 수집할 수 있다. 경영자는 단지 다음과 같은 일반적이고 광범위한 질문을 한다. "전에 종사했던 직업을 얼마나 좋아했고 얼마동안 해왔는지 관해서 말해 주십시오.", 또는 "당신이 노인시설에서 일하고자 하는 이유가 무엇입니까?", "지난 5년 동안 당신의 근무경력을 말해 주십시오." 등이다.

심층 면접은 때때로 직접 면접이라고 불리며 다음과 같은 질문을 하는 것이다.

'이 직무를 수행하기 위해서는 가장 중요한 기술을 무엇이라고 생각합니까?', '이 곳에 오기전에 어떤 직무를 수행하였습니까?', '어떤 유형의 관리자가 당신의 능력을 최상으로 발휘하면서 일할 수 있게 해 줄 수 있다고 생각하십니까?' 와 '과거 직무 경험 중 가장 좋았던 것은 무엇입니까?' 등을 질문한다.

정형화된 면접은 경영자와 지원자 사이에 최소한의 자유만을 허락한다. 이미 작성된 모든 질문을 연속해서 구체적으로 한다. 일반적으로 면접의 결과는 경영자에 의해서 해석 판단되며 면접 기록지를 작성한다.

ⓒ 제3단계

제3단계는 채용테스트로 선발시험이 해당된다.

선발시험은 시험이란 현실적인 능력뿐만 아니라 성장 및 발전 능력도 함께 평가할 수 있어야 하므로 노인시설의 직종에 따른 필요한 지식과 응용능력 등을 검정한다. 어떤 시험 방법이든지 타당도, 신뢰도, 객관도 및 변별력이 고려된 시험이어야 효용성이 높다.

선발에 적용되는 시험의 종류는 지능검사, 적성검사, 성격검사와 흥미검사가 있다. 지능검사는 주로 개인의 지적 수준을 측정하고, 적성검사는 개인의 잠재능력을 측정하며, 성격검사는 동기, 욕망, 자신감, 활동성 등 개인의 성격 성향을 측정하고, 흥미검사는 개인이 어떠한 직업과 직무에 적합한지를 알아보기 위하여 개인의 흥미와 관심 사항을 측정하며, 성취도검사는 직무에 직접적으로 관련된 구체적인 지식이나 기술을 측정한다. 마지막으로 심리동작검사는 개인의 육체적인 힘, 동작의 기민성, 균형능력 등을 측정한다.

ⓔ 제4단계

제4단계에는 전력과 경력조사가 포함된다.

ⓜ 제5단계

제5단계에는 선발결정과 건강검진이 해당된다.

선발과정의 마지막 단계는 최종적인 선발결정을 하는 것이다. 선발과정에 있어서 면접과 기타 선발도구의 선정에서부터 측정된 결과를 평가하는 과정에 관리자들의 참여가 있으나 최종적인 선발결정은 시설 경영자의 권한이며 책임이다. 따라서 선발결정은 선발과정에서 수집, 분석된 모든 자료를 종합하여 시설 경영자가 최종적인 평가와 결정을 내린다. 일반적으로 하위계층의 구조적 성격이 높은 직무일수록 구체적인 선발도구의 예측 치에 의하여 선발결정이 내려질 수 있지만, 상위계층의 비구조적인 직무일수록 예측치의 타당도가 무시되므로 시험이나 구체적인 평가결과보다는 경험과 면접 등 주관적인 판단에 의하여 선발결정이 내려지는 경향이 높다.

건강검진은 직무수행과 조직생활에 적절한 건강상태 인지를 확인하는데 그 목적이 있다. 이외에 지원 당시의 건강검진 결과를 기반으로 미래의 건강 문제를 예측할 수 있으므로 더욱 중요한 요소가 된다.

2 환경관리

1) 환경관리의 필요성

노인시설의 환경관리는 제2부 제4장의 2. 노인시설의 환경관리의 내용에 이어 노인시설의 장이 중점으로 고려해야 하는 사항을 정리하였다. 시설장은 대상자에게 안전한 환경을 제공하기 위해 시설의 안전설치 기준을 준수하여야 한다. 노인시설 환경관리를 위한 노인시설의 구조 및 설비는 「노인복지법」 제17조 제2항, 제22조 제2항을 참고하여야 하며, 대상자들의 안전한 생활을 위해 일조, 채광, 환기 등 입소자의 보건위생과 재해방지 등을 충분히 고려해야 한다.

또한 대상자가 많이 이용하는 설비에는 휠체어 등으로 이동할 수 있는 공간 확보가 필요하며 대상자가 건강한 생활을 영위하는데 도움이 되는 적정한 문화시설 및 체육 부대시설 설치 등과 관련된 설치기준 및 운영기준을 준수하여야 한다, 또한 노인시설장이 유념해야 하는 것은 시설의 설치기준 및 운영기준에 맞게 안전한 환경이 설치되어 있을지라도 시설, 장비 및 건물 등에 대해 계속적으로 점검하고 관리하는 안전관리가 이루어지지 않는다면 노인의 안전을 위협하는 요인이 될 수 있다는 점을 유념해야 한다.

이와 같이 노인시설의 안전관리는 노인의 안전문제와 직결되는 것이므로 시설장의 시설관리 책임은 매우 중요한 업무이다. 그 세부 내용은 제2부 제3장과 제4장을 참고하도록 하며 구체적인 내용은 다음과 같다.

(1) 난방과 통풍

노인은 추위에 약하므로 실내 온도를 적절히 유지(22~23도)하고 실내 공기를 쾌적하게 유지해야 한다. 「노인복지법」에서는 '거실바닥면적의 7분의 1 이상의 면적을 창으로 하여 직접 바깥 공기에 접하도록 하며, 개폐가 가능하도록 설치하여야 한다','거실은 적당한 난방 및 통풍장치를 갖춰야 한다'고 규정하고 있다. 또한 시설노인은 요실금이나 오물 등으로 인한 냄새를 빨리 치우고 깨끗하게 청소하는 것이 중요하며 거실 및 방의 창문을 이용하여 실내를 신선한 공기로 정화하고 환기를 도모해야 한다.

(2) 채광 · 조명 및 방습설비

「노인복지법 시행규칙」에서는 '거실에는 채광, 조명 및 방습설비를 갖추어야 한다. 복도, 화장실 그 밖의 필요한 곳에 야간 상용등을 설치하여야 한다'라고 규정하고 있다.

눈의 피로를 감소시키기 위해 직접채광이나 조명보다는 여러 개의 간접조명을 사용하되 조도는 일정하게 유지해야 하며, 화장실에는 여분의 조명을 설치하여 안전하게 이용할 수 있어야 한다. 가능한 창문은 넓게 하여 자연 채광을 이용하는 것이 좋다.

(3) 색

노인은 황반의 색소 변화와 안구 수정체가 혼탁해져 색의 식별능력이 감소되어 엷고 부드러운 파스텔 색체의 구분이 어렵게 된다. 이와 같이 시력이 저하된 노인들이 쉽게 알아볼 수 있도록 하기 위해서는 대비색을 사용하여야 하며, 문, 계단, 공간변화의 경계선을 표시하도록 하며, 출입문이나 기둥, 안전손잡이, 문틀, 창문 틀 등은 눈에 잘 띄는 고 채도의 악센트 색으로 채색하여 안전사고에 대비할 수 있어야 한다. 바닥은 단색으로 하고 벽 표면을 광택이 없도록 하여 유리창의 반사를 줄이므로 노인의 사고를 최소화할 수 있다. 단순한 디자인과 밝은 색의 사용은 노안의 정서적 안정에 도움이 된다. 또한 노인은 안구 수정체가 두꺼워져 탄력성이 감소되어 초점을 맞추기 어려우므로 큰 글씨의 책, 잡지, 신문을 준비하며 문, 엘리베이터, 시계와 같은 물건은 큰 글자와 숫자로 표시해 놓는다.

(4) 실내바닥

신경계의 퇴화로 인해 신경전달 및 반사작용이 느려지고, 공간 지각력이 감퇴하여 장애물을 피해야 하는 상황이나 빠른 움직임이 요구되는 상황에서 적기에 움직일 수 없는 노인들을 배려하여 실내바닥을 설치해야 한다.

「노인복지법」에서는 '바닥은 부드럽고 미끄럽지 아니한 바닥재를 사용하여야 한다'고 규정하고 있다. 노인들의 출입이 쉽고 휠체어의 이용이 가능하도록 문지방을 없애는 것이 좋다. 전화선이나 다른 전기선들을 흩어지지 않도록 잘 정리하고 바닥재의 이음선은 안전하게 연결시켜 통행 시 걸려 넘어지지 않도록 한다. 또한 미끄럼 방지를 위해 테이프를 부착할 수 있으며, 부착재로 카펫이나 깔개를 바닥에 완전히 고정시키도록 한다.

(5) 방

시설에 거주하는 노인에게 가장 흔한 사고는 낙상으로 약 3% 정도는 골절과 같은 심한 손상을 받게 된다. 높은 침대의 사용은 기동성 장애를 동반한 경우 낙상을 가중시킬 수 있는 원인이 된다. 「노인복지법」에서는 '침대를 사용하는 경우에는 노인들이 자유롭게 오르내릴 수 있어야 한다', '치매 노인이 자유롭게 활동할 수 있는 공간과 안전설비를 갖춘 거실을 두어야 한다'고 규정하고 있다.

침대생활에 익숙지 않은 한국 노인의 경우도 관절장애로 맨바닥보다는 침대 사용이 관절운동을 용이하게 하므로 노인시설에도 침대를 이용하는 경우가 많다. 따라서 노인시설장은 침대의 높이를 낮게 하여 노인이 쉽게 적응할 수 있도록 하며 낙상 예방을 위해 특별히 관리해야 한다. 또한 노인이 이용하는 방은 자유롭게 공간을 활용할 수 있도록 해야 하며 개인의 물건을 정리할 수 있는 공간을 설치함으로써 공간 인지능력이 부족하여 발생하는 사고를 줄일 수 있다.

(6) 욕실

노인은 욕실 내에서 혼자 있는 동안 여러 형태로 손상을 받게 된다. 「노인복지법」에서는 '바닥은 미끄럽지 아니하여야 하며, 욕조를 설치하는 경우에는 욕조에 노인의 전신이 잠기지 아니하는 깊이로 하고 욕조 출입이 자유롭도록 최소한 1개 이상의 보조봉과 수직의 손잡이 기둥을 설치하여야 한다', '급탕을 자동온도 조절장치로 하는 경우에는 물의 최고온도는 섭씨 40도 이상이 되지 아니하도록 하여야 한다'고 규정하고 있다. 욕실바닥에 미끄럼 방지 타일이나 고무깔개를 설치하여 낙상을 방지하고, 변기나 욕조 주위에는 손잡이를 부착하여 유사시에 붙잡을 수 있도록 해야 한다. 또한 노인은 온도에 민감하지 않아 화상의 위험이 많으므로 물 온도를 뜨겁지 않게 유지하도록 해야 한다.

(7) 계단

「노인복지법」에서는 '계단의 경사는 완만하여야 하며 치매노인의 낙상을 방지하기 위하여 계단에 출입문을 설치하고 잠금 장치를 하여야 한다','거실이 2층 이상인 경우 경사로를 설치하여야 한다. 다만, 승강기를 설치한 경우에는 이를 설치하지 않을 수도 있다'고 규정하고 있다.

계단 양 옆에는 난간을 설치하고 계단 끝에 밝은 색의 미끄럼 방지 소재를 부착하되 걸려 넘어지지 않도록 고려해야 한다. 계단의 높이와 넓이도 일정하게 안전 설계되어야 한다.

3 안전관리 및 질관리

1) 안전관리

(1) 화재 안전관리

노인시설의 화재는 불시에 예고 없이 발생되어 많은 생명을 위협하게 된다. 따라서 화재 방지를 위한 대책이 선행되어야 한다. 법적 설비기준을 충족하지 못할 경우에는 「노인복지법」 제43조 1항과 2항에 의거하여 사업규제 및 정지를 받게 된다. 따라서 시설장은 화재 예방을 위해 「노인복지법」 및 「소방법」이 정하는 규정에 따라 시설물을 설치해야 한다.

① 화재예방을 위해 고려해야 할 사항

㉠ 「화재예방, 소방시설 설치 · 유지 및 안전관리에 관한 법률」의 적용을 받는 소방대상물, 즉 공동주택, 의료시설, 노유자 시설은 소방시설인 소화기구, 비상경보설비, 자동화재속보설비, 피난구조설비, 비상경보설비, 자동화재속보설비, 피난구조설비를 반드시 갖추어야 한다.

㉡ 「화재예방, 소방시설 설치 · 유지 및 안전관리에 관한 법률」이 정하는 바에 따라 소화용 기구를 비치하고 비상구를 설치해야 한다. 다만, 입소자가 10명 미만인 시설의 경우에는 소화용 기구를 갖추는 등 시설의 실정에 맞게 비상재해에 대비해야 한다

㉢ 가구, 매트리스, 기타 천 등의 재질은 열 내구성 기준을 충족시킬 수 있는 것으로 검증받은 제품이어야 한다.

㉣ 모든 벽은 금속판, 벽돌 또는 화재와 연기의 전파를 막기 위해 승인된 제품 등의 사용으로 보호되어야 한다.

㉤ 시설 내에서의 금연정책을 채택하고 '금연' 표시를 게시해야 한다.

㉥ 이동식 전열기구는 사용하지 않도록 하여야 하며 조리기구는 정기적으로 점검하고 상업적 조리 장비 기준을 만족할 수 있는 것이어야 한다.

ⓢ 화재를 감지하고 경고알람 기능과 통신할 수 있는 체계를 갖추어야 한다.

② 노인이 이용하는 시설 내 화재 발생 시 대책

㉠ 「노인복지법」에 따른 노인주거복지시설, 노인의료복지시설, 재가노인복지시설, 노인여가복지시설 등은 다음의 사항을 준수하여야 한다.

ⓐ 각 층마다 별도로 방화 구획된 대피공간

ⓑ 계단을 이용하지 아니하고 건물 외부의 지상으로 통하는 경사로 또는 인접 건축물로 피난할 수 있도록 설치하는 연결복도 또는 연결통로

㉡ 모든 직원은 화재를 감지하는데 신경을 써야 하며 누구든지 화재의 발생사실을 최초로 목격하는 자는 119에 신고, 구내전파 및 초기소화 등의 조치를 취해야 한다.

㉢ 화재발생 시 건물구조에 가장 익숙한 종사자들이 질서 있고 적절한 노인대피를 유도 하여야 하며, 대피 유도 시에는 큰 소리로 외치는 등 생활노인들에게 불안감을 조성할 수 있는 행동을 자제하고 침착하게 행동하여야 한다.

㉣ 대피시에는 유독가스와 연기로 인한 질식을 방지하기 위하여 수건 등을 물에 적셔서 입과 코를 막고 숨을 짧게 쉬며 가능한 한 낮은 자세로 엎드려 대피토록 유도하여야 하며, 엘리베이터는 이용하지 않도록 한다.

㉤ 아래층으로의 대피가 불가능할 때에는 옥상으로 대피시켜 구조를 기다리도록 하며, 이 경우 대피한 노인들이 동요하지 않게 하거나, 바람을 등지게 하는 등의 적절한 조치를 취하여야 한다.

(2) 낙상관리

제2부의 제3장 인지적 변화에 따른 안전을 참고하도록 하며 구체적인 내용은 다음과 같다. 노인시설에서 낙상으로 인한 신체적인 손상은 9-15% 정도로, 낙상으로 인한 사망의 70%가 65세 이상 인구에서 나타나므로 노인시설에서는 특히 유념해야 한다. 간호중재나 예방적인 대책을 계획하기 전에 가장 흔한 위해 요소를 확인하는 것은 중요하다.

① 침대에서의 낙상

㉠ 발생원인 분석

- 이용자가 자력으로 혼자 이동하려다 발생
- 자신의 몸 상태에 대한 이용자의 잘못된 인지(오늘은 컨디션이 좋아 혼자서 충분

히 이동할 수 있다고 판단)

- 케어제공자의 이용자 교육 부족(침대 이동 시 반드시 요양보호사 호출 인지 교육)
- 케어제공자의 이용자 관찰 방심

㉡ 예방대책

ⓐ 침대에서의 낙상 예방 케어 지침

- 평소 대상자에게 본인의 건강상태를 분명히 인지시켜주어 침대에서 이동 시 혼자 이동하지 않고 반드시 비치된 호출 벨을 누르도록 교육
- 대상자 입소 시 낙상의 과거력을 사정하여 과거력이 있는 이용자는 보다 주의 깊게 관찰하여 낙상을 예방
- 케어제공자는 교대로 순회를 자주 하여 이용자들이 침대에서 혼자 움직이는 것을 방지하고, 침대에서의 낙상 예방 시설환경을 정비함

② 이동 중 낙상

㉠ 발생원인 분석

- 이동 중 대상자 간의 부딪힘이 원인
- 업무가 바쁜 시간대, 케어제공자가 모든 대상자를 케어하기 어려운 상황이 발생될 때

㉡ 예방대책

ⓐ 이동 중 낙상 예방 케어 지침

- 대상자들이 한꺼번에 이동 시에는 반드시 케어제공자의 안내 하에 안전하게 이동이 이루어질 수 있도록 함
- 특히 계단 이용 시에는 거동이 불편한 대상자를 반드시 요양보호사가 1:1로 케어하여 안전하게 이동할 수 있도록 함

ⓑ 이동 중 낙상 예방 시설환경 정비

- 계단에 추락방지턱과 손잡이 설치
- 바닥재는 코르크(높은 탄력성, 신축성, 가벼운 무게, 충격흡수능력이 있는 소재) 등 덜 미끄럽고, 탄성이 있어 넘어졌을 때의 충격을 흡수할 수 있는 재질을 사용
- 대상자가 한꺼번에 이동 시 서로 부딪히지 않도록 계단의 유효폭을 넓게 하고 계단

의 높이를 낮추어 대상자의 이동이 쉽고 낙상 사고 발생 시 크게 다치지 않도록 함

③ 휠체어에서의 낙상

㉠ 예방대책

ⓐ 휠체어에서의 낙상 예방 케어 지침

- 간호사는 정상보행이 어려운 이용자의 경우 보행 보조기구나 휠체어를 이용한 이동방법의 교육을 철저히 실시
- 혼자 휠체어 이동이 어려울 시 반드시 케어제공자에게 도움을 요청하도록 교육
- 휠체어에서 앞으로 기울어져서 넘어지는 경우나 자세가 불편하여 넘어지는 경우 등, 위험한 동작은 케어제공자가 끝까지 확인하는 자세가 필요
- 자원봉사자와 가족들에게도 휠체어 등 보조기구의 사용방법에 대한 교육을 실시
- 휠체어에서의 낙상 예방 시설환경 정비
- 시설 내「기자재 안전관리팀」을 따로 만들어 정기적으로 휠체어 등 보조기구의 안점점검을 실시할 수 있도록 함(특히 단체 외출 전 반드시 점검)
- 휠체어의 고정장치는 수시로 점검을 실시함

  : 휠체어 기능 안전 점검 시 바퀴의 잠금장치, 바퀴손잡이, 팔걸이, 발 받침대를 반드시 확인

(3) 기타 사고 안전관리

제2부의 제3장과 제4장에서 자세히 다루었으므로 참고하도록 한다.

노인의 안전한 환경을 제공하기 위한 대책으로 낙상 및 화재 예방을 위한 대책뿐만 아니라 기타 사고 예방을 위한 대책이 요구된다.

2) 질관리

(1) 노인시설 질관리의 목표

노인시설의 질관리는 운영의 투명성과 효율성 향상이라는 목표를 갖고 있다.

(2) 노인시설의 질관리 목적

노인시설의 지속적이고 총체적인 질관리 활동은 다음과 같은 구체적인 목적을 달성할 수

있어야 한다.

① 시설설비 및 주거환경을 개선한다. 지속적인 시설평가를 통하여 낙후되고 안전하지 않은 환경을 신속하게 수리하고 관리할 수 있도록 한다.

② 조직운영과 관련된 자료들을 구비하고 정리한다. 시설장들은 노인시설 평가 지침이 요구하는 대로 서류를 일목요연하게 정리하여 보다 체계적으로 관리할 수 있도록 한다.

③ 일상생활에 관한 전반적인 서비스를 개선한다. 의식주의 질을 고려하게 되고 노인의 위생상태를 개선하게 되며 개인생활을 배려하는 질 개선이 이루어지게 된다.

④ 프로그램의 다양화 및 전문직 서비스 제공을 위해 노력한다.

많은 시설들이 지속적인 발전을 위한 자체적인 노력을 하고 있으나, 시설평가에서 요구하는 프로그램의 다양화 및 전문적 서비스 제공의 항목들을 채택함으로써 대상자를 위한 서비스 질 향상의 계기가 된다.

이러한 질관리 프로그램을 통하여 시설운영의 효율성과 투명성을 확보하고 대상자의 삶의 질이 향상될 수 있다는 것은 질관리 활동의 큰 이점이라고 할 수 있다.

(3) 노인시설의 질관리 계획

노인시설의 질관리 계획은 노인들이 이용할 수 있는 시설 모든 영역에 대한 계획이 포함되므로 실무, 서비스의 요소에 대한 체계적인 평가 및 대상자들을 위한 최적의 결과를 제시하며 비효과적인 활동을 보다 적절한 것으로 대치할 수 있는 방법들을 확인하도록 하는 것이 중요하다. 구체적으로 질관리 계획은 다음과 같다.

① 질관리의 구체적인 수행방법에 대해 서술되어야 한다.

② 질관리의 분석, 평가에 대한 책임자를 선정한다.

③ 질관리 계획을 통해 기대되는 변화와 추후 개선 사항들이 포함되어야 한다.

시설의 장은 시설의 전반적인 질관리 계획을 수립하고 이를 수행하기 위한 질관리 활동을 검토해야 한다. 질관리를 위한 기본적인 질관리 활동은 표준개방, 적절성 확인, 지속적인 교육, 수행의 평가, 감시, 현행 활동의 모니터링, 행동 모니터링을 통한 현실적 문제의 확인, 시설 평가와 위험관리 등이 포함된다. 따라서 질관리의 표준개발은 직원의 이해수준, 대상자 상태, 시스템 결과를 나타내는 특별한 활동으로 구조적, 과정적 그리고 결과적 표준으로 구분된다.

구조적 표준은 노인시설의 철학, 관리, 정책, 이론적 모델, 전달체계와 인사 등이 포함되며 과정적 표준은 직무기술, 수행표준, 수행절차, 프로토콜, 안내서와 특별한 활동에 대한 일반적인 계획을 포함한다. 각 표준에는 세부적인 기준 및 지표가 설정된다. 적절한 기준과 지표는 우수한 평가활동을 위한 심사기준으로 사용될 수 있으며 관찰과 모니터링을 통해 확인되고 측정될 수 있다. 부정적인 결과에 대해서는 과정적 측면에서 그 원인을 분석하게 되며, 원인을 밝히기 어려울 경우 상황에 대한 구조적 측면의 평가가 요구된다.

질관리 프로토콜은 정책과 표준이 수행되는 것이며 그 결과는 질적 혹은 양적으로 진술된다. 표준이 개발되면 시설의 질관리에 적절한지 적절성 여부를 확인하고 필요시 수정 보완되어야 한다. 또한 질관리를 위해 지속적인 교육을 실시하고 수행을 평가하며 문제점을 확인하고 피드백을 제공함으로써 노인시설의 운영을 개선하고 대상자를 위한 서비스의 질을 높일 수 있다.

다음은 「노인장기요양보험법」 제54조 시행규칙 제38조에 따른 「장기요양기관 평가방법 등에 관한 고시」(2020.12.21)에 근거하여 시설급여를 제공하는 장기요양기관 중 노인요양시설의 평가지표를 제시하였으므로, 평가의 주요요소를 확인하여 질관리를 위한 주요사항에 대해 인지하고 관리하도록 하는 노력이 필요하다고 하겠다.(표 4-1).

[표 4-1] 장기요양기관 평가지표(노인요양시설)

대분류	중분류	소분류	지표 번호	평가요소	항 목	점수
기관 운영	기관관리	운영원칙 및 체계	1	운영규정	기관운영에 필요한 운영규정을 갖추고, 그에 따라 기관을 운영합니다.	1
			2	운영계획 및 평가	연도별 운영계획에 따라 기관을 운영하고 평가 후 차기 연도 계획에 반영합니다.	1
			3	운영위원회	운영위원회를 정기적으로 개최하고, 그 결과를 기관운영에 반영합니다.	1
	인적자원 관리	인력운영	4	인력기준	인력기준을 준수합니다.	1
			5	인력추가배치	인력을 법적 기준보다 추가 배치하여 운영합니다.	1
			6	경력직	해당 기관에서 2년 이상 근무한 직원의 비율이 높습니다.	1
			7	인적자원 개발	직원의 역량강화를 위한 교육 등 인적자원 개발을 위해 노력합니다.	3
		직원의 후생복지	8	건강검진	직원의 건강관리를 위한 정기검진을 매년 실시합니다.	1
			9	직원건강관리	직원의 건강관리를 위해 노력합니다.	1
			10	직원복지향상	직원의 복지향상을 위해 노력합니다.	2
			11	직원권익보호	직원의 권익을 보호하기 위해 노력합니다.	1
	자원 활용	지역사회 자원 활용	12	지역사회자원 활용	지역사회자원 활용을 통해 수급자에게 다양한 서비스가 이루어지도록 노력합니다.	1

대분류	중분류	소분류	지표번호	평가요소	항 목	점수
환경 및 안전	시설 및 설비관리	시설, 설비	13	시설기준	시설기준을 준수합니다.	1
			14	특별침실	노인질환의 종류 및 정도에 따른 특별침실을 두고 있습니다.	1
		환경조성	15	안전하고 쾌적한 환경조성	수급자가 안전하고 쾌적한 환경에서 생활할 수 있도록 시설환경을 조성합니다.	3
			16	낙상예방 환경조성	수급자의 낙상을 방지하기 위해 시설환경을 조성합니다.	3
	위생 및 감염관리	위생관리	17	식품위생관리	식품, 식당, 조리실 등을 위생적으로 관리합니다.	2
		감염관리	18	감염관리활동	수급자와 직원의 안전을 위해 감염관리 활동을 실시합니다.	3
			19	감염병관리	수급자에 대한 감염병 건강진단을 정기적으로 실시하며, 발생 시 즉시 필요한 조치를 합니다.	3
	안전관리	안전, 설비	20	소방시설	화재 등 재난 상황에 대비할 수 있도록 소방시설을 관리합니다.	2
			21	전기가스설비	화재 예방을 위해 전기가스설비를 관리합니다.	2
		응급 및 재난상황	22	재난상황대응	화재, 지진 등 재난 상황에 대비할 수 있도록 훈련을 실시합니다.	3
			23	응급상황대응	응급상황에 관한 대응체계를 갖추고, 응급상황 발생 시 적절히 대처합니다.	3
			24	야간보호	야간에 수급자의 안전을 위해 노력합니다.	2
수급자 권리 보장	수급자 권리	수급자 알권리	25	수급자의 알권리 보장	수급자에게 급여이용에 대한 정보를 제공하여 급여선택권 보장을 위해 노력합니다.	2
		수급자 (보호자) 참여	26	수급자(보호자) 참여강화	기관운영 및 서비스 제공과정에서 수급자와 보호자의 의견이 충분히 반영되도록 노력합니다.	2
			27	가족 및 지역사회 교류	가족 및 지역사회와 교류를 통해 수급자의 사회관계 증진을 위해 노력합니다.	1
	수급자 존엄성	노인인권	28	존엄성 및 사생활 보장	수급자의 존엄성과 사생활 보호를 위해 노력합니다.	3
			29	노인인권보호	수급자 학대를 예방하고, 신체적 구속을 하지 않는 등 노인인권보호를 위해 노력합니다.	4
급여 제공 과정	급여개시	통합적 사정	30	통합적 사정	수급자의 건강상태와 개인적 특성 등을 고려한 종합적 욕구사정을 실시합니다.	3
	급여계획	급여계획	31	급여제공계획수립 및 제공	종합적인 욕구사정 등을 바탕으로 개별 급여제공계획을 세우고, 급여제공계획에 따라 급여를 제공합니다.	3

대분류	중분류	소분류	지표번호	평가요소	항 목	점수
급여 제공 과정	급여제공	급여제공 성과평가	32	급여제공 결과평가	급여제공에 대한 결과를 정기적으로 평가하고 기록합니다.	2
		사례관리	33	사례관리	수급자에 대한 체계적인 사례관리를 실시합니다.	2
		청결도움	34	수급자 청결서비스	수급자의 기능 상태에 따라 세면, 구강, 몸단장(의복), 목욕서비스를 제공합니다.	2
		식사도움	35	식사제공	수급자의 기능 상태에 따라 식사를 제공합니다.	3
		배설도움	36	배설관리	수급자의 기능 상태에 따라 배설서비스를 제공합니다.	3
		욕창예방 및 관리	37	욕창예방	욕창발생 위험이 있는 수급자에 대해 적절히 관리합니다.	2
			38	욕창관리	욕창발생 수급자에 대한 적절한 조치 및 관리를 위해 노력합니다.	3
		의료관리	39	간호 및 의료서비스	수급자에게 적정한 간호 및 의료서비스 제공을 위해 노력합니다.	2
			40	투약 및 약품관리	약품을 안전하게 관리하고, 수급자의 투약 관련 정보를 숙지하여 정확하게 투약합니다.	1
		재활	41	기능회복훈련	수급자의 신체자립능력 유지를 위해 기능회복훈련을 실시합니다.	1
			42	물리치료	물리(작업)치료사가 수급자의 신체기능을 파악하여 계획을 수립하고 급여를 제공합니다.	2
		프로그램	43	인지기능증진 서비스	치매 등 수급자의 개별 특성을 고려한 서비스 제공을 위해 노력합니다.	3
			44	여가활동 서비스	수급자의 다양한 여가활동 욕구 충족을 위한 프로그램을 실시합니다.	3
급여 제공 결과	수급자 상태	수급자 등급	45	등급현황	입소 후 급여를 제공받은 수급자의 등급이 유지 · 호전되었습니다.	1
		수급자 관리	46	욕창현황	수급자의 욕창 발생률이 낮으며, 치유율이 높습니다.	2
			47	유치도뇨관 현황	수급자의 유치도뇨관 삽입률이 낮으며, 제거율이 높습니다.	2
			48	배설기능현황	입소 후 수급자의 배설기능상태가 유지 · 호전되었습니다.	1
	만족도 평가	만족도 평가	49	유선만족도	보호자는 기관에서 제공하는 서비스에 만족합니다.	3
			50	질향상노력	기관의 임직원은 수급자에게 최상의 서비스 제공을 위해 노력합니다.	1

출처 : 「장기요양기관 평가방법 등에 관한 고시」 [별표1] (제3조 제2항 관련)

4 주거환경 및 치유환경

1) 주거환경

오늘날 고령화 인구증가와 더불어 국민생활 수준 향상 등으로 노인주거환경의 중요성이 강조되고 있으며 변화된 노인세대의 경제적 능력 및 가족 가치관의 변화로 노인들을 만족시킬 수 있는 변화된 주거환경에 대한 요구도 증가하고 있는 실정이다.

선진국에서는 이러한 노인문제의 심각성을 인식하고 다양한 주택정책 및 복지정책 측면에서 다양한 주거환경을 개발하고 있으며 노인주거환경으로서 가능한 독립적인 생활을 할 수 있도록 새로운 주거형태의 주거환경을 개발하고 있다. 이와 관련한 다양한 선행연구들이 보고되고 있으며 구체적인 내용은 다음과 같다.

(1) 선행연구에 의한 주거환경

① 부엌

㉠ 공간

부엌공간은 신체환경을 고려한 바닥재, 가구 치수, 용품 무게를 고려해야 한다. 특히, 불을 사용하기 때문에 위험사항 노출에 유념해야 하고, 방염소재 미끄럽지 않는 소재, 무릎을 보호할 수 있는 소재를 이용하여 구성되어야 할 것이다. 또한 동선은 최대한 단순하고 짧게 계획하며 편리성에 유의해야 한다. 시력저하를 고려하여 자연채광을 최대한 이용할 수 있게 해야 한다.

㉡ 생활용품

싱크대는 냉 · 온수의 정확한 인지가 가능하도록 해야 하며, 레버형, 페달형으로 설치하여 조작이 쉽게 구성되어야 한다. 작업대 높낮이에 유의하고 ㄱ자형이나 ㄷ자형으로 높이가 조절될 수 있는 LEFT 방식을 채택하는 것이 효과적이다. 또한 작업대 하부는 자유롭게 휠체어가 들어가도록 제공해야 하고, 가열대와 식탁의 일체형으로 연결하여 음식물이 떨어지는 것을 방지해야 한다. 가스레인지를 사용할 때 악력의 부족을 해소시킬 수 있는 위치 개선 방안을 고려해야 한다. 또한 배기후드에 거울을 설치하여 음식물 조리 상태를 확인하여 인지성을 높일 수 있는 방안을 마련해야 한다.

② 욕실

㉠ 구조

노인 욕실의 경우 위험적인 요소가 있는 곳으로 가장 세심히 고려되어야 한다. 대부분의 노인은 근골격계의 기능과 감각계 기능의 쇠퇴로 일반적 환경 사용의 어려움을 겪게 된다. 따라서 물 사용으로 위험상황에 노출될 수 있으므로 미끄럼방지 바닥재를 사용해야 하며, 높낮이를 조절할 수 있는 가구를 구성해야 한다. 또한 침실 옆에 구성이 필요하다.

③ 침실 및 거실

㉠ 구조

침실 및 거실의 경우 가장 활동이 많은 공간으로서 노인 사용자의 실질적 제공 사항을 수렴해야 하는 부분이다. 노인들은 노인성 질환으로 발생할 수 있는 문제에 대해 마감 재료를 통해 보안할 수 있도록 구성되어야 한다. 특히, 청력이 약해져 TV를 크게 이용하게 되어 주변 이웃의 불화로 이어져 많은 고충을 가지게 된다. 또한 불면증의 문제로 많은 어려움을 가지게 되어 방음이 되는 시설이 필요하다. 인지력도 현저히 떨어져 방안의 색채계획도 유념되어야 하며 색채계획 중 거실은 쿨 캐주얼한 색으로 되어야 하고 침실은 따듯한 한색계열 옅은 핑크계열의 분위기로 따스함을 제공하여 안정감을 갖도록 한다.

㉡ 생활용품

실내 가구의 높이는 사용자의 요구와 신체적 변화에 맞춰 조절할 수 있는 LEFT를 이용하는 것이 좋으며, 탈부착이 가능한 바퀴, 블록 가구로 구성해야 한다. 의자 및 책상은 높이조절이 가능하고 팔걸이가 있는 것으로 구성되어야 한다. 침대는 몸을 지지할 수 있는 매트리스를 사용해야 하며 헤드보드, 풋 보드, 사이드 레일에 안전바를 부착해야 한다.

가장 중요한 것은 모든 제품의 모서리 부분을 둥글게 처리하여 사고를 대비해야 한다. 선반이나 수납시설에는 옮기기 쉽도록 바퀴를 부착하여 인출식 선반으로 제공되어야 하며, 옷을 입을 경우 중심을 잡기 힘들어 어려움을 호소함에 따라 안전바를 부착하는 것이 좋다.

㉢ 시스템

침실은 노인의 이동 위치 추적 기술 시스템을 활용한 도구 등을 제공하여 위험에서 대비해야 하며, 노인의 기억력저하 및 시력을 고려한 안전구조, 조명시스템이 구성되어야 한다.

부엌은 노인의 신체적 반응을 고려한 바닥재와 공간인지가 가능한 구조 그리고 노인성 질환을 대비한 가구의 넓이, 높이가 고려되어야 하며 가스불 알림시스템이 필요하다.

욕실은 노인에게 가장 위험한 공간이 될 수 있기 때문에 안전에 중점을 두고 설계되어야 한다. 또한 욕실에서 어지럼증이 발생할 경우를 대비하여 안전바 등을 설치하도록 한다.

마지막으로 가장 많은 시간을 머물게 되는 공간은 다른 공간과의 접근성을 고려하여야 하며 청각과 시각의 저하를 반영하여 상황에 맞는 시스템적 사항이 고려되도록 설비되어야 한다.

2) 치유환경

(1) 치유환경의 정의와 필요성

미래학자이자 교육학자인 릴랜드 카이저(Dr. LelandKaiser, 1994)는 '치료(Curing)는 과학적, 테크놀로지와 환자의 신체에 초점이 맞추어진 반면, 치유(Healing)는 영적, 경험적, 그리고 인간으로서의 환자에 초점이 맞추어져 있다.'고 하였다. 또한 '치료(Curing)는 하이테크(High Tech)이며, 치유(Healing)는 하이터치(High Touch)로, 치유적 의료시설은 환자의 전 경험에 걸쳐 두 차원 모두를 통합해야 한다.'고 하였다.

즉 치료는 의학적인 수단을 통하여 질병을 건강한 상태로 회복시켜주는 의미로 통하는 반면, 치유는 그외에도 환경적, 심리적, 사회적, 문화적 지원을 통해 건강에 접근해 가는 방법으로 규정할 수 있으며, 질병의 회복 뿐만 아니라 질병예방과 건강증진까지 그 범위를 확대 해석할 수 있다.

(2) 치유환경의 구성요소

치유환경은 크게 인간적 요소, 공간적 요소, 행위적 요소로 구분되어 진다. 구체적 내용은 [표 4-2]와 같다.

[표 4-2] 치유환경 구성요소

인간적 요소 (조절성)	쾌적성	음(소음차단) /빛(자연광, 인공조명)/열(온도조절) 공기(환기조절)/가구, 집기(이동성, 조절성)
	접근성	친근한 출입구계획/개방적인 접근
	프라이버시	시각적 완충공간/병실공간 개선
	안정성/보안성	의료진의 충분한 관찰/피난계획
	휴식 및 사회성	로비, 라운지/옥상정원/부대시설, 편의시설
공간적 요소 (물리적 환경)	친근한 환경(거주성)	친근한 재료/color, texture, lighting, pattern/공간의 스케일감
	자연과의 친밀성	실내도입/외부조경/수공간
행위적 요소 (상호작용)	사회성	사람이 모이는 장소/자연과 만나는 장소/층과 실의 대비/보조자의 진료참여 공간/대화 장소
	활동 촉진공간	조기보행, 운동실/취미생활 등 자발적 행동

출처 : 정주희(2009). 감성디자인이 적용된 치유환경연구. 이화여자대학교 석사학위논문

(3) 선행연구에 의한 치유환경의 이해

권오규와 이재길(2019)의 '노인요양시설의 치유정원(Therapy Garden) 분석 연구'에 의하면, 노인요양시설에서 일상생활을 하며 만성적인 질병과 미병(未病)과 같은 상태를 보이는 노인환자들에게 외과적인 치료와 공간테라피는 병행되어야 한다고 하였다.

또한 Huang과 Mucke(2012)의 연구에 의하면 공간이 치료와 치유를 제안하여 공간 자체가 치유와 치료의 한 요소로 작용하는 공간테라피는 환자의 스트레스를 줄여주고 건강의 회복 속도를 빠르게 하는 물리적 환경 요소와 프라이버시, 쾌적성, 친근감, 안정감, 편안함을 나타내는 심리적 요소와 함께 같은 공간 안에서 생활하는 사람들과의 관계에서 소통하며 이루어지는 사회적 요소, 생활하는 공간에서 사용자의 활동이 용이한 기능적 요소 및 공간을 쉽게 인지하는 인지적 요소로 분리하기도 한다. 즉 공간테라피는 질병의 빠른 회복, 질병과 건강에 대한 지속적인 관리로 더 나은 건강상태를 유지하여 삶의 질을 향상

시키는데 중요한 역할을 한다고 하였다.

(4) 공간테라피 구성요소

공간테라피의 구성요소는 다음과 같다(표 4-3).

[표 4-3] 공간테라피 구성요소

구성요소	범위
물리적 환경요소	경관(조망), 치유정원, 색채, 재질, 예술 작품 빛(자연광과 인공광), 소음제거, 온열, 좋은 냄새, 환기(자연환기, 강제환기)
심리적 요소	프라이버시, 쾌적성, 친근감, 안정감, 편안함
사회적 요소	사회와 가족과의 교류, 대인관계, 다양한 정보의 교환, 사회의 지속적인 지원
기능적 요소	안전성, 단순한 동선, 편리성, 접근성
인지적 요소	길 찾기

출처 : 권오규와 이재길(2019)의 '노인요양시설의 치유정원(Therapy Garden) 분석 연구'

(5) 치유환경의 실제 적용 시 고려사항

인간이 상호작용하며 살아가는 공간 중 하나인 현대의 노인시설은 대상자에게 미치는 환경적 영향보다는 효율성과 기능성을 추구하며 대상자에게 심리적, 정신적으로 부정적 영향을 미쳐 질병의 극복 의지를 저하시키기도 한다. 그러므로 노인은 신체적 능력의 감소로 인해 주 생활공간에 대해 일반인들보다 더 많은 영향을 받기 때문에 노인시설에서의 부정적인 경험들은 대상자에게 스트레스로 작용하게 된다. 그러므로 노인시설은 특히 대상자 중심의 접근이 노인시설과 대상자와의 관계에 대한 이해를 위해 매우 중요하다.

제5장

국내·외 노인시설 운영사례

학습목표

1. 국내 노인시설 운영사례를 설명할 수 있다.
2. 국외 노인시설 운영사례를 설명할 수 있다.

1 국내 노인시설 운영사례

1) 수원시립노인요양원

수원시립노인요양원은 노인의료복지시설(노인요양원)으로, 사회복지법인 원불교 창필재단에서 운영하고 있으며, 특징은 대규모 노인전문요양시설로 도심에 위치하고 있어서 가족들의 방문이나 지역사회의 자원봉사 등이 활발히 운영되고 있다(표 5-1), (그림 5-1).

[표 5-1] 수원시립노인요양원 시설개요 및 운영서비스 내용

시설개요
• 시설구분 : 노인의 복지의료시설(노인요양원) • 법인명 : 사회복지법인 원불교창필재단 • 개원일 : 2004년 12월 1일 • 소재지 : 수원시 장안구 파장동 199-2번지 • 시설현황 : 부지면적 : 8,553m²(2,587평) 건축규모 : 지하 1층, 지상 3층 4,762m²(1,440평) • 직원 : 원장, 사무국장, 요양보호사, 사회복지사, 물리(작업)치료사, 간호(조무)사, 영양사, 사무원, 위생원, 조리원, 관리인 등 77명 • 입소현황 : 정원 145명, 현재 149명(특례인 5인 포함) • 설립목적 : 치매, 중풍 등 노인성 질환을 가진 거주자들로 하여금 인간의 존엄성을 확인하고 최대한의 잔존 능력을 유지하기 위해 안락, 자립, 자아실현의 케어 목표에 따라 편안하고 안정된 노후생활이 되도록 원조함을 목적으로 한다.

운영서비스
• 일상지원 복지프로그램(생활지원 서비스, 사례관리, 특별행사, 치매예방 및 여가프로그램) • 의료재활프로그램(건강 관리, 피부간호, 응급 간호, 투약 관리, 튜브관리, 식이 관리, 진료 서비스, 물리 치료) • 특화프로그램(스누즐렌(Snoezelen), 지역주민 웰빙 건강 프로그램) • KOMI 사례관리

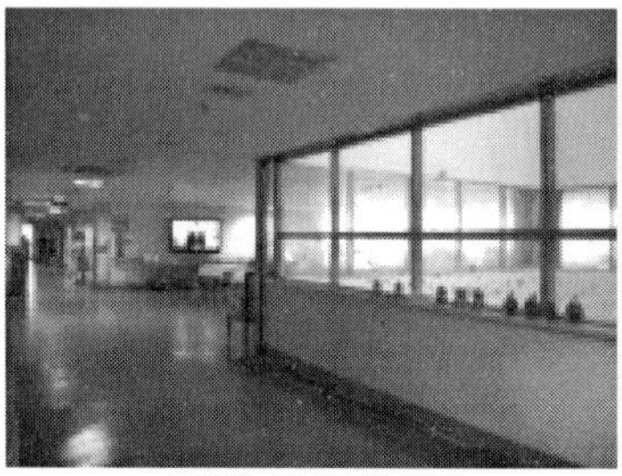
요양원 공동생활 공간

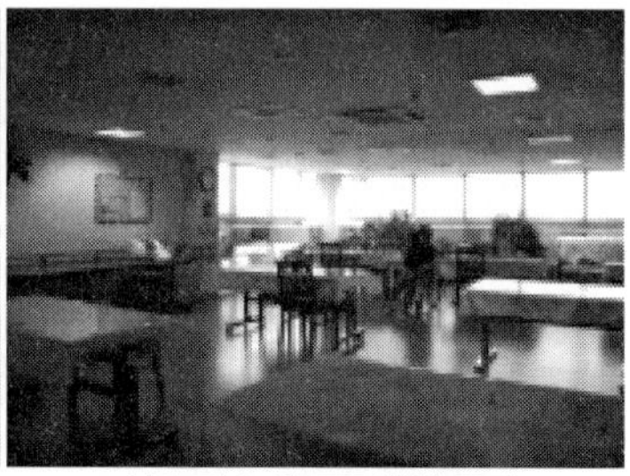
식사 장소 및 공동행활 공간

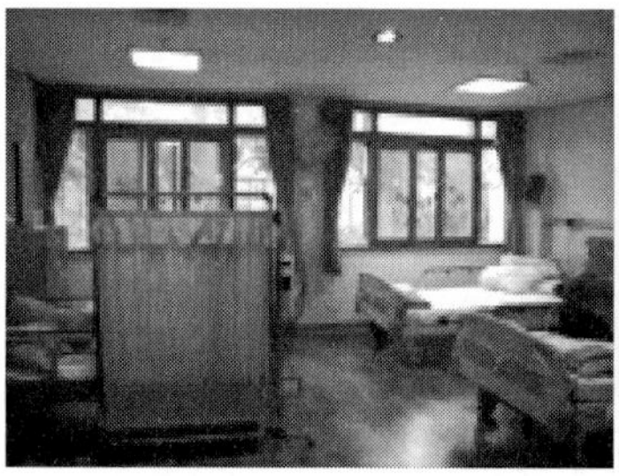
어르신 거주실

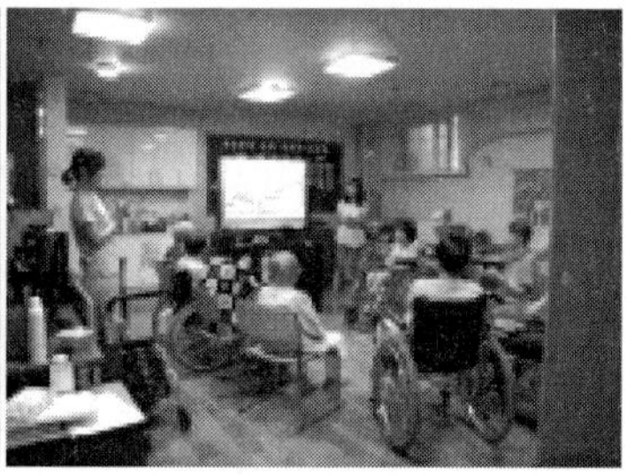
프로그램실

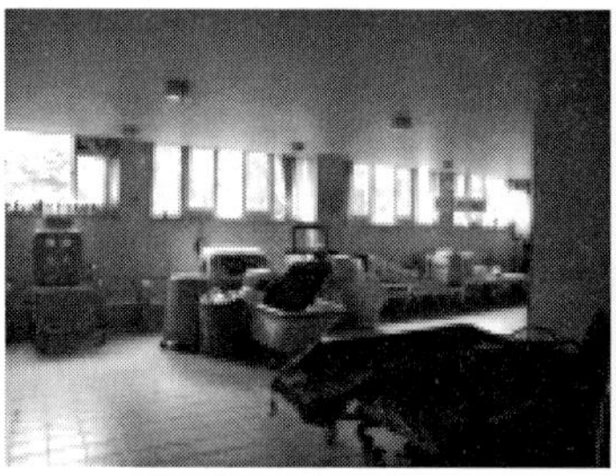
목욕실

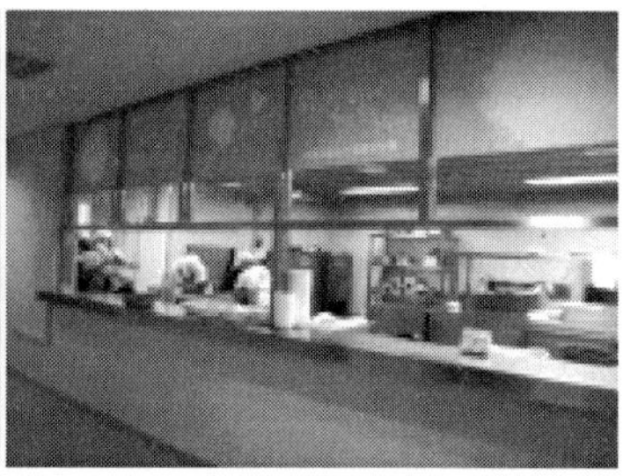
조리실

[그림 5-1] 수원시립노인요양원

＊출처 : 노인주거 노인요양시설 제도 및 사례조사 연구(경기복지재단, 2015)

2) 신당동 서울형 데이케어센터

신당동 서울형 데이케어센터는 치매 노인성 질환 등 어르신의 안전한 보호 및 가족들의 경제적 · 정신적 고통을 덜어주기 위한 이용시설로서 어르신을 아침부터 밤까지 보호하는 어르신 주 야간 보호시설이다. 서울형의 별도인증기준에 의해 인증되고 있으며, 인증되면 서울시 자체적인 추가 운영비지원이 있다. 노인들이 건강하게 살 수 있도록 장기요양보험의 등급외자 센터, 치매예방센터와 같은 곳을 곳곳에 설치하여 지역사회 노인들이 중증에 접어들기 전에 서비스를 제공하는 것이 무엇보다 중요하다. 또한 데이케어센터는 보건소나 동사무소 등 근접성이 좋고, 인지도가 좋은 곳에 등급외 자를 위한 센터와 치매예방센터 등을 적극적으로 개발할 필요가 있겠다(표 5-2), (그림 5-2).

[표 5-2] 서울형 데이케어센터 시설 개요 및 신당동 서울형 데이케어센터 개요

서울형 데이케어센터 개요
• 서울형 데이케어센터 개념 : 치매 · 노인성 질환 등 어르신의 안전한 보호 및 가족들의 경제적 · 정신적 고통을 덜어주기 위한 이용시설로서 어르신을 아침 8시부터 밤 10시까지 보호하여 드리는 어르신 주 · 야간 보호 시설임 • 데이케어센터 제공 서비스 : 치매전문서비스(미술 · 음악치료, 원예치료, 웃음치료 등), 이동서비스(어르신 모셔오기, 모셔다 드리기 등), 기능회복 서비스(물리치료, 운동치료, 발맛사지 등), 영양서비스(주식 및 간식 제공 등), 위생 · 청결서비스(목욕서비스, 이 · 미용서비스 등), 건강지원 서비스(건강체크, 한방치료 등)
가톨릭 서울형 데이케어센터 개요
• 운영 : 천주교 서울대교구 • 개원일 : 2009년 10월 28일, 서울시와 천주교 서울대교구, 서울형 데이케어센터 15개 설치 운영 협약 체결 • 소재지 : 서울특별시 중구 명동 2가 1-5 천주교 서울대교구청 별관 2층 노인사목부
신당동 가톨릭 서울형 데이케어센터 개요
• 시설구분 : 재가노인복지시설 • 설립주체 : (재) 천주교 서울대교구 유지재단 • 개소일 : 2010. 3. 26. • 주소 : 서울 특별시 중구 동호로 20 다길 9 • 전용 면적 : 211m^2 • 이용 대상 : 장기요양등급자 • 이용 정원 : 20명 • 시설 : 거실, 프로그램실, 물리치료실, 화장실, 주방, 사무실, 정원 • 운영시간 : 08 : 00 – 22 : 00 • 직원 구성 : 센터장, 사회복지사, 간호조무사, 요양보호사 • 프로그램 : 생활프로그램, 재활프로그램, 정서프로그램, 가족상담, 행사 등

* 출처 : 노인주거 노인요양시설 제도 및 사례조사 연구(경기복지재단, 2015)

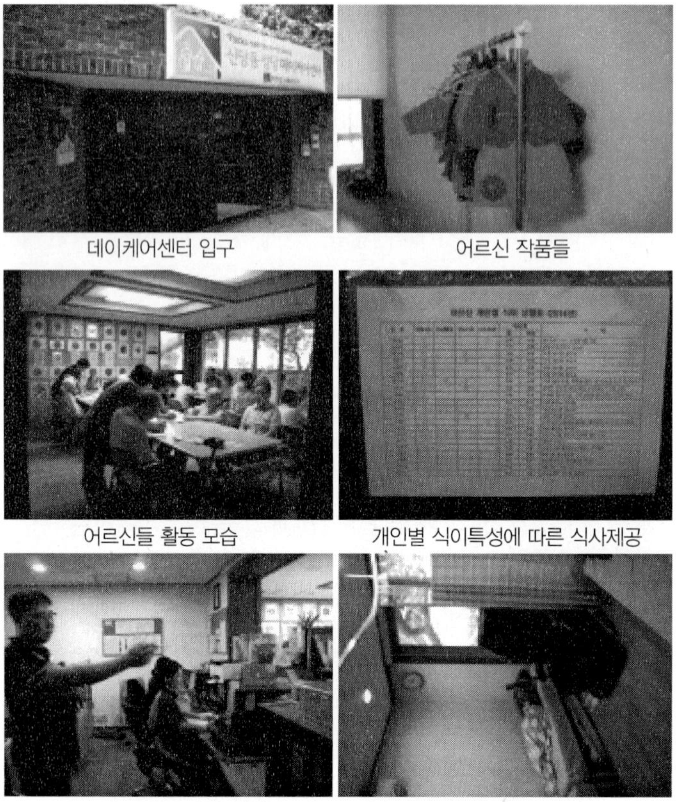

데이케어센터 입구 / 어르신 작품들

어르신들 활동 모습 / 개인별 식이특성에 따른 식사제공

사무실 유리를 통해 어르신들 활동모습 관찰 가능 / 휴식이 필요하신 어르신을 위한 공간

[그림 5-2] 신당동 서울형 데이케어센터

* 출처 : 노인주거 노인요양시설 제도 및 사례조사 연구(경기복지재단, 2015)

3) 포천실버복지타운

포천실버복지타운은 노인주거복지시설(유료양로원)과 노인요양병원을 함께 운영하는 곳으로 노인전문병원이 같이 있기 때문에 건강관련 서비스 및 치료가 이루어지고 있는 장점이 있다(표 5-3), (그림 5-3).

[표 5-3] 포천실버복지타운 시설개요 및 운영사업 개요

시설개요
• 시설구분 : 노인주거복지시설(유료양로원) · 노인요양병원 • 시설명 : 포천실버타운 • 소재지 : 경기도 포천시 내촌면 소학리 314-8 • 규모 : 대지 총 면적 11,000평 총건평 2,100평 지하 1층, 지상 5층 61실 72명

운영사업 개요
• 의료 간호지원 서비스(실버타운 내 양 · 한방병원 운영, 외부병원 이용 시 차량지원 및 동행 서비스) • 일상생활 지원 서비스(셔틀버스 운행 : 서울(청량리, 태릉), 창현, 포천 등, 우편물, 고지서 납부 등 대행 서비스, 외부나들이, 은행, 기타업무 동행 서비스) • 문화정서관리서비스(웃음치료, 서예교실, 노래교실, 건강강의, 게이트볼, 종이 접기, 야외나들이, 영화감상, 음식 만들기 등, 종교행사, 생신잔치, 공연, 절기 별 특별행사 등) • 식생활 서비스(어르신의 욕구에 따른 식단 운영, 영양사의 균형있는 자연식 영양식단, 건강 밥(현미, 흑미 밥), 영양죽)

* 출처 : 노인주거 노인요양시설 제도 및 사례조사 연구(경기복지재단, 2015)

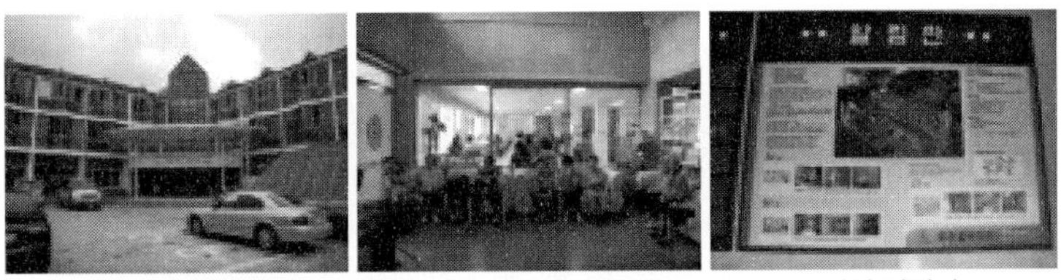

포천실버복지타운 전경　점심식사 후 후식을 드시는 모습　시설 알림판

[그림 5-3] 포천실버복지타운

* 출처 : 노인주거 노인요양시설 제도 및 사례조사 연구(경기복지재단, 2015)

2 국외 노인시설 운영사례

1) 일본의 사례

(1) 케어하우스(그림 5-4)

① 주요 내용

㉠ 복지법상의 건강한 노인을 위한 주거의 공간을 제공하는 시설

㉡ 이용대상자는 제한이 없으나 소득수준에 따라 이용금액에 차이가 있음

㉢ 개인주택을 제공하고 공동식사 및 세탁서비스가 가능함

㉣ 관리인이 상주하고 있어서 식사서비스, 상담 등의 서비스를 제공함

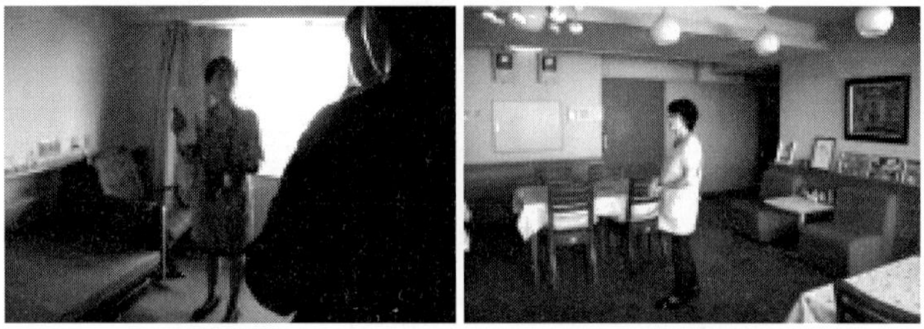

개별주택　　　　　　　　　　공동식당

[그림 5-4] 케어하우스 사진

* 출처 : 노인주거 노인요양시설 제도 및 사례조사 연구(경기복지재단, 2015)

(2) 소규모 다기능 지역밀착형 서비스 시설(그림 5-5)

① 장소 : 미에현 욧카이이치시(四日市市) 카와시마

② 주요 내용

㉠ 소규모 노인요양시설, 재택서비스, 상담센터 방문

㉡ 식사서비스 등의 전문적인 서비스는 모체 시설에서 만들어서 배달하는 형태로 운영하고, 지역안에서 30인 미만의 소규모로 노인들의 건강상태에 따라서 필요한 요양, 주단기보호, 재가서비스 등을 지역안에서 제공하는 형태

㉢ 30인 미만의 시설임에도 불구하고 10인 단위로 구획하여(유니트 케어), 가정집과 같은 환경 및 서비스가 가능하도록 하고 있음

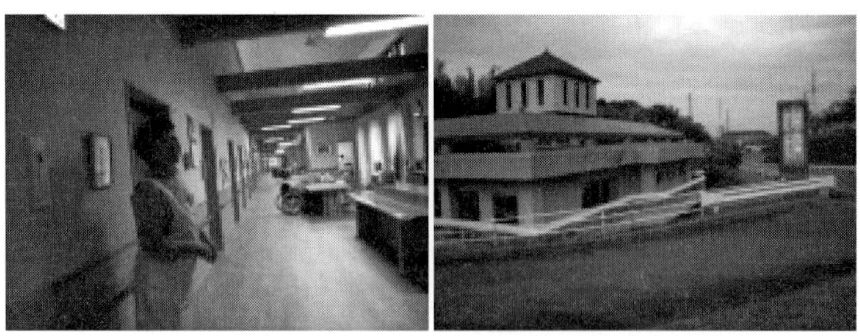

소규모 요양시설　　　　　　　　　　지역서비스센터 · 상담사무실

[그림 5-5] 소규모 다기능 지역밀착형 서비스 시설

* 출처 : 노인주거 노인요양시설 제도 및 사례조사 연구(경기복지재단, 2015)

(3) 오야마다지구 노인의료 · 복지존(그림 5-6)

① 장소 : 미에현 욧카이이치시 오야마다

② 주요내용

㉠ 대규모로 주거, 요양, 보건, 병원, 여가시설이 밀집되어 있는 시설

㉡ 1974년 6월 오야마다 특별노인홈 개설

㉢ 1977년 오야마다 병원을 특별노인홈에 인접하여 개설(복지와 의료의 콤비네이션)

㉣ 1979년 오야마다 경비 노인홈 자취형 개설

㉤ 1981년 전국에서 선구적인 치매전용시설 제2의 오야마다 특별양호노인 홈 개설(일본최초의 치매전용시설, 치매전용 특별양호 노인홈 개설)

㉥ 1988년 신체장애인요양시설 오야마다원 개설

㉦ 2004년 코스키개호서비스센터 개설(욧카이치시의 복지특별구로서 전국에서 선도적인 세트라이트형 특별노인홈)

㉧ 2007년 3월 제2 오야마다 특별양호노인홈 증축 개수공사 완성(전실 개인실 시설 완성) 시설 운영과 함께 연구활동 병행, 선도적인 시설 및 서비스 개발 및 운영

㉨ 즐겁게 건강만들기 사업으로 2008년 10월부터 OHC(오야마다 건강한 클럽)의 건강만들기 지원사업으로 워킹을 중심으로 스포츠 전문가와 의료, 복지의 전문가의 평가 아래, 운동요법, 레크리에이션 재활, 스포츠 재활, 문화활동 등의 콜라보레이션에 의한 건강만들기 사업을 개시함

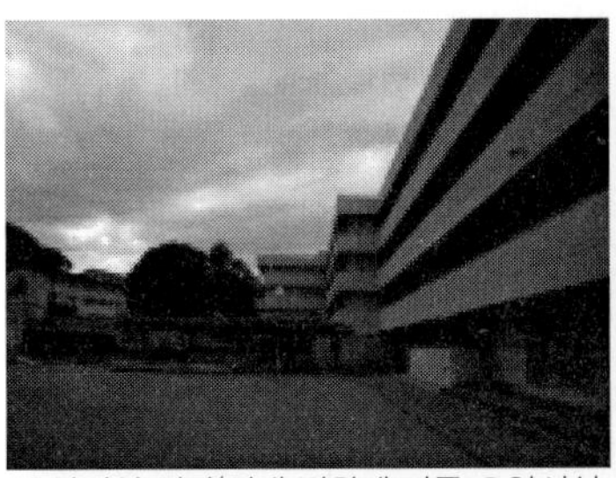

요양시설 외관(시대 변화에 따른 요양시설 증축 모습을 볼 수 있음)

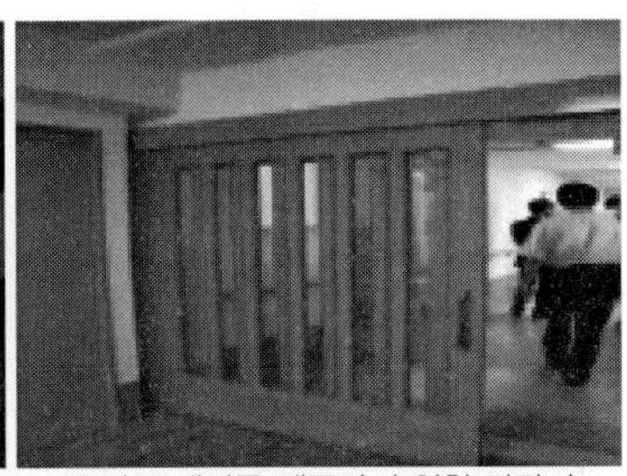

유니크 케어를 제공하기 위한 칸막이

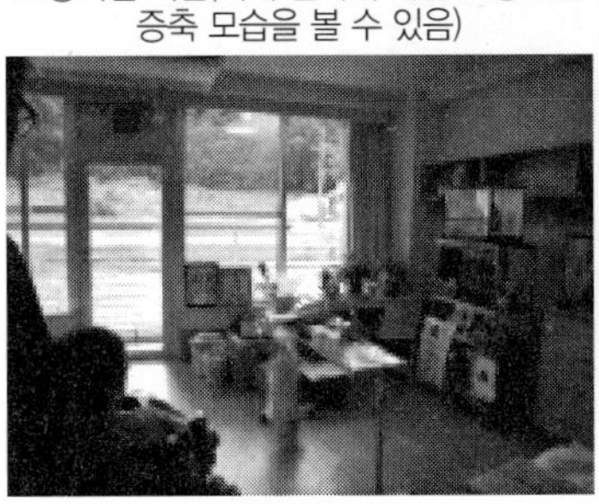

개인실의 모습

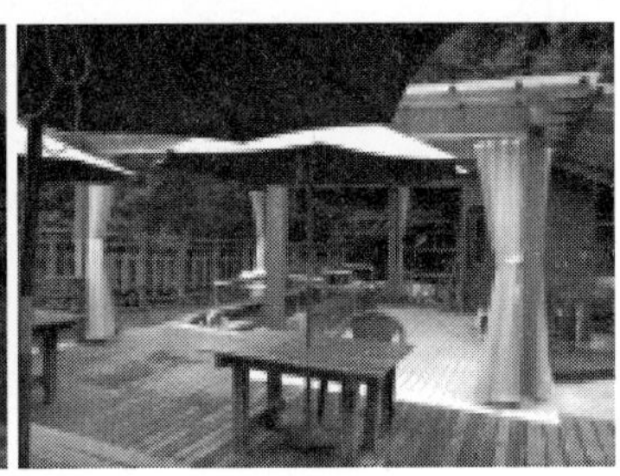

옥외정원과 족욕을 할 수 있는 온천장

[그림 5-6] 오야마다지구 노인의료 · 복지존

* 출처 : 노인주거 노인요양시설 제도 및 사례조사 연구(경기복지재단, 2015)

2) 미국의 사례

(1) 체이스 메모리얼 요양원(Chase Memorial Nursing Home)

① 공식홈페이지

https://www.goodshepherdcommunities.org/communities/chase-memorial-nursing-home-rehab/

② 미국 뉴욕주 뉴 베를린에 거주하는 노인을 대상으로 운영되고 있다. 체이스 메모리얼 요양원은 현재 Advanced Wound Care 및 Telemedicine을 포함한 다양한 혁신적인 노인을 위한 프로그램을 제공하고 있다. 80 병상으로 운영되고 있으며 구체적인 간호서비스는 다음과 같다.

③ 간호서비스

- Telemedicine
- Advanced Wound Care
- 24 Hour Nursing Care
- Physical, Occupational, and Speech Therapy
- Intravenous Therapy
- Tracheotomy Care
- Short Term Rehabilitation and Skilled Long Term Care
- Individualized Meal Planning
- Social Work Services including individualized discharge planning
- Tube Feeding
- Podiatry Services
- Psychological Services
- Specialized Life Focused Activities
- Peritoneal Dialysis
- Oxygen Therapy

④ 서비스 우수사례(그림 5-7, 그림 5-8)

'에던 얼너너티브'(http://www.edenalt.org)프로그램이란 요양원에서 노인들이 식물, 동물, 어린이와 접하는 시간을 가지게 하는 것으로 1991년 미국의 체이스 메모리얼 요양원(Chase Memorial Nursing Home)에 새로 부임한 젊은 의사 빌 토마스가 요양원의 세가지 문제를 무료함, 외로움, 무력함으로 정의하고, 이를 없애기 위해 요양원에 동물, 식물, 어린이를 들여놓기 시작하게 되었다. 생명이 있는 반려동물이 들어오고, 어린이들이 학교가 끝난 후 요양원에 오기 시작하면서 요양원에 거주하는 노인들에게 변화가 일어났으며, 침대만 누워있던 노인들이 스스로 직접 식물에 물을 주고, 새소리에 귀를 기울이고, 강아지와 산책하러 나가거나 새에게 먹이를 주기 시작하였다고 한다. 이와 같은 활력이 체이스 메모리얼 요양원에 나타나기 시작하면서 고령층의 복용 처방 약이 지역 내 다른 요양원에 비해 절반으로 줄었고, 약 구매비용도 30%, 사망률도 15% 감소하는 변화가 나타났다고 한다.

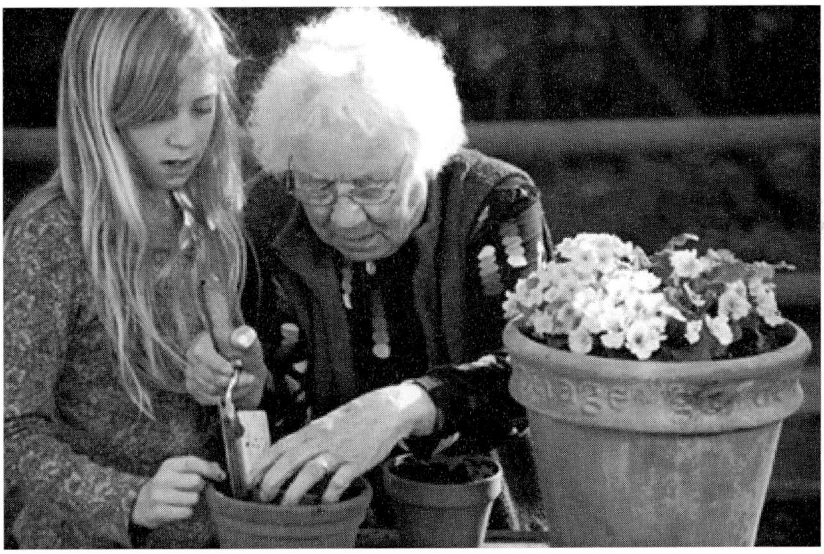

[그림 5-7] https://www.edenalt.org/

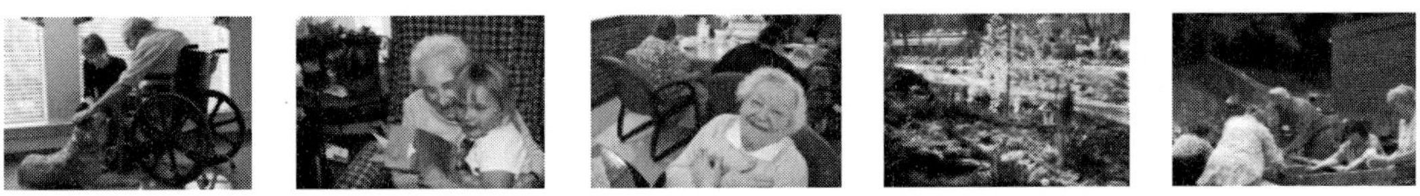

[그림 5-8] https://www.goodshepherdcommunities.org/communities/good-shepherd-fairview-home/

출처 : 중앙일보, 시니어 마음을 뒤흔드는 선진국의 혁신요양원(2018.04.12)https://news.joins.com/article/22528840

3) 영국의 커뮤니티케어

(1) 영국 커뮤니티케어 현황

영국 커뮤니티케어는 1984년 사회보장성(DHSS)에 의해 6가지의 목표가 제시되었다. ① 병원과 시설보다는 가능한 한 자택에 머물도록할 것, ② 클라이언트를 informal care와 연계하여 부담을 경감할 것, ③ 일상적인 생활을 유지하는 방법으로 원조할 것, ④ 육체적, 정신적 장애에 의한 스트레스를 경감할 것, ⑤ 클라이언트의 need에 충족하는 서비스 제공, ⑥ 지역사회의 자원을 통합화할 것 등이다(Titmuss, 1968). 하지만, 90년대 들어 영국의 커뮤니티케어(Community care)는 복지다원주의, 복지혼합경제의 흐름 속에 영국의 지방분권에 기초한 사회서비스 시스템으로 설명할 수 있다. 대부분의 노인들은 자신이 거주하던 곳에서 노후를 지내는 것(Aging in place)을 지향하며 커뮤니티케어는 이러한 개념과 취지에 근거하고 있다. 커뮤니티케어는 이용자의 욕구에 유연하게 대처함으로써 돌봄의 질을 향상시켜며 이용자의 선택 · 결정 · 참여로 노인의 역량강화에 기여할 수 있다는 점에서 의미를 찾을 수 있다.

(2) 영국 Eastbourne의 커뮤니티케어 사례(Age Concern Eastbourne)

1993년 이후 커뮤니티케어의 핵심적인 요소는 재정적 인센티브와 정부지침을 통한 사적영역 및 비영리 민간사회복지영역의 적극적 활용이라 볼 수 있는데 커뮤니티케어 사례(Age Concern Eastbourne)는 주요한 사례로 볼 수 있다.

Age Concern Eastbourne에서 제공하는 서비스의 경우 크게 무료서비스(Free service), 예약필수서비스(Appointment-only sessions), 유료서비스(Paid-for services)로 구분된다. 복지권리교육, 정보 및 조언제공 등과 같은 서비스는 무료로 제공되는 반면, 미용치료, 마사지치료, 발치료 등과 같이 치료와 관련된 서비스는 유료로 운영되고 있다. 그리고 이밖에 다양한 자료검토와 전문적인 정보제공이 필요한 연금관련상담, 무료재정상담 등은 선예약 방식으로 운영된다. 이처럼 영국에서는 커뮤니티케어의 한 부분인 비영리 민간사회복지에서 케어매니저먼트, 보건 · 복지서비스, 생활지원서비스 등 포괄적인 서비스가 제공되고 있음을 알 수 있다. Age Concern Eastbourne의 서비스 목록은 다음과 같다(표 5-4).

[표 5-4] Age Concern Eastbourne의 서비스 목록

무료서비스	예약필수서비스	유료서비스
• 복지권리 교육 • 정보 및 조언제공 • 친구만들기 및 Forget Me Not 서비스 • 병원 이동 서비스 • 보청기 배터리 교체	• 유족 자선 단체 • 연금관련상담 • 세금 상담 • 무료재정상담 • 유언장작성 관련상담	• 홈케어 • 미용치료 • 마사지치료 • 판트리카페 • 금융상품-자본배당 • 발치료 • 쇼핑 & 레저 수송서비스 • Venton 센터 미장원 • 추억 만들기 • 데이 클럽 • 손톱케어

출처 : http://www.ageconcerneastbourne.org.uk/ 2018

4) 덴마크와 스웨덴의 사례

(1) 덴마크

① 덴마크의 방문간호사업 배경

덴마크는 세금으로 의료재정을 조달하고 광역(region) 및 지방정부(municipality)가 직접 서비스를 제공하는 서비스 직접제공 모형 국가이다. 일차 의사가 개업하여 병원과 협력하여 급성 및 복합 만성질환을 갖는 모든 국민들의 의료이용에 대하여 코디네이터와 자문을 하며, 지방정부와 협력하여 예방서비스를 제공하고 노인이나 일반인이 퇴원하였을 때 재활지원까지 하여 포괄적인 재가중심의 일차 의료시스템을 제대로 갖춘 유일한 국가로 평가받고 있다.

특히 지역사회 자원을 활용하여 의료와 사회서비스를 통합하여 제공하는 지역사회 기반체계를 구축하였다. 즉, 지역사회가 가진 자원(일차 의사, 방문간호사, 요양보호사, 물리치료사, 가족이나 친지 등)을 동원하여 가정에 머무르고 있는 환자에게 서비스를 제공하는데 있어 퇴원 후 가정으로 돌아온 환자에 대하여 지역사회에서 개업하고 있는 1차 의사가 주치의가 되어 필요한 처방을 발행하면 방문간호사가 의료적인 처치(주사 등)를 제공하며, 방문간호사는 대상자에게 요양서비스가 필요하다고 판단하면 홈헬퍼에게 의뢰하여 요양서비스를 제공받도록 하고 있다

② 방문간호서비스 주관조직 및 재정

방문간호서비스 관리주체는 지방정부(municipality)이며, 지방정부 산하에 방문기관/일차진료소(visitation/primary care)를 설치하여 돌봄이 필요한 고령자에게 서비스를 제공하고 있다. 방문간호사(visiting nurse), 가정간호사(home care nurse), 홈헬퍼가 함께 가정을 방문하여 요구사정을 실시하고 이를 토대로 케어플랜을 작성하여 방문간호기관에서 의료와 사회서비스를 통합하여 제공하고 있다. 요구사정은 다차원적으로 개인생활의 모든 측면이 포함되며 기능적인 능력, 복지, 생활 만족도, 가정환경, 의사결정 능력, 의약품 복약 내용, 재활지원, 일반의/전문의 서비스 요구 등이 포함된다.

지방정부에서 제공하는 모든 방문간호서비스는 의사의 처방에 의하여 이루어지며, 무료로 제공된다. 서비스 비용은 세금과 중앙정부 보조금으로 충당하고 있다. 방문간호서비스는 환자의 필요에 따라 24시간 제공된다.

방문간호 이외에 예방적 방문서비스도 제공되고 있는데, 예방적 방문서비스는 65세에서 79세 사이에 취약하고 사회적으로 노출된 노인(사별 등)들은 필요할 때마다, 80세 이상의 모든 노인들에게는 매년 예방적 방문서비스를 실시하고 있다. 예방적 방문서비스는 낙상, 사회적인 고립, 자살, 교통사고를 줄이고, 신체 기능을 향상시키기 위하여 제공된다고 보고되었다(Ministry of Health Denmark, 2017).

③ 장기요양서비스

장기요양서비스는 사회서비스 통합법(Consolidation Act on Social Services)의 제반 규칙에 의거하여 제공되며, 덴마크의 Long-term care 시설은 전통적인 nursing home, psychiatric nursing home, small apartment, foster home(탁로소) 등이 있다(Olejaz et al., 2012).

1987년 고령자 · 장애인 주택법이 제정되어 요양원의 신축건설을 금지하고 재택서비스 내실화 및 다양한 노인주택 구축을 추진하여 요양원(nursing home) 병상 수는 2001년 27,600개 병상에서 2009년 9,400개 병상으로 급격히 줄었고, 대신에 보호소(sheltered housing) 같은 특별거주시설(specialized nursing home)은 증가하고 있다.

요양원에는 신체적 또는 정신적 기능이 불완전하고 특별하고 광범위한 치료가 필요한 노인들이 입소하고 있으며, 보건의료전문가가 24시간 상주한다. 요양원의 주거시설, 음식 및 개인 경비에 대해서는 개인이 사비로 지불하는 반면, 간호 및 건강관리 서비스는 무료로 제공된다.

2015년에는 65세 이상 노인의 약 4%가 덴마크의 요양원에서 거주하였는데, 요양원 입소가 필요한 경우 대기 시간은 의뢰시점으로 부터 최대 2개월을 초과하지 않도록 제한하고 있다.

④ 양로구조의 변화

여러 유럽국가에서 치매환자를 위한 양로구조의 지속적 발전은 다양한 사회 정책적 우선순위의 설정에 의해서만이 아니라 경제적 상황에 의해서도 결정된다. 문제점들은 모든 나라에서 비슷하게 나타나나 전반적으로 그해결책은 각기 다양하다. 예를 들어 덴마크는 약 20년 전에 더 이상의 양로시설을 짓지 않고 개개인에게 집에서 보호할 수 있는 권한을 인정해 주는 것으로 결정했다. 그러는 사이에 사람들은 양로시설을 완전히 없앨 수는 없다는 인식을 배제할 수는 없었고, 비슷한 양상이 핀란드, 스웨덴, 영국과 같은 여타 유럽국가에서도 관측되었다. 그러나 치매환자를 위한 작은 규모의 출장 주거공동체는 활동능력에 한계가 있음을 깨닫고, 서비스의 질을 유지하며 동시에 비용을 낮출 수 있는 감당 가능한 해결책을 찾기 시작하며 새로운 모델(개개인에게 집에서 보호할 수 있는 권한)을 도입하게 되었다.

(2) 스웨덴

① 스웨덴의 노인요양시설 운영 배경

스웨덴은 1887년부터 2014년까지 100년이 넘는 기간에 걸쳐 서서히 초고령사회에 진입했는데, 이는 불과 30~40년만에 고령사회에 도달한 우리나라와는 대조적인 모습이다.

이미 1980년대부터 본격적인 노인케어 연구에 들어간 스웨덴은 괄목할 만한 여러 성과를 거두어왔는데, 1985년 스톡홀름 정신과 의사가 만든 세계 최초의 치매 노인 케어 시설(그룹 홈)이 전 세계로 퍼져나갔고, 그 영향을 받아 주간보호센터, 요양원 등의 노인 시설이 지어지기도 했다.

또 시설 노인 대상의 연령대를 상향 조정하여 불필요한 재원 낭비를 막았고, 노인시설에서 집으로 노인케어 장을 전환해 삶의 질을 높이는 동시에 예산을 절감하는 효과도 거뒀다.

이 때문에 일반적인 집주인을 바라보듯 시설 입소자의 자주성과 존엄성을 존중하는 사회적 분위기가 형성돼 있다. 즉 '시설'에 입소하더라도 쓰던 가구를 그대로 가져가 친숙한 환경을 조성하는 등 노인이 자신의 라이프스 타일을 스스로 결정할 수 있도록 하였다.

특히 스웨덴에서는 노인시설을 '시설'이 아닌 '주거'로 바라보는 경향이 있는데, 그 이유는 첫째, 사망 시까지 있을 수 있고, 둘째, 주거지로 구분되어 임대료를 지불하며, 셋째, 일반 주택과 마찬가지로 주택 수당 지급의 대상이 되기 때문이다.

이러한 개념이 도입된 스웨덴 요양원 중 위스타드에 위치한 유스칼란(Ljuskallan)은 직원들의 휴식과 복지를 강조함으로써 결과적으로 시설입소자들에게 질 좋은 서비스를 제공하고 있다(그림 5-9).

직원이 행복하지 않으면 고객도 행복할 수 없다는 생각을 가진 그들은 일종의 티타임인 피카(FIKA)를 갖는데 이 시간은 법적으로 보장되었을 뿐 아니라 근무시간으로도 인정된다. 시설장과 직원들이 함께 어울리며 유대관계를 형성하고, 업무에 관한 생산적인 대화를 나누며 업무로 인한 스트레스를 줄이도록 노력하는 부분이 좋은 사례를 제시하게 되었다.

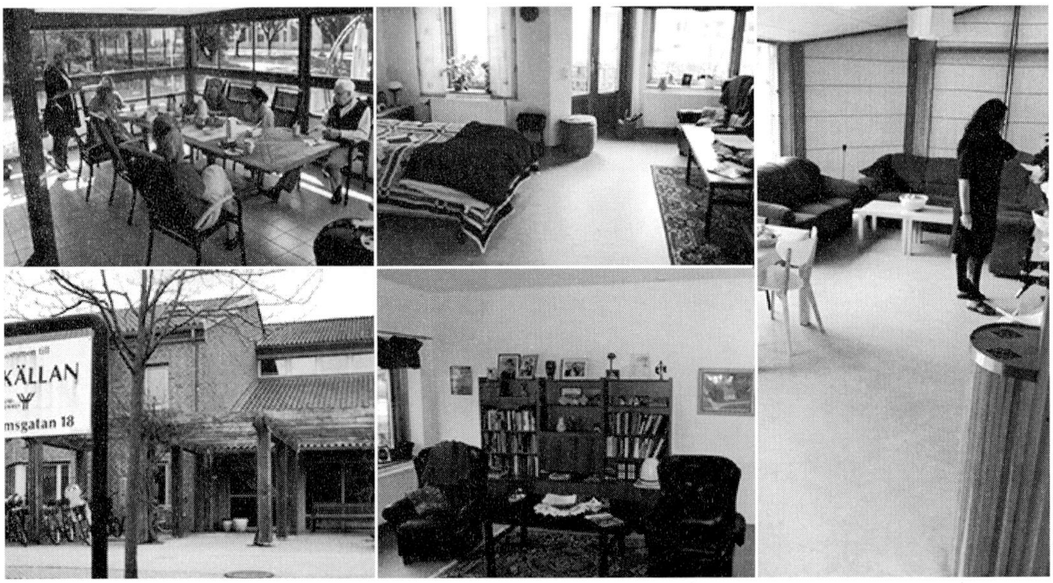

[그림 5-9] 스웨덴 유스칼란(Ljuskallan) 시설 및 운영 사진

❶ 직원과 입소자들이 함께 어울려 담소를 나누는 모습. 마치 가족처럼 동등한 입장에서 서로를 대하는 점이 인상적이다.
❷ 유스칼란의 외관
❸ 개인실의 모습. 정원으로 바로 연결돼 있다.
❹ 자신이 쓰던 가구를 가져다 놓은 모습. 개인실마다 간이 주방이 놓여 있다.
❺ 잘 꾸며져 있는 직원 휴게실. 입소자들에게 양질의 서비스를 제공하려면 직원들 역시 편안한 환경에서 근무해야 한다는 점을 상기한 결과다.

출처 : 한영란, 양숙자, 함옥경, 이건아, 김서현, & 하재영. (2020). 국외 커뮤니티 케어의 방문간호서비스 사례 분석. 한국보건간호학회지, 34(1), 5-21.

대상자들 역시 아늑하고 편안한 환경에서 생활하고 있다. 자신의 손때가 묻은 가구들을 그대로 가져와 사용하는가 하면, 자체적으로 예배, 패션쇼, 게임 등의 프로그램을 열어 기존의 생활 방식을 어느 정도 유지할 수 있다. 개인실에 설치된 간이 주방에서 간단한 음식을 만들어 먹을 수 있고, 점심은 인근 레스토랑에서 해결할 수도 있다. 월세 개념으로 한 달에 5천 크로나(약 62만원)를, 여기에 식사와 케어까지 더해 약 1만 크로나(약 124만원) 정도를 지불한다(그림 5-9).

노인 돌봄에 있어 중앙정부가 주관하던 것을 개혁 이후 중앙정부는 법령을 제정하고, 필요한 경우 서비스의 가격을 설정하고, 서비스 제공자를 규정하고, 규제기구로 활동하고 있으며, 세부적인 계획, 재정조달, 자원 배분과 같은 실행에 관련되는 업무는 지역정부(county council)와 함께 지방정부(municipality)에서 책임을 지도록 하였다.

② 스웨덴의 장기요양서비스

스웨덴의 장기요양서비스 중 공식적인 돌봄서비스로는 시설입소, 재가보호, 가정간호가 있으며, 그밖에 데이케어, 식사보조, 개인안전 경보(personal safety alarms), 주택개조, 이동서비스 등을 제공하고 있다. 스웨덴에서 1975년에는 80세 이상 노인들의 30%가 시설에 입소해 있었으나, 점차 지역사회 돌봄이 강조되면서 2007년에는 시설입소가 16%로 감소되었다.

Semi-institutional care는 단기간 시설에 머물면서 돌봄을 제공받는 서비스가 주요점이며, 재활서비스를 제공하는 시설로 퇴원하여 잠시 머무르는 서비스도 있으며, 안심주택(safety residents)은 가정에서의 돌봄이 안전하지 않고 시설에 입소하기에는 건강한 사람들에게 대안적 주거지로 제공되고 있는데, 24시간 직원이 상주하고 공동으로 사용 가능한 라운지가 있어 함께 식사를 할 수 있다.

그 외에, 장기요양서비스의 일환으로 24시간 전화 핫라인 서비스를 지역정부(county)에서 제공하는데, 간호사가 근무하며 건강과 보건의료에 대한 정보 및 조언, 그 외 기타 필요한 정보를 제공하고 있다.

참고문헌

가혁(2012). 노인에서의 만성통증관리. 대한가정의학회지, 2(2) Suppl. S94.

강명희, 박정아(1995). 노인의 흡연상태에 따른 식이섭취 패턴. 한국식품영양과학회지, 24(5). 663-675.

강성자(2014). 정년없는 노인의 성(性). 북랩BOOK.

강수진, 최성혜, 이병화, 권재철, 나덕렬, 한설희 등(2002). 한국판 Instrumental activities of daily living의 타당도와 신뢰도. 대한신경과학회지, 20(1), 8-14.

강윤숙(1999). 간호서비스 마케팅에 관한 연구. 간호행정학회지, 5(1), 63-76.

강은나, 이민홍 (2014). 시설거주노인의 사회적 네트워크 유형에 관한 탐색적 연구 : 노인요양시설 외부 관계자원을 중심으로. 보건사회연구, 34(2), 133-160.

강정희(2014). 재가 노인의 복지용구 사용경험에 대한 연구. 노인복지연구, 64, 345-369.

건강검진기본법 제5조

건강보험심사평가원 통계자료실. https://www.hira.or.kr/bbsDummy.do?pgmid=HIRAA020045020000&brdScnBltNo=4&brdBltNo=2313&pageIndex=1

경기복지재단(2015). 노인주거 노인요양시설 제도 및 사례조사 연구.

계소신(2009). 임상에서 주의해야 할 약물상호작용. 가정의학회지, 30(11), S169-S176.

공선희(2015). 영국의 커뮤니티 케어 정책의 역사적 변천과 쟁점. 한국노년학, 35(1), 79-98.

공은숙, 안준희, 오미숙, 장수정, 김은휘, 선정주 등(2019). 행복한 노후를 위한 알기 쉬운 노인간호학. 학지사메디컬.

구대림, 김주한(2013). 정상 수면의 생리. Hanyang Medical Reveiws, 33, 190-196.

국민건강보험(2020). 노인장기요양보험 「2019년 장기요양기관(시설급여) 수시평가 분석보고서 : 38. 투약 및 약품관리」. http://www.longtermcare.or.kr

국민건강보험 노인장기요양보험(2016). 복지용구 소독 매뉴얼. http://www.longtermcare.or.kr

국민건강보험 장기요양보험(2021.05) 복지용구 자료실. www.longtermcare.or.kr

국민건강보험. 건강생활 : 정신건강-우울증 바로알기 「우울증을 경험하는 이유」 https://www.nhis.or.kr/nhis/healthin/wbhacd24800m01.do

국민건강보험. 정신건강 : 우울증 바로알기 「우울증을 경험하는 이유」 http://a.to/21OSQce

국민건강보험공단(2002). 2020 건강보험통계연보.

국민건강보험법 제52조

국민건강보험법 시행령 제25조
국민건강증진법 제4조
권오길, 이재규(2019). 노인요양시설의 치유정원(Therapy garden) 분석 연구. 한국공간디자인학회 논문집, 14(3), 265-278.
권중돈(2004). 노인복지론. 학지사.
기초노령연금법
김광민 (2013). 남성갱년기. 대한가정의학회지, 3(3), 245-254.
김대중(2013.09). 복지용구 급여제도 현황 및 개선방안. 보건복지포럼.
김동구(2019). 척수 장애인의 건강한 성생활을 위하여. Korean Journal of Sexual Health, 3(1), 11-13.
김문실 외(2004). 노인요양시실 경영론. 정담미디어.
김미혜, 이선희(1998). 노인학대 측정도구 개발을 위한 일 연구. 사회복지. 사회복지학회. 봄호.
김선숙. 노인요양시설 간호관리 [노인요양시설의 감염예방과 관리]. 대한간호협회 온라인 RN교육 https://edu.kna.or.kr
김세철(2020). 한국 남성 성생활의 법적 정년은?. Korean Journal of Sexual Health, 4(1), 9-18.
김영경, 김희순, 정복례, 정승은 외(2012). 간호와 영양. 현문사.
김영재, 김성국, 김강식(2012). 신인적자원관리. 탑북스.
김영종(1999). 사회복지조사방법론. 학지사.
김예정, 임지영(2019). 계획된 행동이론 기반 간호대학생의 창업의도 영향요인. Journal of Korean Academy of Nursing Administration, 25(3), 175-185.
김용득(2005). 영국 커뮤니티케어의 이용자 참여 기제와 한국 장애인복지서비스에 대한 함의. 한국사회복지학, 57(3), 363-387.
김용우(2003). 국내 종합병원 병동부 다인병실의치유환경 개선을 위한 건축 계획적 연구. 한양대학교 석사학위논문.
김윤영, 윤혜영(2018). 커뮤니티케어 해외사례와 함의 그리고 구상. 비판사회정책, (60), 135-168.
김재호, 최공집, 손연희(2016). 생활습관병 운동으로 극복한다. 대경북스.
김정선, 강숙(2013). 노인요양시설 노인의 다약제 복용(polypharmacy)과 부적절한 약물 사용실태. The Korean Journal of Health Service Management, 7(3), 237-249. https://doi.org/10.12811/kshsm.2013.7.3.237
김정수(2009). 고령화에 따른 노인부양의식 변화에 관한 연구 -강원도 영양군을 중심으로-. 강원대학교 정보과학·행정대학원 석사학위논문.
김정순, 전경진, 이효영, 하주영, 원병희, 홍재수 외(2011). 돌봄 현장에서의 복지용구 활용. 수문사.
김종현 외(2018). 2017년도 정책연구용역사업 최종결과보고서 : A형 간염 바이러스 감염병 대응 인프라 강화를 위한 분자 역학적 감시체계 구축. 질병관리본부.

김주행(2020). 텍스트 네트워크를 활용한 간호창업 연구동향 고찰. 한국융합학회논문지, 11(1), 359-367.

김준환, 김혜경(2020). 노인복지 실천을 위한 노인케어의 이론과 실제. 어가.

김지훈, 김경호(2018). 자살생각, 자살계획 및 자살시도와 관련된 유발요인의 영향력 분석: 6차년도 한국복지패널 참여자를 대상으로. 한국콘텐츠학회논문지, 18(2), 344-360. https://doi.org/10.5392/JKCA.2018.18.02.344

김창오(2015). 노쇠(frailty). 노년내과 심포지엄. 2015년 대한내과학회 추계학술대회. 358-361.

김창오(2019). 노쇠와 노인증후군. 2019년 대한내과학회 추계학술대회. 2019(2), 231-233.

김창오(2020). 노인에게 흔한 약물 부작용과 그 대책. 2020 대한임상노인의학회 춘계학술대회. 77-85.

김충종(2013). 침습성 폐렴사슬알균 감염증이 발생한 성인 환자에서 분리된 폐렴사슬알균의 혈청형 분포 연구. 서울대학교 석사학위논문. 서울.

김필두, 주재복, 박해육, 윤준희(2015). 읍면동 복지기능강화 시범사업 평가 및 전달체계개편 모형 개발. 보건복지부, 한국지방행정연구원.

김한곤(1998). 노인학대의 인지도와 노인학대의 실태에 관한 연구. 한국노년학. 한국노년학회.

김현정(2012). 각 국의 주거복지법제에 관한 연구: 미국.

까리따스노인학대상담센터(2001). 노인학대세미나-노인학대 실태 및 방향성 모색.

까리따스노인학대상담센터(2002). 노인학대 제도적 및 실천적 개입전략 -미국의 사례를 중심으로.

노원정, 강지원, 이영진(2019). 간호대학생 창업교육프로그램 개발을 위한 대학생 대상 창업교육프로그램 연구 동향 고찰. 융합정보논문지, 9(2), 148-154.

노인복지법

노인복지법 시행령

노인복지법 시행규칙

노인장기요양보험법

노인장기요양보험법 시행규칙

노인주거 노인요양시설 제도 및 사례조사 연구(경기복지재단, 2015)

노후준비지원법

대한감염학회(2019). 2019년 대한감염학회 성인예방접종가이드라인. https://www.ksid.or.kr/data/sub07.html

대한노인병학회(2015). 제3판 노인병학. 범문에듀케이션.

대한노인정신의학회. 노인의 수면장애. https://www.kagp.or.kr:8009/ko/7

대한노인정신의학회. 노인의 알코올 사용장애. https://www.kagp.or.kr:8009/ko/8

대한노인정신의학회. 노인의 우울증. https://www.kagp.or.kr:8009/ko/5

대한비만학회. 비만상식 : 체질량지수(body mass index, BMI). http://general.kosso.or.kr/html/?

pmode= obesityDiagnosis
대한영양사협회(2010). 우리가족 영양관리 [노년기]. https://www.dietitian.or.kr/work/business/kb_c_family_elderly.do
대한의학회, 질병관리청(2021). 일차 의료용 근거기반 우울증 권고 요약본. https://www.guideline.or. kr/chronic/view.php?number=98
로렌스 J. 엡스타인 저. 박용한, 신윤경 역(2008). 하버드 메디컬 스쿨이 알려주는 수면 건강의 모든 것 : 수면건강과 수면장애. 조윤커뮤니케이션.
모선희(2000). 노인에 대한 이해와 노인복지정책. 충남 가정봉사원 교육교재. 천안시 노인종합복지관.
문영숙(2000). 노인의 배우자학대 경험과 관련 요인에 관한 연구. 한남대.
민병일(1999). 통증과 통증제거 기전. Korean Journal of Medicine(구 대한내과학회지), 57(4), 622-626.
박기형(2008). 치매환자의 수면장애의 실질적 치료. Journal of Korean Sleep Society, 5, 55-59.
박명화, 김아린, 김정선, 김효정, 박연환, 송준아 등(2013). 노인간호학 3판. 정담미디어.
박봉길(2000). 노인학대 인식도 분석을 통한 사회사업 원조전략. 부산대.
박성배(2006). 노인환자에서 다약제 투여시 꼭 알아야 할 약물상호작용. 2006 대한임상 노인의학회 춘계학술대회.
박성애 외(2011). 간호관리학, 간호경영과 정책. 군자출판사.
박소영(2018). 노인의 건강 특성과 사회적 관계망이 우울 증상 수준에 미치는 효과: 성별 조절 효과를 중심으로. 보건사회연구. 38(1), 154-190.
박수천(2005). 일본 개호보험을 통해 본 지속가능한 한국형 노인요양제도의 전제. 노인복지연구, 27, 49-83.
박승호(2005). 발기부전과 만성신부전. 신장과 건강, 8(0), 12-14.
박연환 외 공역(2015). 노인간호학. 수문사.
박연환, 방활란, 김가혜, 오세은, 정영일, & 김홍수(2015). 노인요양시설 건강지원서비스 현황과 장애요인: 포커스 집단 면접. 성인간호학회지, 27(4), 418-427.
박은숙, 남원석(2020). 저소득 고령자를 위한 지원주택의 서비스 유형 및 소요에 관한 연구. 서울도시연구, 21(4), 65-79.
박은자, 서제희, 정연, 윤시몬, 이나경(2017). 요양병원, 요양시설의 질 관리 현황과 개선 방안-환자안전 관리를 중심으로. 한국보건사회연구원.
박진현(2002). 노인학대 유발 요인에 관한 고찰 -의존도와 통제기술을 중심으로. 서울여자대학교 사회복지대학원. 석사학위논문.
박철희(2011.06.23). [성스런 性상담] 약물부작용에 의한 성기능장애. 매일신문. http://news.imaeil.com/page/view/2011062316314884065
박태룡(1999). 노인학대 유형에 관한 연구. 대구대 사회개발대학원.

박현준(2019). 노인 남성의 성기능장애 진단과 치료. Journal of the Korean Medical Association, 62(6), 308-314.

밝은 노후(2002). 밝은 노후를 만들어가는 사람들의 모임. 통권 제2호.

방영숙(2011). 노년기 부부 성생활 역량강화 프로그램 개발 - 개입연구 모델의 적용을 중심으로 -. 청주대학교 대학원 사회복지학과 석사학위논문.

배경의, 김계하, 김은하, 박금주, 백성희, 서금숙 등(2018). 노인간호학. 퍼시픽북스.

배융호, 이경성(2020). 휠체어 사용자의 대변기 접근 방식 선호도 분석에 관한 연구-휠체어 사용자의 장애 유형 및 휠체어 종류를 중심으로. 의료·복지 건축(구 한국의료복지시설학회지), 26(1), 17-27.

백현욱(2010). 노인의 영양평가와 영양 집중 지원. 대한내과학회지, 79(부록2), S517-S518.

병원간호사회(2014). 개정4판 임상간호실무지침서.

병원간호사회(2017). 근거기반 임상간호실무지침 「의료기관의 격리주의지침」

병원간호사회. 부록 3 「통증간호 실무지침서 및 요약본」

보건복지부(2012.01.09). 보도자료 [보다 안전하고 건강한 노인의 성(性)] https://www.korea.kr/news/pressReleaseView.do?newsId=155806154

보건복지부 위탁 중앙노인보호전문기관. www.noinboho.or.kr

보건복지부 중앙자살예방센터(2020). 2020 자살예방백서.

보건복지부 질병관리본부(2017.05.18). 보도자료 [65세 이상에 무료 지원하는 폐렴구균 국가예방접종사업, 비용대비 효과적인 것으로 평가] http://www. mohw.go.kr

보건복지부(2008). 보건복지부고시 제2008-19호 『수급자의 일상생활 또는 신체활동 지원에 필요한 용구(복지용구)』

보건복지부(2017). 국가통계포털 노인실태조사 : 노인음주정도. https://kosis.kr

보건복지부(2017). 국가통계포털 노인실태조사 : 노인흡연상태. https://kosis.kr

보건복지부(2017). 노인보건복지사업 안내(I).

보건복지부(2018). 지역사회 통합돌봄 기본계획(안)-1단계: 노인 커뮤니티케어 중심

보건복지부(2019). 2020 노인복지시설 현황.

보건복지부(2019). 요양보호사양성 표준교재.

보건복지부(2020). 「2020년 노인실태조사」. http://www.mohw.go.kr

보건복지부(2020). 2020년 건강검진 사업안내(11-1352000-000577-10). 보건복지부 건강정책국 건강증진과. https://www.129.go.kr/info/info04_view.jsp?n=1482

보건복지부(2020). 지역사회 통합돌봄 자체 추진 가이드북(11-1352000-002785-01). 보건복지부 커뮤니티케어추진단.

보건복지부(2021). 2021년 정신건강사업 안내. 보건복지부 국립정신건강센터.

보건복지부(2021). 2021년 치매정책사업안내. 보건복지부 치매정책과.

보건복지부, 대한의학회 「노인을 위한 식품구성탑」 https://health.chosun.com

보건복지부, 한국영양학회(2020). 한국인영양섭취기준. http://www.kns.or.kr
보건복지부. 「어르신을 위한 식생활 지침」
보건복지부. 암성통증관리지침 권고안(의사용, 소책자)
보건복지부. 암환자통증조절안내(환자용, 리플렛)
보건복지부·국민정신건강센터·사회보장정보원(2019). 정신건강사례관리시스템(MHIS)표준매뉴얼
보건복지부·한국건강증진개발원(2021). 2021년 지역사회 통합건강증진사업 안내(방문건강관리)(정책-03-2020-021-10). 보건복지부 한국건강증진개발원.
보건복지부·한국건강증진개발원(2021). 2021년 지역사회 통합건강증진사업 안내(총괄)(정책-03-2020-021-10). 보건복지부 한국건강증진개발원.
보건복지부·한국건강증진개발원(2021). AI·IoT 기반 어르신 건강관리서비스 시범사업 온라인 설명회 발표자료
보건복지부의 연학 및 정책. 보건복지부 홈페이지 http://www.mohw.go.kr/
부산복지개발원(2012). 노인요양시설 위험관리(risk management) 매뉴얼.
사회보장기본법 제3조
삼성서울병원 당뇨교육실(2015.02.09) 베스트컨텐츠「당뇨병과 발기부전」http://www.samsunghospital.com
삼성서울병원 암교육센터자료 : 암 환자에서 성기능 재활프로그램(수술이나 항암치료 후 발생한 환자 중심으로) http://www.samsunghospital.com
삼성서울병원 암병원 질환정보(2014.02.05) 감염성질환[파상풍] http://www.samsunghospital.com
삼성서울병원. 연령별운동 : 노년기(65세 이상). http://www.samsunghospital.com
서울대학교 N의학정보[파상풍] http://www.snuh.org/health/nMedInfo/nView.do?category=DIS&medid=AA000042
서울시민 건강포털 [약과 음식의 상호작용] https://health.seoulmc.or.kr/diseaseInfo/drugFoodView.do?boardPid=661
서울시민 건강포털 건강관리정보 :「식생활과 영양」한국인을 위한 식생활지침(어르신) https://health. seoulmc.or.kr/healthCareInfo/dietaryGuideline.do
서울아산병원 건강정보. 질환백과「폐경기 및 여성의 갱년기 상태」https://www.amc.seoul.kr/asan/ healthinfo/disease/diseaseDetail.do?contentId=31937
서울아산병원 메디컬칼럼.「불면증이란?」http://a.to/21Ii3lG
서울특별시 식생활종합지원센터(2016.06.15). 식생활정보. [생애주기별-기관자료] 어르신을 위한 식생활정보. https://www.seoulnutri.co.kr
선량, 허철무(2019). 예비청년창업가의 창업동기가 창업기회역량에 미치는 영향: 창업효능감과 기업가지향성의 매개변수의 효과 중심으로. 벤처창업연구, 14(1), 117-137.

성은미, 채현탁, 장민창, 박혜선(2019). 찾아가는 보건복지사업 현황 및 개선방안 연구(2019-19). 경기복지재단. https://ggwf.gg.go.kr/archives/46423
성형철(2014). 기술 창업으로 성공하기. 박영사.
소종섭, 고석민(2018). 섭식연하장애의 이해와 실제, 대한치과의사협회지, 56(5), 287-295.
소희영, 조복희, 서연옥(2007). 재활간호학. 현문사.
손장욱(2004). 인플루엔자의 현황과 전망, 대한내과학회지, 67(2), S523-S527.
손정태, 장은희, 이현주, 양진향, 류은경, 이경희 외(2015). 기본간호학Ⅱ. 현문사.
송경민(2017). 흡연자의 미래. 다독임북스.
송미순(1997). 노인간호학. 서울대학교출판부.
송현주(2015). 노년내과 심포지엄 : 노인환자의 흔한 문제 「노인 환자의 영양 평가와 영양 불량의 치료」. 2015년 대한내과학회 춘계학술대회.
시니어 마음을 뒤흔드는 선진국의 혁신 요양원. 중앙일보 2018.04.12 보도자료. https://www.joongang.co.kr/article/22528840
신경림, 윤옥종, 하주영, 박효정, 강지숙, 이고운(2007). 노인요양 간병인을 위한 기초지식과 실무. 이화여자대학교 간호과학대학 2단계 BK21 핵심사업팀.
신경림, 변영순, 김옥수, 윤옥종(2007.05.30). 노인요양 간병인을 위한 기초지식과 실무. 이화여자대학교 간호과학대학 2단계 BK21 핵심사업팀 '초고령 사회를 대비한 맞춤형 노인통합 건강관리'
신윤경, 이창욱(2002). 만성 통증 환자에서의 우울증. 대한통증학회지, 15(2), 110-115.
신윤희, 김애경, 박효정 외(2020). 제8판 기본간호학 Ⅰ. 계축문화사.
신재인(2012). 노인장기요양보험 복지용구 서비스 개선방안에 관한 연구. 건국대학교 석사학위논문. 서울.
신한나, 김승인(2011). 노인의 삶의 질 향상을 위한 노인 주거환경 실태 분석. 디지털디자인학연구, 11(3), 485-493.
신화경, 이준민(2009). 노인주거환경 평가 틀에 관한 연구. 한국주거학회 학술대회논문집, 273-277.
아영미, 이주연(2020). 노인환자에서 잠재적 부적절 약물사용 검토 도구 고찰. 약물역학위해관리학회지, 12, 1-7.
야마다 리츠코 외 저, 김정희 역(2010). 현장에서 바로 통하는 노인간호기술. 한언.
양선희, 원종순, 백훈정, 강정희, 이정인, 김영주 외(2020). 제3판 핵심기본간호수기. 현문사.
양선희, 원종순, 백훈정, 강정희, 이정인, 김영주 외(2021). 제4판 기본간호학. 현문사.
양영애 외(2013). 노인활동지도론. 계축문화사.
엄영란 외(2020). 간호사를 위한 창업교과서. 학지사 메디컬.
오유미, 조인성(2020). 중앙정부와 지방정부의 효과적인 건강증진 정책 추진을 위한 과제: 국민건강증진종합계획을 중심으로, 보건행정학회지, 30(2), 142-150.
오의금(2020). 포스트코로나 뉴노멀 시대의 간호의 전망과 대책.

오한진(2005). 노인의 영양. 가정의학회지, 26(11), Suppl.
우리나라 치매전달체계. 중앙치매센터. https://www.nid.or.kr/main/main.aspx
유선영, 권정화 김지혜, 고진희, 김유정, 김진희 외(2021). 노인간호학. 고문사.
유성호 외(2000). 노인복지론. 아시아미디어리서치.
윤대위, 김진관, 신철(2015). 폐쇄성 수면 무호흡증의 역학과 병인. 대한내과학회지, 89(1), 6-12.
윤숙희 외(2017). 노인간호학. 수문사.
윤영훈, 박선아(2010). 인지기능 장애. 2010 대한임상노인의학회 춘계학술대회.
윤은자 외(2018). 노인간호학. 수문사.
윤은자, 황윤영, 전미순, 유승미, 권영미, 김희정 등(2017). 노인간호학. 수문사.
윤하나(2003). 여성 성기능 장애의 진단과 치료. 대한의사협회지, 46(1), 51-55.
윤현숙, 이미진(2007). 은퇴가 노인의 심리적 안녕에 미치는 영향. 한국노년학, 27(2), 393-408.
윤현숙, 이은경, 범경아, 김영자(2016). 노인의 온라인 사회관계가 우울에 미치는 영향. 한국콘텐츠 학회논문지, 16(5), 623-637.
은재순 외(2012). 임상약리학. 현문사.
은종영, 김경완, 김혜자, 박혜숙, 정명실 외(2012). 제4판 최신약리학. 현문사.
의료급여법 제14조
의료정책연구소(2017). 2017 보건통계핸드북. chapter5. 사망원인별 사망률 추이(2005-2015년).
의학신문(2021.04.05). 「80대 노인도 20~30% 성생활...사회적 편견이 문제」 http://www.bosa.co.kr/news/articleView.html?idxno=2147775
이경희(2001). 노인학대의 기본적 인지도에 관한 연구. 한서대.
이덕식(2017). 4개국(미국·독일·스웨덴·일본) 초기 노인요양시설 연구. 사회과학연구, 34(1), 175-225.
이도희(2019). 한·일 노인복지법의 비교법적 연구. 한국콘텐츠학회논문지, 19(3), 429-440.
이동국(2016). 노인만성통증관리. Journal of Pain and Autonomic Disorders, 5(1), 6-10.
이미라(2009). 노인의 성지식과 성태도에 따른 성대처행동의 관계연구-부산지역 재가노인과 시설노인의 비교-. 동의대학교 석사학위논문. 부산.
이미성(2000). 노인학대에 대한 사회사업적 접근방법. 중앙대 사회개발대학원.
이미애(2009). 장기요양보호노인 가족부양자이 부양부담에 영향을 미치는 요인: 거주지역간 변이. 노인복지연구44호. 한국노인복지학회.
이상현(2001). 노인환자 약물 치료 가이드. 2001 대한임상노인의학회 추계학술대회.
이에리쟈(2004). 여성 성인주기별 수면의 질에 관한 연구. 이화여자대학교 석사학위논문. 서울.
이에리쟈(2010). 수면박탈이 체중변화와 내분비호르몬에 미치는 영향. 이화여자대학교 박사학위논문. 서울.
이영휘, 김남초, 김명옥, 김춘길, 김희정, 박명숙 외(2012). 노인요양실무지침서, 정담미디어.
이웅희(2004). 당뇨병 환자 50%···'발기부전'. 과학과 기술, 37(5), 93.

이인정(2011). 노인의 우울과 자살생각의 관계에 대한 위기사건, 사회적 지지의 조절효과. 보건사회연구, 31(4), 34-62.

이정철, 황휘욱(2020). 고양시 노인요양시설 안전실태 현황 및 안전관리 제고방안 연구. 고양시정연구원.

이종수(2009). 행정학사전. 대영문화사.

이지훈(2000). 사례연구방법. 대경.

이치기와 기요시 저. 전경진, 원병희, 홍재수, 이완정 역(2009). 복지용구 지원론 : 나만의 생활스타일을 만들기 위해. 미래세움 성남 고령친화종합체험관.

이향운(2001). 기면증 및 렘수면 행동장애. 대한신경과학회 춘계학술대회. 58-64.

이혜원(1998). 노인복지론. 유풍출판사.

인제대학교 고령자라이프디자인 연구소(2011). 노인 액티비티 프로그램의 이론과 실제. 계축문화사.

임민정(2016). 우리나라 노인의 건강행태와 건강수준과의 관련성- 2014년도 국민건강영양조사 자료를 중심으로. 계명대학교 석사학위논문. 대구.

임지영 외(2020). 간호사를 위한 알기쉬운 창업관리. HN미디어.

임지영, 김근면, 고국진(2017). 간호대학생의 기업가정신, 성격특성, 창업교육 요구도가 창업의지에 미치는 영향. Journal of the Korean Data Analysis Society, 19(6), 3361-3377.

임지영, 김주행, 김슬기(2018). 간호창업에 대한 리터러시 고찰. 가정간호학회지, 25(2), 127-138.

임지영, 김주행, 김슬기, 유정희(2021). 간호창업 교육프로그램의 효과. 가정간호학회지, 28(1), 5-16.

임춘식, 윤지용(2012). 노인의 노인인권개념 인식과 침해 경험에 관한 연구. 노인복지연구56. 한국노인복지학회.

장기요양기관 평가방법 등에 관한 고시. 보간복지부(2020.12.17)

장기요양등급판정기준에 관한 고시(보건복지부 고시) 제2018-146호

장성옥, 길숙영, 이미현, 진은희, 차보경, 박창승 외(2015). 기본간호학 이론서. 군자출판사.

정경희(2001). 인구고령화와 정책과제. 보건복지포럼, 한국보건사회연구원. 12월호.

정광모 외(2000). 흡연과 건강. 사단법인 한국금연운동협의회.

정용달(1999). 노인학대 실태에 관한 연구. 중앙대 사회개발대학원.

정은화(2021). 지역사회 거주 노인 대상의 생활공간 이동성(Life-space mobility) 연구 동향. 재활치료과학, 10(1), 19-35.

정일영(2013). 사회참여가 노인 자살생각에 미치는 영향 -사회적 지지와 자기효능감의 매개효과를 중심으로-. 한국콘텐츠학회논문지, 13(9), 164-177. https://doi.org/10.5392/JKCA.2013.13.09.164

정주희(2009). 감성디자인이 적용된 치유환경연구. 이화여자대학교 석사학위논문.

정한영, 박병규, 신희석, 강윤구, 편성범, 백남종 외(2007). 한글판 수정바델지수(K-MBI)의 개발 :

뇌졸증 환자 대상의 다기관 연구. 대한재활의학회지, 31(3), 283-297.
정헌배(2016). 창업학의 정의와 연구과제에 대한 탐색적 연구. 벤처창업연구, 11(3), 77-85.
정혜선(2019). 요양시설에서의 운동프로그램이 노인의 정신 건강에 미치는 효과. 한서대학교 석사학위논문. 충남.
제5차 국민건강증진종합계획(Health Plan 2030, 2021~2030).(2021). 보건복지부 한국건강증진개발원. https://www.khealth.or.kr/
조강희(2001). 노인의 만성통증의 치료가이드. 2001 대한임상노인의학회 추계학술대회. 2(3), 135-148.
조경환(1998). 노인환자에서 약물 부작용. 노인병, 2(1), 8-11.
조백기(2011). 다시 나타난 절지동물에 의한 피부질환Ⅰ:옴. 대한의사협회지, 54(5), 511-520.
조여원(2000). 노인의 영양문제 및 영양평가가아드. 임상노인의학회지, 1(3), 28-34.
조용원, 서영성(2008). 하지불안증후군의 진단과 치료, 가정의학회지, 29(4), 241-250.
조용원, 이미영, 윤창호, 신원철, 홍승봉, 김주한(2007). 한국판 하지불안 증후군 역학 조사 설문과 존스홉킨스 전화 진단인터뷰 양식의 신뢰도 및 타당도 연구. 대한신경과학회지, 25(4), 494-499.
조유향, 박인혜, 고정은, 최희정, 안옥희, 김희걸 외(2014). 지역사회간호학. 서울: 현문사.
조윤식(1991). 호텔업과 여행사의 마케팅믹스 전략의 비교연구. 관광레저연구, (3), 143-160.
조주영, 이효원(2010). 치유환경요소를 이용한 치매노인요양시설 평가 연구. 의료· 복지건축(구 한국의료복지시설학회지), 16(1), 25-33.
조현, 강인순(2004). 우리나라 지방 분권과 노인복지 정책. 노인복지연구, 26, 7-30.
조현, 고준기(2021). 노인보건·복지. 계축문화사.
중앙방역대책본부(2020.03.10). 코로나바이러스감염증-19. 의료기관 감염예방관리 [요양 정신의료기관용]. https://www.cdc.go.kr
지역보건법 제11조 제1항 제5호
지제근(2009). 대한의사협회 의학용어 제5판에 따른 지제근 의학용어사전. 아카데미아.
질병관리본부(2020). 요양병원 의료관련감염 예방관리. http://www.jcdm.or.kr
질병관리청(2021). 2021년도 감염병 관리 사업 안내. https://www.cdc.go.kr
질병관리청 감염병포털(2021.01.06) 디프테리아. https://www.kdca.go.kr
질병관리청 국가건강정보포털(2021.01.13) 건강정보 : 노인고혈압. https://health.kdca.go.kr
질병관리청 국가건강정보포털(2021.05.20) 건강정보 : B형 간염. https://health.kdca.go.kr
채규영(2007). 수면의 생리. Korean Journal of Pediatrics, 50(8), 711-717.
채수영(2005). 휠체어 추진 시 등받이 경사각도에 따른 심폐기능 변화 특성에 관한 연구, 대구대학교 석사학위논문. 대구.
최성임, 김성윤, 남효석(2011). 커피전문점 소비자의 시장세분화에 관한 연구: 마케팅 믹스(4p)를 적용하여. 호텔경영학연구, 20(2), 89-104.

최성재, 장인철(2010). 고령사회의 노인복지학. 서울대학교출판문화원.
최순남(1999). 현대노인복지론. 한신대학교출판부.
최영희 등(2009). 노인과 건강(4판). 현문사.
최욱희, 박종희, 김남현(2017). 대학생의 창업교육이 창업성향과 창업의도간의 관계에 미치는 조절효과. 관광연구저널, 31(1), 35-50.
최원석, 노지윤, 허중연, 윤영경, 김미정, 조유미 외(2010). 국내 침습성 폐렴사슬알균 감염증의 임상양상. 감염과 화학요법, 42(3), 156-161. DOI: 10.3947/ic.2010.42.3.156
최재원, 김상범, 정혜연(2021). 노인의 근력, 인지기능, 일상생활수행능력 및 우울의 인과적 관계. 융합정보논문지, 11(5), 242-250. https://doi.org/10.22156/CS4SMB.2021.11.05.242
최한석(2019). 노인의 골다공증 관리. 임상노인의학회지, 20(2), 46-51.
최항순(2002). 미국의 노인복지정책: 노인장기요양보호를 중심으로. 한국사회정책, 9(1), 213-242.
최해경(1993). 노인학대에 관한 인식과 원조요청 태도에 관한 연구. 전주대학교 논문집. 제22호.
최혜지 외(2020). 노인복지론. 사회평론아카데미.
통계청 국가통계포털(2019). 장래인구추계 : 주요 인구지표(성비, 인구성장률, 인구구조, 부양비 등) https://kostat.go.kr
통계청(2021). 장래인구추계.
한국건강관리협회. 건강교육 [운동] http://www.kahp.or.kr/
한국건강증진개발원. 2021 지역사회통합건증진사업 총괄안내서. https://www.khealth.or.kr/kps/publish/view?menuId=MENU00890&page_no=B2017003&pageNum=4&siteId=&srch_text=&srch_cate=&srch_type=&str_clft_cd_list=&str_clft_cd_type_list=&board_idx=10608
한국건강증진개발원, 2021 방문건강관리사업안내서. https://www.khealth.or.kr/kps/publish/view?menuId=MENU00890&page_no=B2017003&pageNum=4&siteId=&srch_text=&srch_cate=&srch_type=&str_clft_cd_list=&str_clft_cd_type_list=&board_idx=10609
한국노인문제연구소 편(1995). 유럽의 노인복지. 홍익제.
한국노인복지회 편(1997). 재가노인복지사업. 홍익제.
한국보건산업진흥원 고령친화산업지원센터(2012). 「고령자 영양개선 서비스 가이드라인」 https://www.khidi.or.kr/board/view?menuId=MENU00316&categoryId=&linkId=126067
한국영양학회 노인영양지수(NQ) https://www.kns.or.kr/FileRoom/FileRoom.asp?BoardID=Nq
한국재가노인복지협회(2001). 노인학대 관점과 실체.
한성숙 외(2006). 간호와 경영. 군자출판사.
한양대학교 산학협력단(2008.03). 학술연구 용역사업 최종결과보고서 : A형간염의 예방관리 전략 모색을 위한 역학적 현황분석 연구. 질병관리본부.

한영란, 양숙자, 함옥경, 이건아, 김서현, 하재영(2020). 국외 커뮤니티 케어의 방문간호서비스 사례 분석. 한국보건간호학회지, 34(1), 5-21.

한은주(2000). 노인학대의 원인에 대한 생태학적 연구. 성신여대 가정관리과.

행정안전부(2021). 2021년 주민자치형 공공서비스 구축사업 주민자치 분야 매뉴얼(11-1741000-000167-10).

행정안전부. https://www.mois.go.kr/frt/a01/frt Main.

행정안전부·보건복지부(2020). 2020년 찾아가는 보건복지서비스 매뉴얼(11-1741000-000166-10). 행정안전부 주민복지서비스 개편 추진단.

허은주, 정면숙(2018). 의료 및 간호 서비스마케팅 국내 연구동향 분석. Journal of Korean Academy of Nursing Administration, 24(4), 352-363.

허정 외(2019). 간호창업과 경영. 은학사.

홍지영(2007). 원만한 혈당조절, 성기능장애도 예방 당뇨병환자의 35~75%, 발기부전 발병. 월간당뇨, 8-9. https://www.koreascience.or.kr/article/JAKO200770952049063.pub?&lang=ko

황성철, 정무성, 강철희, 최재성(2003). 사회복지행정론. 서울: 현학사.

황옥남, 유양숙, 조경숙, 김희경, 권보은, 은영 외(2019). 제7편 성인간호학 상권. 현문사.

황은희(2021). 액티그래프로 측정한 요양시설 입소 노인의 수면 특성: 재가방문요양서비스를 받는 노인, 지역사회 거주 노인과의 비교. 노인간호학회지, 23(1), 75-84. DOI : 10.17079/jkgn.2021.23.1.75

황인매(2016). 장기요양서비스 품질관리기구의 운영형태와 규제수준에 대한 국가비교: 미국, 영국, 스웨덴, 네덜란드, 독일, 싱가포르, 일본을 중심으로. 한국사회복지행정학, 18(2), 181-206.

황지혜, 임예지, 신서영, 이연숙(2011). 유럽 치매노인의 집 배치구조 성향 연구. 한국실내디자인학회 학술대회논문집, 13(1), 267-271.

황진수 외(2011). 『노인복지론』. 공동체. pp.431~432.

Adams M. P., & Holland L. N. 저, 김금순, 고자경, 김예원, 김숙정, 김진아, 김현명 역(2011). 개정 3판 간호사를 위한 약리학. Pearson, 서원미디어.

Bahr, S. J. (1989). Family Interaction. MacMillan Publishing Company.

Barbara Herlihy 저, 권영은, 서길희, 이여진, 정승은 외 역(2016). 5판 알기쉬운 해부생리. Elsevier & 정담미디어.

Bell, C., Kaiser, L. R., Linton, P. E., Malkin, J., Orr, R., & Parker, D. (1994). Plenary Session: A Conversation With Dr. Leland R. Kaiser. Panel Discussion. In Journal of healthcare design: proceedings from the... Symposium on Healthcare Design. Symposium on Healthcare Design (Vol. 6, pp. 11-17).

Dr. Jonathan Chick 저, 남궁기 편역(2005). 알코올과 음주문제. 아카데미아.

Eliopoulos, C. (1995). Manual of gerontologic nursing. St. Louis: Mosby.

Eliopoulos, C. (2005). Gerontological nursing(6th ed.). Philadelphia New York: Lippincott

Ferdinand, D. P. (1954). The practice of management.

Final report, Washington, DC : American Public Human Services Association, 1998.

Foreman, M. D., & Wykle, M. (1995). Nursing standard–of–practice protocol: sleep disturbances in elderly patients. The NICHE Faculty. Geriatric Nursing, 16(5), 238–243. doi:10.1016/S0197–4572(05)80173–9.

GOOD SHEPHERD Communities 홈페이지. https://www.goodshepherdcommunities.org/communities/chase–memorial–nursing–home–rehab/

Hickey, T., & Douglass, R. L. (1981). Mistreatment of the elderly in the domestic setting: an exploratory study. American Journal of Public Health, 71(5), 500–507.

Huang, Y., & Mucke, L. (2012). Alzheimer mechanisms and therapeutic strategies. Cell, 148(6), 1204–1222.

Ivancevich, J. M. (1995). Human Resource Management, Nova York, Richard D.

King, N. R. (1986). Exploitation and Abuse of Older Family Member. Abuse of the Elderly.

Kotler, P., & Levy, S. J. (1969). Broadening the concept of marketing. Journal of marketing, 33(1), 10–15.

Kryger, M. H., Roth, T., & Dement, W. C. (2005). Principles and practice of sleep medicine. Elsevier Saunders.

Matteson, M. A., McConnell, E. S. (1988). Gerontological nursing: Concepts and practice. Philadelphia: W. B. Saunders Company.

McCarthy, E. J., Shapiro, S. J., & Perreault, W. D. (1979). Basic marketing (pp. 29–33). Ontario: Irwin–Dorsey.

Miller, C. A. (1999). Nursing care of older adults: Theory & practice. Philadelphia New York: Lippincott.

Molony, S. L., Waszynski, C. M., Lyder, C. H. (1999). Gerontological nursing. Stanford. Conneticut: Appleton & Lange.

OECD (2021.July). Health Status : Causes of mortality(Intentional self–harm) https://stats.oecd.org/index.aspx?queryid=30115

Olejaz, M., Juul Nielsen, A., Rudkjøbing, A., Okkels Birk, H., Krasnik, A., Hernández–Quevedo, C., & World Health Organization. (2012). Denmark: Health system review.

Park, M., Song, J. A., Lee, M., Jeong, H., Lim, S., Lee, H., ... & Hong, G. R. S.(2018). National study of the nutritional status of Korean older adults with dementia who are living in long–term care settings. Japan Journal of Nursing Science, 15(4), 318–

329. https://doi.org/10.1111/jjns.12203

Pecora, P. J., & Austin, M. J. (1987). Managing human services personnel. Sage Publications.

Penhale, B. (1993). The abuse of elderly people: Considerations for practice. The British Journal of Social Work, 23(2), 95–112.

Pilcher, J. J., Ginter, D. R., & Sadowsky, B. (1997). Sleep quality versus sleep quantity: relationships between sleep and measures of health, well-being and sleepiness in college students. Journal of psychosomatic research, 42(6), 583–596.

Pillemer, K., & Suitor, J. J. (1992). Violence and violent feelings: what causes them among family caregivers?. Journal of Gerontology, 47(4), S165–S172.

SABIN VACCINE INSTITUTE(2017) 홈페이지. https://www.sabin.org/healthcare-denmark-overview-ministry-health-2017

Steinmetz, S. K. (1988). Duty bound: Elder abuse and family care. Sage Publications, Inc.

Tatara, T. (1990). Elder Abuse in the United States: an issue Paper/prepared for the Administration on Aging, the Department of Health and Human Services, National Aging Resource Center on Elder Abuse, in Nov. 1990.

The Eden ALTERNATIVE 홈페이지. https://www.edenalt.org/

Titmuss, R. M., & Seldon, A. (1968). Commitment to welfare. Social Policy & Administration, 2(3), 196–200.

Trice, L.(1990). Meaningful life experience to the elderly. Image, 22(4), 248–251.

U.S.(1989), Bureau of the Census.

U.S.(1990), Bureau of the Census.

Van Waterschoot, W., & Van den Bulte, C. (1992). The 4P classification of the marketing mix revisited. Journal of marketing, 56(4), 83–93.

Wolf, R. S., & Pillemer, K. A. (1989). Helping Elderly Victims : The Reality of Elder Abuse. Columbia Studies of Social Gerontology and Aging.

Zeppelin, H. (1983). Normal age related change in sleep. In Sleep disorders: Basic and clinical research (pp. 431–444). Spectrum New York.

찾아보기

ㄱ

ㄴ

ㄷ

ㄹ

ㅁ

ㅇ

ㅊ

ㅋ

ㅌ

ㅍ

ㅎ

공저자 소개

- **오 승 은** 서울여자간호대학교
- **고 국 진** 안산대학교 간호학과
- **김 인 아** 신한대학교 간호학과
- **이에리쟈** 서일대학교 간호학과

노인시설 경영 값 27,000원

2021년 12월 23일 제1판 인쇄
2021년 12월 30일 제1판 발행

공저자 : 오승은 · 고국진 · 김인아 · 이에리쟈
발행인 : 주 영 일
발행처 : **계 축 문 화 사**

서울특별시 종로구 통일로12길 16-17
우편번호 : 03029
TEL : 735-2257 · 738-9746
FAX : 723-9025
E-mail : gyechuk@hanmail.net
홈페이지 : http://gyechuk.co.kr
1973. 10. 31 등록번호 제300-1973-8호
ISBN 978-89-5629-658-6 93510